COURS ÉLÉMENTAIRE

DE

MATIÈRE MÉDICALE,

SUIVI

D'UN PRÉCIS DE L'ART DE FORMULER.

OUVRAGE POSTHUME

DE M. DESBOIS DE ROCHEFORT,

Écuyer, Docteur-Régent de la Faculté de médecine de Paris, Médecin de l'hôpital de la Charité, Censeur royal, etc.

Artis est, ex miscellaneâ farragine, optima, et usu comprobata seligere.

FRÉD. HOFFMAN. Dissert. de studio med. recte pertractand.

TOME SECOND.

A PARIS,

Chez MÉQUIGNON l'aîné, rue des Cordeliers, près les Écoles de Chirurgie.

M. DCC. LXXXIX.

AVEC APPROBATION, ET PRIVILÉGE DU ROI.

TABLE
DES MATIÈRES

DU SECOND VOLUME.

Suite du Règne végétal et des évacuans.

---

a

PREMIERE SECTION.

a ij

TROISIEME CLASSE.

Fin de la table des Matières.

COURS

COURS

DE
MATIÈRE MÉDICALE.

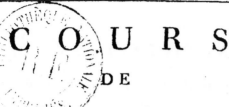

SUITE
DU RÈGNE VÉGÉTAL
ET
DES ÉVACUANS.

APOPHLEGMATISANS.

ON donne ce nom à des médicamens propres
à évacuer la pituite, la mucosité et sérosité qui
infiltre la membrane de Schneider dans ses différens prolongemens, la trachée - artère, les
bronches et le tissu-pulmonaire. Ceux qui évacuent la pituite contenue dans les poumons et
leurs appartenances, sont appelés *expectorans ;*
ceux qui excitent une abondante sécrétion et
excrétion de salive, se nomment *sialagogues ;*
ceux qui évacuent le mucus des narines portent
le nom d'*errhins*, quand ils n'excitent pas en
même temps l'éternument, et de *ptarmiques*,
quand ils l'excitent.

ARTICLE PREMIER.

EXPECTORANS.

§. I.

LES expectorans sont distingués en plusieurs
espèces, en raison de la manière dont ils agissent sur le poumon ; distinction essentielle relativement aux différentes causes des maladies de
cet organe qui viennent du défaut de l'excrétion pulmonaire. Car ce défaut d'excrétion peut
avoir lieu par spasme, sécheresse, irritation,
chaleur : alors il faudra des moyens inviscans,
mucilagineux, relâchans, légèrement anti-spasmodiques et calmans. Tels sont les béchiques,
qui agissent d'une manière très-douce, en relâchant, en détruisant le spasme, et en four-
nissant de la sérosité à la trachée-artère, aux
bronches et aux poumons. Lorsque les maladies
de ces organes dépendent d'autres causes, les
béchiques seroient nuisibles, et il faut des moyens
plus actifs, comme sont les expectorans forts,
et les expectorans moyens. Nous allons détailler
dans chaque article les circonstances qui les
exigent.

§. II.

1°. Racines expectorantes.

Il y en a d'exotiques et d'indigènes : les exotiques sont le polygala de Virginie, et le capillaire de Canada.

Polygala de Virginie.

Le polygala de Virginie ou sénéka, *polygala senega*, L., est une plante commune en Amérique, et sur-tout en Virginie. Sa racine n'a point d'odeur, est très-âcre au goût, et excite une abondante excrétion de salive. Elle ne contient point de principe mobile, ni d'huile essentielle; mais un principe gommeux assez abondant, et un principe résineux plus fort et plus stimulant que le gommeux. Aussi les préparations vineuses et spiritueuses de cette racine sont-elles plus fortes et plus actives que les préparations aqueuses.

Il n'y a guère que soixante ou quatre vingts ans que ce médicament est connu. M. Tennent, médecin écossois, pratiquant la médecine en Virginie, ayant vu que cette racine étoit l'antidote de la morsure du serpent à sonnettes, dont le poison produit des pleurésies et des péripneumonies inflammatoires, crut qu'elle pourroit réussir dans ces mêmes maladies produites par d'autres causes, et les effets répondirent assez souvent à son attente. L'usage qu'il en porta dans sa patrie, se répandit ensuite dans les autres pays et en France, où ce remède n'est cependant pas encore autant employé qu'il le mérite. M. Bouvart est un des premiers qui s'en soient servi, et qui l'aient recommandé.

Le polygala de Virginie ne convient pas dans les maladies inflammatoires; il les augmenteroit nécessairement, comme l'ont vu ceux qui l'ont tenté dans ce cas: ainsi il faut l'éloigner toutes les fois qu'il y a beaucoup de douleurs, oppression avec fièvre très-violente, chaleur, sécheresse, crachement de sang. Mais il est très-utile dans les maladies catarrhales avec oppression, sans crachement de sang, ou lorsqu'il n'est que léger, quand la langue n'est point sèche ni rouge, que le pouls n'est point fort, mais développé, ou affaissé et embarrassé; dans les embarras, même sanguins, du poumon, lorsqu'ils ne sont point accompagnés d'inflammation : on fait précéder, s'il est nécessaire, une ou deux saignées, et des expectorans moins forts. Il convient aussi dans le commencement de l'hydropisie de poitrine et du poumon; dans le cas où un mucus glaireux et très-épais engorge les bronches, comme dans les toux catarrhales et les asthmes humides ; dans les hydropisies de poitrine non avancées, et qui sont la suite des maladies inflammatoires du poumon et de la plèvre, ce qui arrive souvent; alors donné dès le commencement, le polygala réussit très-bien. Il est aussi très-utile dans les tubercules pulmonaires naissans, et dans les épanchemens sanguins de la poitrine. Ce remède paroît augmenter la force absorbante du poumon.

Mais il y a un autre cas, qui n'a point été indiqué par M. Bouvart, ni par les autres praticiens, dans lequel le polygala est comme spécifique; c'est la suppuration du poumon et de la plèvre. Quand cette maladie est lente, il est inutile, n'empêche pas la marche de la phthisie, et même peut l'accélérer. Mais il est précieux dans les phthisies aiguës, c'est-à-dire, celles qui sont la suite des maladies inflammatoires de la

poitrine, ou qui résultent d'un dépôt critique
formé dans cette partie à la suite des différentes
fièvres aiguës. Ces phthisies sont appelées *aiguës*,
parce qu'elles sont la suite de maladies aiguës,
et à cause de la rapidité de leurs progrès : car
elles tuent en cinquante ou soixante jours ; au
lieu que les phthisies lentes peuvent durer une
année entière, et quelquefois durent plusieurs
années. Il faut donc dans les phthisies aiguës,
après avoir fait précéder quelques saignées et
les expectorans doux, venir bientôt au polygala,
qui facilite l'expectoration, et cicatrise promptement le foyer purulent. Au bout de quatre ou
cinq jours la fièvre lente et l'oppression diminuent, les frissons irréguliers ne se font plus
sentir, et le malade recouvre la santé. Cet effet,
qui n'a pas encore été remarqué, m'a été confirmé par des expériences très-nombreuses.

Le polygala de Virginie n'est pas seulement
expectorant, il est encore purgatif, diurétique,
sudorifique, et utile, sous ces rapports, au commencement de quelques hydropisies, soit d'organes, soit de capacités, dans quelques affections rhumatisantes lentes ; mais, dans ces cas,
il est inférieur à d'autres moyens : sa principale
propriété est d'être un fort expectorant.

On le donne en décoction aqueuse ou vineuse, ou en poudre. La décoction aqueuse se
fait avec trois gros de cette racine dans deux
pintes d'eau, qu'on fait réduire à trois demi-
setiers ou à une chopine, à boire dans le courant de la journée. On peut y joindre quelque
sirop balsamique, comme celui de tolu, ou l'o-
xymel scillitique. Le vin se prépare en mettant

deux ou trois gros de cette racine concassée, digérer dans une chopine de vin pendant vingt-
quatre ou trente-six heures. C'est là la meilleure manière d'employer le polygala de Virginie, et celle qu'emploient les Virginiens, et
que recommande M. Tennent. On y ajoute une
once ou une once et demie d'oxymel scillitique,
et un gros ou un gros et demi de baume de copahu ou de térébenthine. La dose de ce vin
est d'une cuillerée d'heure en heure, ou de deux
onces toutes les trois heures : quelquefois il fait
vomir, et excite les selles. Voici une formule
expectorante très-énergique, dont le polygala
fait la base :

> ♃. *Décoct. aqueuse de polygala*, . 4 onces.
> *Oxymel scillitique*, ... 1 once.
> *Gomme ammoniaque qu'on fera*
> *dissoudre dans l'oxymel*, . . . 1 gros.

On en donne une cuillerée de deux heures en
deux heures. La poudre de polygala s'emploie
rarement, parce qu'elle n'est pas aussi efficace :
la dose est de 10 ou 12 grains, un scrupule, un
demi-gros ou un gros, incorporé dans quelque
excipient solide, ou étendu dans une potion.

Quelques auteurs ont cru que le *polygala,
vulgaris*, L., pouvoit équivaloir à celui de Virginie ; mais il ne le peut pas, quand même on
doubleroit et tripleroit la dose. M. Duhamel,
et autres qui l'ont recommandé, n'ont pas probablement fait sur cela les épreuves suffisantes.
Ce n'est pas la racine que l'on emploie, mais
le suc exprimé de la plante entière, à la dose

de trois ou quatre onces, deux fois dans la journée. On a aussi recommandé le *polygala vulgaris* pour dissiper les maladies laiteuses, mais cette vertu n'est pas encore bien constatée.

Capillaires.

Les capillaires sont des plantes qui approchent des graminées, et dont on distingue plusieurs espèces; savoir, les odorans, et ceux qui ne le sont pas. Ceux-ci sont le polytricum, le ruta muraria et la scolopendre. Les capillaires odorans sont celui de Montpellier, *adiantum capillus veneris*, L. , et celui du Canada, *adiantum pedatum*, L. Ce sont aussi ceux qu'on préfère dans la pratique. Ils contiennent un principe sucré, auquel ils doivent leur vertu béchique et expectorante. On les donne en infusion, ou en sirop qui se prépare par une forte infusion de ces plantes et le sucre, quand il y a toux d'irritation, et qu'il faut exciter l'expectoration par des moyens doux : on étend ce sirop dans d'autres infusions ou décoctions appropriées.

Arum.

C'est une plante très-commune dans nos bois, *arum maculatum*, L. Sa racine est bulbeuse et sans odeur; mais quand on la mâche, elle excite, au bout d'un certain temps, une sensation vive d'âcreté, et sollicite une abondante excrétion de salive, à-peu-près comme le polygala de Virginie. Elle contient un principe résineux moins abondant, mais plus stimulant et plus âcre que le principe gommeux, un prin-

cipe farineux, et un principe volatil, dans lequel réside principalement l'âcreté de cette
plante. Les anciens connoissoient ce médicament, et l'employoient beaucoup : son utilité a
été reconnue dans tous les temps, et l'est encore. C'est en effet un excellent atténuant, désobstruant, expectorant, très-utile dans les anciens catarrhes, les toux glaireuses très-rebelles,
les oppressions par infiltration de sérosité, dans
les suites des pleurésies et péripneumonies cathar-
rhales, à la fin des coqueluches, quand il n'y
a plus d'irritation, et qu'il ne reste qu'une matière glaireuse à fondre.

Comme désobstruant et fondant, l'arum est
employé dans les engorgemens des viscères du
bas-ventre, du foie, de la rate, du mésentère,
dans les glaires de l'estomac et des premières
voies. Il est très-avantageux aux personnes pituiteuses qui éprouvent des langueurs stoma-
chales, des coliques et des vents causés par
des matières glaireuses, des hoquets et des vomissemens qui dépendent de l'irritation du cardia
par la même cause. Il est utile aussi dans les
hypochondriacismes lents, les maladies écrouelleuses, le carreau, les engorgemens qui suivent
les fièvres quartes, etc.

La racine d'arum s'emploie en décoction, à
la dose d'un demi-gros, un gros, un gros et demi ou
deux gros, et même d'une demi-once, mais cette
dose est forte, dans deux pintes d'eau qu'on fait réduire à moitié. Elle entre ainsi dans les décoctions
fortement apéritives. Mais la meilleure manière
de l'employer, c'est en poudre, qu'on délaie
dans quelque potion, ou qu'on incorpore dans

quelques électuaires ou bols convenables. Par exemple, on en met 4 ou 6 grains dans une cuillerée de vin, etc., ou 15 ou 18 grains dans cinq ou six onces de potion, pour augmenter la vertu incisive du polygala; ou 8, 10 ou 12 grains par jour dans des bols fondans. On peut en donner ainsi vingt-quatre grains, un demi-gros ou un gros par jour, en plusieurs prises. Mais il ne faut pas forcer la dose, parce qu'elle feroit vomir. Cette racine fait la base de la poudre d'arum composée, dans laquelle entrent aussi quelques substances toniques, et qui conviennent quand il faut en même temps donner du ton et fondre, comme à la fin des fièvres quartes, dans les hydropisies, sur-tout d'organes : la dose est de 12, 15, 20 ou 30 grains et plus par jour.

Réglisse.

La réglisse, *glycirrhiza echinata*, L., est une plante légumineuse; dont la racine est légèrement aromatique, contient un principe sucré auquel elle doit sa vertu, et un principe légèrement amer. Elle est employée comme un expectorant béchique, dans le cas de catarrhes tenus, de toux un peu inflammatoires, de chaleur de poitrine, etc. On prend un gros de cette racine dépouillée de son écorce, et sèche, car elle est meilleure alors que quand elle est fraîche; on la concasse, et l'on verse dessus une livre d'eau bouillante, ce qui fait une infusion agréable : au lieu que la décoction extrayant le principe résineux, prend un goût amer et désagréable. Le suc de réglisse simple

se prépare par une forte décoction de cette racine fraîche, qu'on fait ensuite évaporer. Ce suc
est amer, et contient un principe empyreumatique. C'est un expectorant assez fort, qui ne
convient pas quand il y a irritation, et qu'il
faut exciter l'expectoration d'une manière douce;
mais il peut être utile dans les toux catarrhales
invétérées, etc.

Iris de Florence.

La racine sèche d'iris de Florence, *iris Flo-
rentina*, L., a une odeur agréable, et très-ana-
logue à celle des fleurs de violette; un goût
un peu âcre et amer : elle contient, outre un
principe gommeux et un peu résineux, une substance farineuse très-abondante, et une très-
petite quantité d'huile essentielle.

Les anciens et les médecins des derniers siè-
cles employoient beaucoup cette racine comme
apéritive, incisive et tonique, dans les engorgemens glaireux du poumon, l'asthme humide,
la coqueluche, les anciens catarrhes, les langueurs d'estomac, les dévoiemens séreux, etc.;
mais elle est à présent peu d'usage dans ces cas,
parce que nous avons des moyens plus efficaces. Cependant quelques praticiens s'en servent encore dans les maladies des enfans, quand
il y a dévoiement et coliques, parce qu'ils la
regardent comme calmante, et propre à ab-
sorber les acides; je ne lui ai jamais trouvé
ces vertus. Quoi qu'il en soit, voici comme on
l'emploie alors : dans une potion convenable,
on met six ou huit grains de cette racine en
poudre, avec autant de sucre, et quelques grains

de terre absorbante. On 'en fait aussi, avec un gros ou un gros et demi, une infusion qui sert d'excipient à d'autres moyens convenables.

Les autres racines béchiques sont celles de guimauve, de mauve, de grande consoude, et autres, qui doivent leur propriété à leur principe mucilagineux. Il y en a aussi de fortement expectorantes dont nous avons déja parlé : telles sont l'aunée, qui est une des meilleures, et sur-tout la scille et ses préparations. Elles sont très-utiles à la fin des fluxions de poitrine catarrhales, dans les infiltrations séreuses pulmonaires, dans les hydropisies de poitrine avancées, où la scille réussit mieux que le polygala de Virginie.

2°. Feuilles expectorantes.

Ce sont celles des plantes borraginées, surtout de bourrache et de buglose, qui sont des expectorans moyens. C'est principalement leur suc que l'on emploie à la fin des péripneumonies, sur-tout bilieuses, et au commencement même des pleurésies et péripneumonies catarrhales. La dose est de sept ou huit onces par jour. Il facilite l'expectoration, fond l'humeur bilieuse et catarrhale, et avance en même temps par la peau et les urines.

Les autres feuilles expectorantes sont celles de germandrée, de menthe, et sur-tout d'hysope et de marrube, qui entrent dans presque toutes les infusions vulnéraires d'usage contre la phthisie pulmonaire. Elles contiennent un principe odorant assez agréable, ont un goût aromatique légèrement amer, et donnent un peu d'huile essentielle. Elles sont légèrement toniques, incisives, facilitent l'expectoration, sans agir d'une manière trop vive, et sont ainsi très-utiles dans la phthisie, pour diminuer la viscosité de l'expectoration, déterger et cicatriser le foyer purulent. Alors on prend une pincée de sommités d'hysope et de marrube, (M. De Haën dit s'être fort bien trouvé de celui-ci en pareil cas), on fait infuser dans un bouillon, et on ajoute souvent de la bourrache, de la scolopendre et du miel, ce qui forme une infusion vulnéraire très-appropriée.

Camphrée.

La camphrée , *campharosma Monspeliaca* , L., ainsi appelée à cause de son odeur, qui approche de celle du camphre, est très-aromatique , propre à titiller doucement les bronches, et à inciser les matières qui les embarrassent. Elle est très-utile au commencement des asthmes , même secs et convulsifs ; quand une humeur rhumatisante ou goutteuse s'est portée sur la poitrine, et y exciteroit des maladies inflammatoires, si on employoit des moyens plus actifs; dans les catarrhes un peu âcres , etc. C'est ainsi qu'elle est très-employée en Languedoc et à Montpellier. Ces feuilles se donnent en infusion théiforme , à la dose d'une ou deux pincées , dans de l'eau bouillante à vaisseau fermé.

3°. Fleurs expectorantes.

Les fleurs expectorantes sont toutes béchiques : telles sont celles des plantes labiées, celles

de violette, de tussilage, de sureau, de coquelicot, etc. Elles sont légèrement aromatiques,
incisives et mucilagineuses, et leur infusion
est très-usitée dans les maladies de poitrine. On
donne souvent la préférence à celles de sureau,
parce qu'outre leur propriété béchique, elles en
ont aussi une légèrement calmante. Il en est
à-peu-près de même des fleurs de coquelicot.
Celles de bouillon blanc et de tussilage sont
employées, quand il faut empâter une pituite
très-âcre, comme dans le cas de catarrhe ténu,
séreux et très-âcre. Celles de bouillon blanc
contiennent aussi un principe légèrement narcotique, qui doit les faire préférer dans quelques
circonstances.

4°. Fruits expectorans.

Ils sont aussi tous béchiques; tels sont les
jujubes, les sébestes, les dattes, les figues et les
raisins de Corinthe. Tous contiennent un principe sucré auquel ils doivent leur propriété
expectorante, inviscante, légèrement incisive.
Ils entrent dans les décoctions pectorales, quand
il faut relâcher le tissu pulmonaire, invisquer
une pituite très-âcre, en faciliter doucement
l'expectoration, et sont ainsi très-utiles dans
les maladies du poumon. On emploie pour ces
décoctions une pinte et demie d'eau qu'on fait
réduire à une pinte. On y fait entrer séparé-
ment N°. 3, quatre dattes, ou N°. 8, dix ou
douze jujubes; ou bien on en met plusieurs ensemble, comme N°. 1, deux dattes, N°. 6, huit
jujubes, autant de sébestes, et N°. 1, deux
figues. La dose des raisins de Corinthe est d'une

ou deux onces pour la même quantité de véhicule : ces décoctions ont un goût fort agréable.

Les semences expectorantes sont celles de lin, de psyllium, etc.; mais elles sont peu employées sous ce rapport.

Les sucs expectorans sont celui de réglisse, les sucs gommo-résineux que nous avons déja examinés, comme la gomme ammoniaque, qui est excellent fondant, sur-tout de la pituite pulmonaire, et qui en facilite la sortie par l'expectoration, la gomme arabique et la gomme adragant, dont il sera parlé ailleurs.

§. III.

On doit donc distinguer trois espèces d'expectorans; savoir, les béchiques, les moyens, et les expectorans très-forts. Ceux de la première espèce sont les capillaires, la réglisse, les mucilagineux, comme les racines de mauve et de guimauve, les feuilles de ces plantes, celles de poirée, etc.; les fleurs de bouillon blanc, de sureau, de tussilage, de violette, de mauve; les jujubes, les sébestes, les dattes, les figues, les raisins de Corinthe; la gomme arabique et adragant, es semences de lin et de psyllium. Ceux de la seconde sont la racine d'aunée, de livêche; les feuilles des borraginées, leur suc; les fleurs et les feuilles aromatiques. Ceux de la troisième espèce ou atténuans, sont l'ipécacuanha, le polygala de Virginie, l'arum, la scille, toutes les racines purgatives drastiques données à petite dose; les feuilles anti-scorbutiques, comme le cochléaria, le cresson, etc., et leur suc; la racine de raifort et son suc; les

fruits résineux drastiques, comme la coloquinte ;
les sucs gommo-résineux , sur-tout la gomme
ammoniaque.

D'après cela , le règne végétal est encore
plus riche en expectorans que le règne minéral,
qui n'en a que de forts et d'atténuans, comme
le soufre et ses préparations, les préparations
antimoniales, sur-tout le kermès minéral et le
soufre doré d'antimoine.

Le principe chimique, auquel les expectorans
doivent leur vertu , est différent dans leurs différentes espèces. Dans les atténuans, c'est un
principe résineux ou gommo-résineux , comme
dans le polygala de Virginie, l'arum , les purgatifs drastiques, et les sucs gommo-résineux.

Dans les moyens, c'est un principe nitreux
comme dans les borraginées, et un principe aromatique, comme dans les feuilles et les fleurs des
labiées. Enfin, dans les béchiques, c'est un principe saccharin, comme dans les capillaires, la
réglisse , les dattes, jujubes, etc. ; ou un principe mucilagineux, comme dans les racines de
mauve , de guimauve, les feuilles de ces plantes, celles de poirée , les fruits béchiques , les
gommes arabique et adragant.

Quant aux préparations pharmaceutiques expectorantes , nous avons , 1°. parmi les atténuans , les préparations de scille , la poudre d'a-
rum composée , les pilules de Morton, qui sont
faites avec les fleurs de benjoin , la gomme
arabique , le baume du Pérou , le baume de
soufre anisé , le safran et les cloportes; 2°. parmi
les moyens, la conserve de buglose et de bourrache , le sirop qu'on prépare avec ces plantes,

les conserves aromatiques, comme celles d'aunée, etc., le sirop de stœchas; 3°. parmi les béchiques, le sirop de guimauve, de capillaire, les tablettes de guimauve, etc.

ARTICLE SECOND.

SIALAGOGUES.

CE sont, comme nous l'avons dit, des médicamens propres à exciter une sécrétion et une excrétion abondantes de salive; ce qui se fait au moyen de l'irritation des glandes très-nombreuses qui se trouvent dans l'intérieur de la bouche, et sur-tout de la parotide. La salive est une humeur absolument nécessaire à la digestion; de sorte qu'une excrétion forcée de cette liqueur, est très-désavantageuse, et produit la langueur de l'estomac, les mauvaises digestions, le marasme, l'hectisie et la fièvre lente. Cependant une excrétion forcée de salive est nécessaire dans toutes les maladies catarrhales de la bouche et des parties voisines, comme dans les engorgemens séreux des amygdales, de la parotide, du voile du palais, etc., par une matière séreuse et âcre; dans les paralysies des yeux, et des différentes parties de la bouche. Il y a même des maladies aiguës dans lesquelles les sialagogues sont nécessaires. C'est ainsi que dans la petite-vérole la nature se sert quelquefois de la salivation, comme d'une évacuation critique : si cette salivation vient à s'arrêter tout-à-coup, et qu'il s'ensuive des accidens, il faut nécessairement la faire reparoître

roître. Il en est de même quand la nature excite la salivation à la suite de la suppression de quelque flux périodique, séreux ou sanguin. Dans ces différens cas, les moyens végétaux, donnés à l'intérieur, ne suffiroient pas pour amener la salivation : cette propriété n'appartient qu'au mercure et aux préparations mercurielles. Cependant, si la salivation étoit rendue difficile par la trop grande consistance de la matière à évacuer, alors les atténuans végétaux, pris à l'intérieur, seroient très-utiles. Dans tous les autres cas, on se sert, pour exciter l'excrétion de la salive, de moyens âcres qu'on tient simplement dans la bouche, ou que l'on mâche : tels sont l'arum, le polygala de Virginie, la scille, etc. ; mais la pyrèthre est de tous la plus employée.

Pyrèthre.

C'est une espèce de camomille, *anthemis pyrethrum*, L., qui croît en Auvergne, sur les Alpes, aux Pyrénées. Sa racine inodore a un goût très-âcre, et contient un principe gommeux et un principe résineux. Celui-ci, quoique beaucoup moins abondant que l'autre, est bien plus actif; et c'est de lui que dépend l'âcreté de cette racine. Elle est très-utile pour guérir quelques douleurs de tête occasionnées par une matière séreuse, les maux d'yeux séreux commençans, quelques maladies de dents, et les douleurs d'oreilles, occasionnées de même par une sérosité âcre : elle est aussi très-bonne dans l'apoplexie séreuse, les larmoyemens trop abondans, les affections catarrales de la bou-

Tome II. B

che, la paralysie du pharynx, maladie rare heureusement ; dans les engorgemens aqueux des amygdales. J'en ai vu un de cette espèce qui, bouchant presque entièrement le passage, menaçoit d'étouffer le malade ; les émétiques souvent répétés, les scarifications, les gargarismes un peu forts n'avoient point réussi. Alors je lui fis faire un gargarisme avec deux gros de racine de pyrèthre, bouillis dans une pinte d'eau, qu'on fit réduire à chopine, et dans laquelle on ajouta de l'oxymel scillitique et un peu d'alkali volatil : en moins de vingt-quatre heures, il se fit une excrétion très-abondante de salive, ce qui débarrassa les amygdales.

La racine de pyrèthre n'est point employée à l'intérieur; cependant donnée à petite dose, ce seroit peut-être un très-bon expectorant incisif: par exemple, on pourroit en mettre un scrupule en décoction sur une pinte d'eau, qu'on feroit réduire à trois demi-setiers. On pourroit aussi la donner en poudre, à la dose de six ou huit grains par jour, en plusieurs prises.

ARTICLE TROISIÈME.

ERRHINS.

LES errhins sont destinés à exciter une abondante évacuation de mucus des narines ; mais comme souvent ils excitent l'éternument, il s'ensuit qu'ils peuvent être utiles comme évacuans et comme secouans. Comme secouans, ils sont très-utiles, par les éternumens répétés qu'ils

excitent, dans l'apoplexie séreuse, la paralysie
des parties supérieures, pour rompre les abcès
du pharynx, du larynx, de l'arrière-bouche,
pour hâter l'accouchement, quand il est trop
tardif, etc.; mais leur administration demande
beaucoup de prudence. On les emploie comme
évacuans dans les infiltrations séreuses de la
tête, quelques gouttes sereines, quelques maux
d'oreilles et de dents, quelques espèces d'esquinancie, et sur-tout dans la phthisie commençante. Il se fait alors par le nez une excrétion
qui sert de cautère, et empêche la poitrine de
se prendre. Boërhaave les employoit dans cette
circonstance, pour dégorger le poumon, ce qui
se fait par la continuité qu'a ce viscère avec
la membrane de Schneider, et empêche que
la suppuration ne marche trop promptement,
et d'une manière mortelle. Les sternutatoires
sont la racine d'ellébore blanc, la racine et les
feuilles de cabaret, les feuilles de muguet, les
feuilles de bétoine, et sur-tout les feuilles de
tabac.

Tabac.

Le tabac, *nicotiana tabacum*, L., est une
plante qui croît en Amérique, sur-tout dans
les Florides et en Virginie, mais qui, par la
transplantation, est devenue presque indigène.
Ce n'est guère que vers 1560, qu'elle fut apportée en Europe, où elle fut d'abord envoyée
par des Jésuites espagnols; et comme la reine
de Portugal fut une des premières personnes
qui en reçut et en distribua, on appela cette
plante *herbe à la reine*. Nous avions alors en
Portugal un ambassadeur, nommé *Nicot*, qui

en fit passer en France, d'où le tabac fut appelé *nicotiane* ; mais le nom qu'il porte le plus communément, est celui de *tabac*, qu'il tient de l'ile de Tabago, où il croît abondamment.

Les feuilles de tabac fraîches sont un peu aromatiques, fétides et désagréables. Elles ont un goût très-âcre et très-stimulant, et cautérisent la langue. Tenues long-temps sur une partie, elles agissent comme un vésicatoire, et font devenir érysipélateuses les parties sur lesquelles on les a appliquées. L'eau distillée de ces feuilles se charge en partie de leurs principes. Elle est aromatique, âcre, irritante, narcotique, et il ne seroit pas prudent de l'employer à l'intérieur à une certaine dose. Quelques cuillerées suffiroient pour exciter des convulsions d'estomac et le vomissement. Le tabac fournit une assez grande quantité d'huile essentielle pesante, comme les huiles essentielles fournies par les plantes exotiques. Cette huile est on ne peut pas plus âcre et stimulante, et on ne doit jamais en faire usage à l'intérieur. A la dose de huit ou dix gouttes, elle agiroit comme poison, et causeroit la mort, en jetant dans l'engourdissement et la stupeur, et ensuite dans des mouvemens convulsifs. Elle tue les animaux les plus forts, soit qu'on la leur fasse prendre par la bouche ou en lavement; même simplement appliquée à l'extérieur, elle produit de grands accidens. Les feuilles du tabac contiennent aussi un principe gommeux très-amer, dont se chargent les infusions aqueuses. Elles fournissent aussi un extrait résineux très-

âcre, qui est un vrai poison ; c'est-à-dire, qu'à
très - petite dose il pourroit occasionner des
symptômes très-graves et même la mort, et le
vin de tabac est un des moyens les plus forts
et les plus stimulans que l'on connoisse.

Pendant long-temps on n'a vu de tabac que
dans les boutiques des apothicaires , et plût à
Dieu qu'il y fût resté ! C'est un excellent remède qui devient nul , quand on s'habitue à ses
effets. Effectivement, c'est un très-bon incisif et
expectorant, fort utile dans les commencemens
d'infiltrations séreuses de la poitrine , dans
l'asthme , les catarres, etc. On l'emploie alors
sous forme de sirop , que l'on prépare avec ses
feuilles adoucies dans le miel et le vinaigre.
Le tabac pourroit aussi occuper une place
parmi les vomitifs, car il fait vomir, soit qu'on
le donne en poudre, ou en infusion, même légère. Mais les secousses qu'il excite alors, sont
trop violentes, et nous avons des moyens moins
dangereux. Il purge aussi très-fortement ; c'est
pourquoi on l'emploie, non à l'intérieur, mais
en lavement , dans l'apoplexie séreuse , l'asphyxie, etc. On se sert communément alors de
la fumée de tabac, mais je préfère la décoction, soit des feuilles , soit de la poudre.

Le tabac, comme errhin, est utile dans les
engorgemens séreux de la tête, au commencement des gouttes sereines occasionnées par
l'infiltration du nerf optique , dans quelques
maux de dents et d'oreilles, dans les paralysies
des parties supérieures , au commencement de
la phthisie pulmonaire , pour exciter une dé-
rivation utile.

L'usage familier du tabac, adopté sans nul discernement, ne convient cependant pas à tout le monde. Il est utile aux tempéramens phlegmatiques, et à ceux qui ont la fibre lâche, infiltrée; mais il ne convient point à ceux qui sont d'un tempérament sec, mélancolique, ou qui ont les humeurs disposées à l'âcreté. Pendant quelque temps cet usage fut restraint parmi les personnes de distinction; il s'étendit ensuite peu-à-peu chez les vieillards, auxquels il peut en effet être utile; ensuite chez les adultes, enfin jusque chez les enfans, auxquels il est très-désavantageux; et à présent, il est d'un usage presque général en Allemagne, en Hollande, en France, et presque dans tous les pays de l'Europe. Cependant, quoiqu'il puisse être avantageux dans les pays humides, il ne l'est point dans les pays méridionaux, et c'est avec beaucoup de raison que l'usage en est défendu dans quelques contrées d'Asie et dans les Indes orientales. En effet, l'usage habituel du tabac est sujet à beaucoup d'inconvéniens. Une fois qu'on y est accoutumé, on ne peut plus s'en passer, et si on le discontinue, le nez reste toujours sec; de manière que cette dégoûtante habitude se change en une espèce de nécessité. A la longue il dessèche les fibres et les membranes des parties supérieures. La vue s'obscurcit, à cause de cela, plus promptement, et quelquefois il se forme des cataractes; l'odorat s'altère considérablement; l'ouïe devient dure et obstuse, et même les fonctions intellectuelles s'affoiblissent. La mémoire s'efface; l'esprit perd sa vivacité, et devient lourd et pesant; et les ob-

servations anatomiques prouvent que les grands
fumeurs et preneurs de tabac ont le cerveau plus
sec que d'autres. Mais les effets de cet abus se
font sentir aussi sur des parties plus éloignées :
la poitrine se dessèche, sur-tout chez ceux qui
ont l'habitude de le renifler fortement, parce
qu'alors il s'en introduit jusque dans l'arrière-
bouche et le tissu pulmonaire, et beaucoup de
phthisies de cet organe, ne reconnoissent
point d'autre cause : ou bien les poumons se
dessèchent, se racornissent ; et comme l'inha-
lation et exhalation pulmonaire ne peut plus
avoir lieu à cause de ce dessèchement, les poumons se gorgent d'une matière glaireuse et pituiteuse, et il n'est pas rare de voir aussi sur-
venir des asthmes secs et convulsifs, des œdématies, etc. Ce n'est pas tout encore, le tabac
porte ses ravages, par le pharynx et l'œsophage,
jusque dans l'estomac et les intestins ; le principe narcotique dont il est pourvu, émousse la
sensibilité de ces organes, les engourdit ; et il est
de fait que les grands preneurs de tabac n'ont
presque jamais faim, ni appétit, et ce moyen
est quelquefois, à ce que l'on prétend, employé
parmi les troupes, quand les vivres manquent.

C'est sur-tout chez les râpeurs et écoteurs
de tabac que l'on peut remarquer ses mauvais
effets. Ces ouvriers sont maigres, hectiques,
très-sujets aux maladies de poitrine, à des dysenteries et des diarrhées rebelles, à des assoupissemens, sur-tout quand ils ne sont pas encore accoutumés au métier. Ils ont la peau
desséchée, affectée de taches scorbutiques, et

cette dissolution du sang donne lieu, chez les femmes, à des règles très-répétées et très-abondantes. Ils ressemblent aux ivrognes, en ce qu'ils boivent beaucoup et mangent peu. Le marasme, l'hectisie, la fièvre lente en font autant de squélettes ambulans, qui deviennent bientôt la proie d'une mort prématurée.

Les symptômes occasionnés par le principe caustique du tabac, comme les hémoptysies, péripneumonies, etc., ne demandent que des saignées très-ménagées, les huileux, les émolliens et les mucilagineux; mais ceux qui sont produits par le principe narcotique, comme la paralysie, le tremblement, la céphalée, etc., sont combattus avantageusement par le vinaigre dont on aiguise les boissons mucilagineuses.

On peut donc dire que l'usage habituel du tabac est dégoûtant et incommode, qu'il peut être suivi d'accidens nombreux et graves, qu'il ne peut être utile que dans quelques circonstances particulières; et pour donner plus de poids à ces vérités constantes, il ne faut point imiter M. Fagon, médecin du roi, qui fit à ce sujet une thèse dont il fut président. Beaucoup de personnes assistèrent à cette thèse, et l'on fut très-surpris de voir le président et le bachelier renifler une poudre contre l'usage de laquelle ils argumentoient de toutes leurs forces.

Comme remède, le tabac s'emploie à l'intérieur et à l'extérieur. Autrefois on le donnoit en décoction à l'intérieur; mais aujourd'hui on ne fait plus d'usage que de l'infusion corrigée par le miel et le vinaigre, ce qui forme

le sirop de *Quercetan*. La dose de ce sirop
est d'une cuillerée à café dans un verre de
boisson, ou au plus d'une demi-once ou cuillerée à bouche, dans trois ou quatre onces de
potion, dont ont prend une cuillerée de trois
heures en trois heures.

On se sert aussi du tabac en lavement. Pour
cela, on fait bouillir deux ou trois de ses feuilles
dans une pinte d'eau, qu'on fait réduire à
moitié. On peut aussi employer le tabac en
poudre, à la dose de deux ou trois gros, bouillis
dans une pinte d'eau, qu'on fait réduire à chopine; ce qui forme des lavemens très-fortement
purgatifs. M. De Haën, et d'autres praticiens,
ont recommandé de les faire avec la fumée de
tabac; mais ils ne sont pas aussi efficaces que
quand ils sont préparés avec la décoction. On
emploie ces lavemens dans l'apoplexie séreuse,
l'asphyxie, la constipation rebelle, les hernies
étranglées par engouement, etc.

Les feuilles de tabac s'appliquent aussi sur
les ulcères très-anciens, et c'est un assez bon
desséchant et cicatrisant; mais, même de cette
manière, le tabac est quelquefois dangereux : il
excite des nausées et des vomissemens quelquefois violens et convulsifs. On l'emploie comme
résolutif sur les tumeurs écrouelleuses, et autres tumeurs indolentes, sur celles du foie, de
la rate, etc., sur les articulations affectées d'hydropisie, sur les dartres invétérées, les pustules
galeuses, etc. Cependant il est peu usité aujour-
d'hui de cette manière, et l'on préfère la décoction, qui est détersive, répercussive, cicatri-
sante.

Ici finit l'histoire des médicamens évacuans.
Nous avons vu qu'on pouvoit les diviser com-
modément, à raison des canaux excrétoires par
lesquels ils peuvent expulser les matières mor-
bifiques; que ces remèdes n'ont pas la propriété
d'exciter uniquement une seule évacuation;
mais que les mêmes peuvent en exciter plusieurs, ce qui dépend de l'âge et du sexe du
sujet, des différentes circonstances où il se
trouve, et sur-tout de la dose et de la différente administration de ces médicamens; que
les émétiques peuvent ainsi devenir purgatifs,
et vice versâ; que les émétiques et purgatifs
résineux perdent, par une forte décoction, leur
vertu émétique et purgative, et deviennent incisifs, diurétiques, expectorans, etc.; d'où nous
avons conclu que chacun de ces évacuans pouvoit remplir différentes indications, et même
quelquefois comme altérant.

SECONDE CLASSE.

ALTÉRANS.

LES altérans sont des médicamens qui ont
la propriété de changer en quelque façon la
constitution des fluides et des solides, lorsqu'ils sont affectés de quelque vice, et de
produire cet effet sans évacuation, au moins
sensible. La ligne qui les sépare des évacuans
n'est point fixée d'une manière précise, puisque beaucoup d'évacuans, donnés à dose frac-
onnée, peuvent devenir altérans, et que ceux-ci

peuvent souvent aussi, à raison de causes secondaires, devenir évacuans.

Nous diviserons les altérans en deux sections, dont la première comprendra ceux qui agissent sur les solides, et la seconde, ceux qui agissent sur les fluides.

PREMIÈRE SECTION.

Les différens vices dont les solides sont susceptibles, peuvent être réduits à trop de relâchement, ou au contraire à trop de ton, enfin à l'irrégularité de leurs mouvemens, d'où proviennent les maladies nerveuses. Les altérans déstinés à combattre ces affections pathologiques, sont les toniques, les astringens, les émolliens, et les anti-spasmodiques.

TONIQUES.

Les toniques sont des médicamens propres à donner aux solides le ton qu'ils doivent avoir pour remplir leurs fonctions. On les appelle alexitères, alexipharmaques, corroborans ; et comme, quand ils sont portés à une certaine dose, ils haussent le ton des solides au-delà de l'état naturel, et stimulent beaucoup, on leur donne aussi le nom de stimulans et d'irritans.

§. I.

1°. Racines toniques.

Elles sont ou exotiques ou indigènes.

Les premières sont plus toniques que les autres, parce que la température des pays chauds atténue davantage les sucs des plantes, et concentre davantage l'huile essentielle et le principe résineux dans lequel réside principalement la vertu tonique et irritante. Aussi les racines toniques exotiques sont-elles en grand nombre. Telles sont celles de contrayerva, de serpentaire de Virginie, de spica-nard, de souchet, dont nous avons déjà parlé, celles de gingembre, de zédoaire, de curcuma, de galanga, etc. Toutes on des propriétés générales naturelles, chimiques et médicinales. Elles sont toutes plus ou moins odorantes, sur-tout quand elles sont fraîches; elles ont un goût aromatique et un peu amer, et excitent sur la langue un sentiment de chaleur et d'irritation. L'eau dans laquelle on les a fait digérer, monte à la distillation imprégnée du principe aromatique qu'elles contiennent; l'esprit-de-vin s'en charge aussi. Elles donnent leur principe âcre et stimulant, et sur-tout leur principe amer aux décoctions aqueuses; mais les menstrues spiritueux en tirent mieux le principe résineux, qui est plus abondant que les autres, et qui est le dépositaire de la vertu tonique.

Toutes ces racines sont toniques et stomachiques, conviennent quand l'estomac est foible, que les digestions sont languissantes, à la fin des maladies longues; dans les hoquets et les vomissemens par foiblesse; dans les hydropisies et leucophlegmaties par relâchement; dans les maladies venteuses occasionnées par les glaires amassées dans les premières voies; dans les

dévoiemens qui dépendent de la foiblesse du
canal intestinal. Comme elles contiennent aussi
un principe volatil , elles peuvent augmenter la
transpiration et la sueur , et sont en effet
diaphorétiques et sudorifiques ; mais elles ne
conviennent pas quand il y a disposition à inflammation, sécheresse, acrimonie des humeurs,
et sur-tout de la bile.

On les donne en poudre, à la dose de 12,
20 ou 24 grains ou 1 demi-gros par jour, en
plusieurs prises: ou on en met 20 grains, un
demi-gros ou 1 gros sur 5 ou 6 onces de potion,
ou dans tout autre excipient. En infusion ou
légère décoction , la dose est d'un gros ou un
gros et demi, et cette infusion est très-utile
dans beaucoup de maladies éruptives , dans les
fièvres malignes et pétéchiales. Souvent aussi
on met un demi-gros et plus de ces racines
dans une décoction de riz, etc., pour la rendre
tonique. Enfin on peut en préparer un vin
actif et très-cordial; pour cela, on laisse digérer dans une chopine de vin, pendant vingt-
quatre ou trente-six heures, un gros ou un gros
et demi de deux ou trois de ces racines , et
on prend une cuillerée de ce vin de deux heures
en deux heures. Leurs teintures sont assez peu
usitées ; la dose est de 12 ou vingt gouttes dans
une potion convenable ; et leurs eaux distillées,
qui sont légèrement aromatiques, servent d'excipiens à des moyens plus actifs, aux potions
cordiales, etc.

Parmi ces racines, il y en a de plus diaphorétiques les unes que les autres ; telles sont
celles de contrayerva, de serpentaire de Vir-

ginie, de spica-nard; d'autres sont plus toniques
et stomachiques, comme celles de gingembre,
de zédoaire, de galanga, et de curcuma ou
safran des Indes. Celui-ci est très-employé dans les
Indes en infusion théiforme : on en met une
pincée en poudre dans une pinte d'eau. Cette
infusion aromatique et tonique conviendroit
mieux que le thé dans beaucoup de circonstances. Il y a encore une racine exotique qui
jouit d'une grande réputation, comme tonique,
dans la Perse et dans la Chine, d'où elle nous est
apportée ; c'est celle du ginseng.

Ginseng ou *ninzin.*

On a désigné par ces noms deux espèces de
racines qui ont été mal à propos distinguées l'une
de l'autre, puisqu'elles appartiennent à la même
plante, *panax quinquefolium*, L. Cette plante
ressemble assez à l'angélique, mais sa racine
n'est point odorante ni aromatique ; son eau
distillée ne l'est pas non plus. Elle ne fournit
pas d'huile essentielle : on dit cependant qu'elle
en contient, et cela peut être quand elle est
fraîche ; car alors la plupart des ombellifères
en contiennent. Mais elle renferme principalement un principe gommeux dont l'eau se charge
facilement.

Le ginseng est un médicament farineux,
mucilagineux, qui, comme nourrissant, pourroit
être utile dans quelques circonstances; mais
nous avons des moyens plus efficaces pour
remplir le même but. Dans les pays où il
croît, on le regarde comme un excellent cordial, alexipharmaque et aphrodisiaque, comme

propre à réparer dans l'instant les pertes occasionnées par les plaisirs vénériens, et à faire
naître de nouveaux désirs; à chasser les maladies pestilentielles, et prévenir le danger des
maladies éruptives. Il n'est pas étonnant, d'après
cela, que dans ces mêmes pays on le vende au
poids de l'or. Mais il s'en faut bien que cette
racine mérite sa réputation; elle est très-peu
tonique, et les autres que nous avons nommées
ci-dessus lui sont préférables sous ce rapport.
D'ailleurs, c'est un médicament très-cher, qui
n'est d'usage que chez les personnes fort riches,
qui souvent n'ont de confiance dans un remède
qu'à raison du prix qu'il coûte. On en fait entrer la poudre dans des conserves, des biscuits,
des gâteaux, etc., quand il faut donner du
ton aux fibres affoiblies, sur-tout par les plaisirs vénériens, dans l'atonie des organes de la
génération; mais cette propriété aphrodisiaque
est absolument imaginaire. La dose de cette
poudre est d'un ou deux gros. On peut aussi
donner le ginseng en décoction à la dose d'une
demi-once ou une once, dans deux pintes d'eau
qu'on fait réduire à moitié, ou bien à une
chopine.

Nous avons aussi des racines toniques indigènes.

Angélique.

L'angélique, *angelica archangelica*, L.,
est une plante qui croît surtout dans les contrées septentrionales de l'Europe. Il en croît
aussi dans ce pays-ci; mais elle n'est point aussi
efficace que l'autre. Sa racine est très-aroma-

tique, et fournit de l'huile essentielle. L'infusion
aqueuse ou vineuse est très tonique. Ce médicament est un des meilleurs qu'on puisse employer, quand il faut donner du ton à l'estomac,
et il ne le cède pas aux racines toniques exotiques. On l'emploie rarement en poudre; la
dose est alors d'un scrupule, un demi-gros ou
un gros dans des conserves ou des potions appropriées. L'infusion vineuse est plus souvent
d'usage; pour la faire, on met une demi-once
de cette racine digérer dans une pinte de vin
pendant 36 ou 48 heures. Ce vin est très-stomachique, et a un aromat agréable. L'infusion
aqueuse est aussi employée comme tonique et
légèrement diaphorétique; mais l'infusion vineuse est préférable. La conserve est la préparation d'angélique la plus accréditée; elle
se donne à la dose d'un demi-gros, d'un ou deux
gros, ou seule, ou comme excipient d'autres
ingrédiens.

La racine d'impératoire, *imperatoria os-
truthium*, L., s'emploie de même que celle
d'angélique. Cette plante croît au pied des montagnes des pays méridionaux; sa racine est
très-odorante, donne de l'huile essentielle, est
très-tonique et fortifiante; cependant comme son
goût et son odeur ne sont pas aussi agréables
que ceux d'angélique, elle est moins employée
qu'elle.

Salep.

On donne ce nom à une préparation tirée de
la racine d'une espèce d'orchis, *orchies morio*,
L. Cette racine ne contient point de principe
odorant,

odorant, ni d'huile essentielle. Pour en tirer le
salep, on la fait digérer dans l'eau bouillante,
puis on la dépouille de son écorce. Ce médicament est regardé dans le pays où on le prépare, comme un excellent tonique et aphrodisiaque, comme propre à rétablir ou réveiller
les forces abattues par les excès vénériens, à
les rappeler à la suite des maladies aiguës, et
à les soutenir dans ces maladies longues. Aussi
est-il, dit-on, spécialement réservé pour les grands
seigneurs. Mais le salep n'est point essentiellement tonique, stomachique et aphrodisiaque;
il ne l'est qu'en nourrissant, et donnant un chyle
abondant et de bonne qualité. C'est une substance mucilagineuse et insipide, qui ne se dissout point dans le vin et l'esprit-de-vin, mais
seulement dans l'eau. On l'emploie en décoction, et on en forme des crêmes très-utiles pour
arrêter les anciens dévoiemens, nourrir les gens
épuisés chez qui le suc nourricier est peu abondant, et chez qui il y a peu de dispositions à
ce qu'il s'en forme de nouveau. On en fait usage
aussi dans le cas de marasme, de veilles continues, d'excès vénériens, de phthisies sèches,
purulentes, et sur-tout pulmonaires.

Les orchis de notre pays peuvent aussi fournir du salep : on en fait avec l'*orchis mascula*,
L., qui croît aux environs de Paris. La manière
de le préparer est la même que celle du salep
oriental, et celui-ci a cessé d'être autant estimé et aussi cher, le nôtre ayant les mêmes
propriétés. La dose de l'un et de l'autre est d'un,
deux ou trois gros bouillis dans deux pintes d'eau
qu'on fait réduire à une. Cette décoction convient

dans les dévoiemens, les épuisemens, etc., quand
il faut nourrir peu-à-peu. Pour en faire une crême
on la réduit à une chopine, et même à un demi-
septier; c'est alors une espèce de brouet qu'on
peut étendre dans le lait, et aromatiser avèc
la zédoaire, la cannelle, etc., ce qui forme un
très-bon nourrissant, fortifiant et tonique.

Les autres racines toniques et stomachiques
indigènes, sont celles de persil, de livèche, etc.

2°. Il y a beaucoup d'écorces toniques; la
plupart sont exotiques, comme la cannelle, le
cassia lignea, l'écorce de winter, etc.; nous
en avons parlé à l'article des sudorifiques.

3°. Feuilles toniques.

Elles sont en très-grand nombre; telles sont
toutes celles qui sont aromatiques, comme
celles des plantes labiées, excepté la bugle,
la sanicle, etc.; celles des corymbifères, comme
la matricaire, l'aurone, l'absinthe, etc.; celles
des ombellifères, comme le persil, le cerfeuil,
etc.; celles de sauge, et sur-tout de petite
sauge, qui sont un assez bon stomachique; et
on devroit en préférer l'infusion à celle du thé,
à l'abus de laquelle on doit sans doute en partie
la fréquence des maladies de nerfs. Dans le cas
d'indigestion, une infusion de petite sauge seroit
plus propre à réveiller le ton de l'estomac. On
en peut dire autant des feuilles de germandrée,
teucrium chamædris, L., qui, quoique peu
aromatiques, sont amères et toniques. On s'en
sert très-utilement dans les fièvres d'accès, sur-
tout du printems. Les autres feuilles toniques

sont celles de sarriette, de romarin, de lierre
terrestre, qui est un bon expectorant tonique,
de lavande, de chamœpitys, de menthe,
mentha silvestris, L., et principalement la
menthe poivrée, *piperita*, L., qui a une odeur
très-forte, et un goût aromatique et âcre, comme
celui du poivre. L'eau distillée de menthe est
un excellent tonique et stomachique, qu'on
emploie souvent comme excipient dans le cas
de langueur d'estomac, de hoquet et de vomissemens par foiblesse des premières voies, parce
que cette plante paroît avoir comme spécifiquement la propriété de calmer les convulsions
de ces organes. On trouve aussi dans les boutiques des pastilles de menthe, qu'on prépare
en jetant par gouttes de l'huile essentielle de
cette plante, qui en fournit beaucoup, sur de
l'eau à laquelle on a donné la consistance sirupeuse avec le sucre et la gomme adragant.
C'est un bon stomachique et carminatif, qu'on
emploie contre le hoquet, etc.; mais ces pastilles ne conviennent pas aux personnes maigres, à celles qui ont la poitrine irritée; car
elles accéléreroient les maladies de poitrine.
Cette huile essentielle peut aussi s'employer
simplement, à la dose de dix, douze, quinze,
ou vingt gouttes, sur quatre ou cinq onces de
potion. Quant à la menthe poivrée, son eau
distillée ne se donne pas comme excipient, mais
comme auxiliaire, à la dose d'un ou deux gros
dans quatre ou cinq onces d'une potion convenable.

· Toutes les feuilles labiées aromatiques fournissent de l'huile essentielle; elles donnent leurs

principes à l'eau, et sur-tout au vin. On les emploie contre la langueur des premières voies,
dans le cas d'atonie générale , dans les commencemens d'infiltration par relâchement, dans
les leucophlegmaties et les hydropisies naissantes:
alors les vins préparés avec ces feuilles sont très-
utiles. A l'extérieur , ces vins sont employés
comme toniques et fortifians sur les parties qui
ont été affligées d'entorses, d'œdématies, dans
les luxations, pour redonner aux muscles le ton
qu'ils ont perdu par leur trop grand relâchement
et leur peu d'action. Les eaux distillées de ces
feuilles servent d'excipient aux potions cordiales,
et entrent dans la composition des eaux spiritueuses ; et leur infusion aqueuse se prescrit
dans les foiblesses d'estomac , les suites d'indigestions, les dévoiemens un peu rebelles, etc.

4°. Les fleurs toniques sont ou exotiques,
comme celles de girofle, dont nous avons déjà
parlé , ou indigènes, comme celles des labiées,
dont les sommités fleuries sont d'excellens toniques , celles de stœchas , dont on fait un sirop
très-accrédité, celles de nos œillets rouges, qui
sont un assez bon tonique , stomachique, sur-
tout diaphorétique , et dont on en emploie sur-
tout le sirop.

5°. Fruits toniques.

Il y en a d'exotiques et d'indigènes.

Muscade.

La noix muscade est le fruit d'un arbre des
grandes Indes et de l'Amérique , nommé *nux*

moschata fructu rotundo, L. Elle ressemble assez à la nôtre par le brou épais qui la recouvre ; elle a aussi une écorce ligneuse, entre laquelle et le brou, est une pellicule qu'on nomme macis, et improprement fleur de muscade. Ce fruit est fortement aromatique, âcre et stimulant. Il contient une substance terreuse abondante, un principe gommo-résineux, une huile grasse qu'on retire par expression, et une assez grande quantité d'huile essentielle pesante.

On donne rarement la muscade en poudre; la dose est de six, huit ou douze grains par jour. En infusion, on met la moitié d'une muscade dans une pinte d'eau ou de vin. Cette boisson est tonique et létifiante, comme tous les toniques aromatiques. L'eau distillée ne se donne jamais seule, elle seroit trop forte ; mais on en fait entrer un gros dans quatre ou cinq onces de potion. L'huile essentielle, qui est un excellent tonique et stomachique, se donne à la dose de cinq ou six gouttes, sur cinq ou six onces de véhicule approprié : on s'en sert aussi à l'extérieur dans la carie des dents, et pour favoriser l'exfoliation des os.

Le macis ne diffère de la muscade, quant aux principes qui le constituent, que parce qu'il contient un peu plus d'huile essentielle et de principe résineux. Il est aussi très-employé comme tonique et stomachique, en poudre, à la dose de quinze ou dix-huit grains ou un demi-gros dans un excipient tonique; ou en infusion aqueuse ou vineuse, à celle d'un demi-gros ou un gros.

Poivre.

Le poivre, *piper*, est un fruit aromatique et âcre, dont on distingue plusieurs espèces; savoir, le noir, le blanc, celui de la Jamaïque, celui des Indes, et les cubèbes ou poivre à queue. Aujourd'hui le poivre est peu employé dans l'usage journalier de la médecine, mais il entre dans beaucoup de préparations pharmaceutiques toniques, comme la thériaque, etc. On peut le donner en poudre à légère dose, comme 4, 8 ou 10 grains. C'est un moyen très-énergique. On peut aussi en mettre 3, 4, 5 ou 6 grains en infusion dans une chopine de vin, qui, se chargeant de leur principe aromatique, devient par-là fortifiant et tonique.

Les fruits toniques indigènes, sont l'orange, le citron, le limon, non leur pulpe, mais leur écorce, qui donne beaucoup d'huile essentielle, et contient un principe résineux. Le vin fait avec ces écorces, est très-amer et très-stomachique; pour le faire, on met une écorce d'orange entière dans une chopine de vin. Ce vin est très-bon contre les vers, et il a réussi dans des cas où les autres anthelminthiques avoient échoué. On emploie encore ces écorces confites, ou leur huile essentielle réduite en *oleosaccharum*, qu'on fait fondre dans quelque potion cordiale.

Les semences toniques sont celles de la plupart des plantes ombellifères, dont nous parlerons ailleurs.

6°. Sucs toniques.

Les sucs toniques sont tous exotiques : ce sont les baumes de la Mecque, de Copahu, de Tolu, du Pérou, la térébenthine, le styrax calamite et le styrax liquide. Toutes ces substances balsamiques ont à-peu-près les mêmes propriétés générales, naturelles, chimiques et médicinales. Toutes sont aromatiques, les unes agréablement, les autres d'une manière désagréable. Celles qui coulent d'espèces de pins sont désagréables : comme la térébenthine, le goudron, la poix-résine, la poix navale, la poix de Bourgogne. Le baume de Copahu et celui de la Mecque n'ont point une odeur agréable; mais celui de Tolu, du Pérou, et sur-tout le styrax calamite l'ont très-agréable. On ne connoît pas encore bien les arbres qui fournissent quelques-uns de ces sucs balsamiques. Tentés par le goût, tous ces sucs sont d'abord suaves, ensuite échauffans, enfin amers. Ils ne se dissolvent point dans l'eau, qui se charge cependant de leur principe éthéré et aromatique, et cette eau est vraiment active; mais quand ils ont été préalablement dissous dans un jaune d'œuf, ou broyés avec du sucre ou quelque mucilage, ils forment une espèce d'émulsion qui s'étend très-bien dans l'eau. Ils se dissolvent parfaitement dans le vin, et sur-tout dans l'esprit-de-vin. Tous donnent, en plus ou moins grande quantité, une huile essentielle chargée d'une grande partie du principe balsamique. Cette huile est âcre et caustique; c'est pourquoi on n'emploie en médecine les substances bal-

samiques, que quand elles en sont privées; elles
sont, à la vérité, alors moins énergiques, mais
plus sûres. Privées de leur huile essentielle en
partie et de leur principe éthéré, elles deviennent plus épaisses, plus consistantes, comme résineuses, et c'est à cette cause que les résines
animé, élémi, sandaraque, etc. doivent leur
consistance.

Les sucs balsamiques sont employés en médecine comme toniques, incisifs, astringens et
capables de cicatriser les ulcérations intérieures,
vulnéraires et anti-spasmodiques, soit à l'intérieur, soit à l'extérieur.

1°. Leur huile essentielle est un principe vraiment tonique qui stimule les fibres, et anime
leur activité. Cependant ils sont peu employés
comme toniques et stomachiques, ou au moins
on les unit alors avec d'autres substances; si ce
n'est le baume du Pérou, qu'on fait entrer à
la dose d'une demi-once, sur une chopine de
vin, ou que l'on donne en teinture à la dose de
dix ou douze gouttes, dans deux ou trois onces
de potion stomachique; ou bien on en triture
10, 12, 20 ou 24 gouttes avec un scrupule de
sucre, et l'on étend le mélange dans un verre de vin
qu'on avale, quand la dissolution est à-peu-près
parfaite. Ce baume entre avec beaucoup d'autres substances dans le baume du Commandeur,
qui est un bon stomachique.

2°. Les auteurs de pratique regardent les
baumes comme d'excellens incisifs, expectorans, propres à cicatriser les ulcères du poumon; enfin, comme d'excellens anti-phthisi-
ques. Mais comme ils sont échauffans et incen-

diaires, comme ils animent beaucoup le ton
du poumon, qu'ils peuvent exciter de l'irritation et la toux sèche qui en est la suite, il faut
distinguer les cas où ils conviennent. Quand le
pus est abondant, consistant, et par-là, difficile
à évacuer; quand en même temps qu'il est consistant, il est aussi de mauvaise qualité, noirâtre, fétide; alors les sucs balsamiques diminuent sa consistance, sa viscosité, sa septicité,
et peuvent en partie cicatriser le foyer purulent. Mais s'il y avoit fièvre assez forte, que
le tempérament fût sec, bilieux, qu'il y eût
marasme par la suite de la maladie, que la
poitrine fût très-échauffée, que le pus fût peu
abondant, ténu, séreux, ils seroient nuisibles.
Quand il y a colliquation manifestée par les
sueurs, etc., les sucs balsamiques donnent plus
de consistance aux humeurs, et retardent la
mort. Dans ces différentes circonstances, on
préfère le baume de la Mecque ou *Opobalsa-*
mum, la térébenthine et le baume de Tolu,
sur-tout le sirop qu'on en prépare. Celui-ci se
donne à la dose d'une once, dans une potion
ou dans une boisson plus étendue : c'est un bon
expectorant et anti-phthisique. La térébenthine
cuite se donne à la dose de 12, 15 ou 20 grains
par jour, comme excipient d'autres moyens
appropriés.

Comme astringens, les sucs balsamiques se
donnent dans les anciens dévoiemens, à la suite
des anciennes dysenteries, quand il n'y a plus
d'irritation, mais de la foiblesse ; dans le cas
de sueurs colliquatives, d'urines trop considérables, de flux séreux par la matrice ou l'urè-

tre anciens et abondans , comme les gonorrhées bénignes qui durent depuis long-temps ,
les fleurs-blanches, le diabétès. On préfère alors
la térébenthine et le baume de Copahu. On
prend de l'un ou de l'autre un gros : on le triture avec du sucre , et l'on étend le tout dans
une chopine de boisson astringente à prendre
dans le jour. On donne aussi la térébenthine
en lavement , dans les anciennes diarrhées et
dysenteries , à la dose d'un gros , un gros et
demi ou deux gros, triturés avec du sucre , et
étendus dans une forte décoction de gomme
arabique ou de graine de lin. On peut donner
le baume de Copahu comme astringent, pour
arrêter les gonorrhées , etc. , à la dose de dix
ou 12 gouttes, dans des bols, du vin, ou une
potion astringente et tonique. Sous le même
rapport, on emploie la térébenthine cuite sous
forme sèche , à la dose de vingt-quatre grains
ou un demi-gros , unie avec quelque ingrédient
approprié , comme le pareira-brava , l'uva-ursi,
et on partage le tout en plusieurs prises. Enfin,
on en fait des injections dans le canal de l'u-
rètre avec de l'eau , dans laquelle on a fait
digérer de la térébenthine.

4°. Les sucs balsamiques sont employés comme
vulnéraires à l'intérieur et à l'extérieur. C'est
ainsi qu'ils sont utiles dans la suppuration du
poumon , lorsque le pus est abondant, et qu'il
y a en même temps mollesse et flaccidité ; ils
sont utiles aussi dans quelques suppurations et
ulcérations des reins , de la vessie et autres
organes urinaires , dans les ulcérations intestinales. On donne alors la térébenthine et le

baume de Copahu; mais il faut ne les donner qu'à légère dose, et observer qu'ils ne conviennent que quand il y a peu d'irritation sur les organes affectés.

5°. Comme anti-spasmodiques, on les emploie dans quelques maladies nerveuses, comme les coliques spasmodiques, etc. Leur odeur suffit quelquefois pour calmer l'irrégularité nerveuse. Mais c'est sur-tout dans les blessures des tendons et des nerfs qu'ils sont utiles : alors on en fait couler peu-à-peu sur la partie nerveuse, tendineuse, membraneuse ou ligamenteuse qui a été blessée : par-là on calme les accidens, et on s'oppose aux convulsions, qui auroient souvent lieu sans cela. On préfère, dans ce cas, la térébenthine.

6°. Comme anti-septiques, ils sont excellens à l'extérieur, appliqués sur les anciens ulcères, sur les parties attaquées de gangrène, pour rendre une cicatrisation plus prompte et plus solide; on en couvre aussi quelques plaies de mauvais caractère, et on les emploie à l'intérieur dans les gangrènes internes. C'est encore à la térébenthine qu'on donne dans ces cas la préférence. Enfin, les vapeurs des substances balsamiques sont excellentes dans certaines maladies du poumon, et au commencement des phthisies : ces moyens seroient meilleurs de cette manière, que donnés à l'intérieur.

Il y a différentes manières d'employer les sucs balsamiques. On peut les étendre simplement dans l'eau qui, après une longue digestion, se trouve imprégnée de leur partie la plus mobile : telle est l'eau de térébenthine, de tolu,

de goudron, etc., ou bien on les emploie en
sirop. Pour cela, on fait digérer un baume quelconque dans l'eau pendant quelque temps; on
fait ensuite subir à cette eau une forte décoction, pour la priver de l'huile essentielle légère
du baume qui est toujours à craindre; puis on
lui donne, par le moyen du sucre, une consistance sirupeuse. C'est ainsi que se prépare le
sirop balsamique de Tolu, très-employé contre
les ulcérations du poumon. La dose est d'une
once, étendue dans une pinte de boisson appropriée, ou d'une demi-once sur 4, 5, ou 6
onces d'une potion convenable, à prendre par
cuillerée. Les sucs balsamiques servent aussi
d'excipiens à des poudres, par le moyen desquelles on les réduit en bols et en pilules; et
c'est ainsi qu'on emploie fréquemment le baume
de Copahu, de la Mecque, et la térébenthine.
On peut aussi, en faisant dissiper leur huile
essentielle, les réduire sous une forme plus
concrète; on leur donne alors le nom de *baumes cuits*. On emploie rarement ainsi le baume
de la Mecque, de Copahu, etc., mais souvent
la térébenthine; la dose est de douze ou quinze
grains, un demi-gros ou un gros au plus par
jour, comme astringente, incisive, tonique, etc.

Goudron.

Le goudron, *pix liquida*, est un suc gommo-
résineux que l'on retire d'une espèce de pin des
pays septentrionaux. On en prépare une eau qui
est fort employée en médecine, et en faveur
de laquelle Berkeley, évêque d'Angleterre, a composé un livre. Pour la faire, on prend une ou deux

livres de goudron, qu'on laisse digérer pendant
long-temps, ayant soin de remuer beaucoup,
dans seize pintes d'eau ; on décante ensuite la
liqueur, et on la garde pour l'usage : la dose
est d'une et même deux livres par jour, seule,
ou coupée avec les émolliens, le lait, etc. Cette
eau a été recommandée comme un excellent
anti-phthisique et stomachique, dans les ulcérations des intestins, des reins et des voies urinaires, comme un très-bon apéritif au commencement des maladies écrouelleuses. Comme on
ne lui trouva pas d'abord toutes ces propriétés,
on se hâta de l'abandonner, mais à tort ; car
il est certain que c'est un moyen utile dans
les ulcérations des voies urinaires, les suppurations intestinales, quelques phthisies purulentes très-humides. L'eau de goudron a été depuis peu conseillée contre le cancer, sur lequel on l'applique par le moyen de charpie
qu'on en imprègne. Beaucoup d'observations
constatent ses bons effets dans ce cas ; mais
elles sont peu connues. J'ai vu des ulcères très-
décidément chancreux, à la vérité peu considérables, arrêtés et guéris par l'usage de l'eau
de goudron, employée à l'intérieur et à l'extérieur. Il est probable que les autres substances
balsamiques auroient la même propriété ; mais
comme elles sont plus chères, on doit leur
préférer l'eau de goudron.

Térébenthine.

C'est de tous les sucs balsamiques le plus
employé, parce qu'il est le moins cher, et le
plus commun. On distingue trois espèces de

térébenthine : celle de Chio, celle de Venise et celle de Strasbourg. Celle de Chio est rare et chère, celle de Strasbourg sert pour les arts, et celle de Venise est la plus usitée en médecine. On la retire du tronc et de la tête du mélèze, *pinus larix*, L. Elle a une odeur assez forte, et désagréable pour beaucoup de personnes. Par la continuité de son usage, elle occasionne des maux de tête, et les urines de ceux qui en usent, ou même qui en respirent l'odeur, sentent la violette. Elle donne une huile essentielle très-abondante, mais dangereuse, parce qu'elle est très-irritante ; aussi l'en prive-t-on, soit par des lotions répétées, soit par une longue digestion dans l'eau, soit encore mieux, par la coction, qui est la manière la plus usitée.

On emploie la térébenthine ainsi préparée, dans les coliques nerveuses, les ulcérations des voies urinaires, les diarrhées anciennes, les anciennes gonorrhées véroliques ou bénignes, les fleurs-blanches, etc. On l'emploie souvent en lavement, pour arrêter les dévoiemens. La dose est alors d'un, deux ou trois gros, qu'on dissout dans un jaune d'œuf; on étend ensuite cette espèce d'émulsion dans un lavement, et on y ajoute un ou deux gros de thériaque ; ce qui fait un lavement excellent sur la fin des dysenteries : il arrête les évacuations intestinales, appaise les douleurs, et calme la sensibilité des intestins. On l'emploie en injection dans les ulcérations de vessie, les anciennes gonorrhées : pour cela, on l'étend de même dans l'eau, après l'avoir dissoute dans un jaune d'œuf. On s'en sert aussi dans le cas de sinus fistuleux qui rendent une matière fétide et de mauvais caractère; sur les vieux ulcères, pour arrêter leur fétidité, et hâter leur cicatrisation; sur les parties attaquées de gangrène, et sur les blessures, ou trop grandes distensions des parties tendineuses, ligamenteuses et nerveuses.

On remédie aux douleurs de tête aiguës qu'occasionne l'usage de la térébenthine, par les acides végétaux pris en boisson.

Baume de Copahu.

Le baume de Copahu ou du Brésil, se tire par incision du tronc d'un arbrisseau du Brésil et des Antilles, *copaifera officinalis*. Il n'a point une odeur agréable. De tous les baumes, c'est celui qui, sous un même volume, contient le plus d'huile essentielle. On l'emploie sur-tout comme astringent, principalement à la suite des anciens écoulemens vénériens. La dose est de 20 ou 30 gouttes, un demi-gros ou un gros, dissous dans un peu d'esprit-de-vin, et étendu ensuite dans un véhicule approprié; ou on le triture avec le mucilage de gomme arabique, pour faciliter sa dissolution dans l'eau, dont on fait aussi usage en injection.

Baume de Tolu.

Il est produit par un arbrisseau qui croît aux environs de Carthagène en Amérique, *toluifera balsamum*, L. Ce baume, quoique très-odorant, contient beaucoup plus de parties résineuses que d'huile essentielle. Comme son odeur est très-suave, on le préfère, pour l'usage

intérieur, aux autres sucs balsamiques ; et c'est
dans les ulcérations du poumon qu'il est sur-tout
très-employé. On le dissout dans un jaune d'œuf,
et on l'étend dans un véhicule convenable. Cependant on fait encore plus d'usage du sirop
qu'on en prépare.

Baume du Pérou.

Ce suc balsamique se retire d'un arbre qui
vient dans les contrées chaudes de l'Amérique,
balsamum ex Peru, J. B. Il exhale une odeur
très-agréable, et contient, outre la résine et son
huile essentielle, un principe gommeux. On
l'emploie souvent pulvérisé dans quelque excipient convenable, ou amolli dans un jaune
d'œuf, un peu d'esprit-de-vin, ou trituré avec
du sucre ou quelque mucilage. Nous avons parlé
ailleurs de sa dose.

Styrax.

On distingue dans le commerce deux espèces
de styrax ; le calamite, qui est fourni par le
styrax officinale, L., et le liquide, qui coule du
liquidambar, *styraci flua*, L. Le premier a
une odeur agréable et une saveur un peu âcre :
il contient des parties résineuses, gommeuses,
et une huile un peu épaisse. Il a les mêmes
propriétés médicinales que les autres substances
balsamiques, et s'emploie de la même manière.
On s'en sert cependant plus souvent à l'extérieur, ainsi que du styrax liquide, sur les parties gangrénées, les vieux ulcères, etc.

§. II.

§. II.

D'après ce que nous avons dit, on peut distinguer quatre sortes de toniques : 1°. Les toniques très-forts, irritans, stimulans, comme la zédoaire, le gingembre, la muscade, le poivre, le girofle, etc. 2°. Les toniques moyens, qui titillent sans beaucoup irriter, comme la cannelle, l'écorce de Winter, le cassia lignea, l'écorce de citron, l'angélique. 3°. Les toniques légers, comme les feuilles et fleurs des plantes aromatiques. 4°. Les toniques nourrissans, comme le salep, le ginseng, etc.

L'huile essentielle est sans doute le principe auquel les toniques proprement dits doivent leur vertu. Tous en contiennent, et plus elle y est abondante et exaltée, plus ils sont énergiques. C'est pourquoi ils perdent, en général, leur propriété après de longues décoctions, et que leurs extraits, faits par l'action d'un feu continué, ne sont point toniques ; mais leurs eaux distillées le sont beaucoup, ainsi que leurs infusions et légères décoctions aqueuses, encore plus les vineuses, et sur-tout les spiritueuses.

Le règne végétal l'emporte encore beaucoup, relativement aux toniques, sur le règne minéral, dans lequel on n'en trouve qu'un seul, qui est le fer et ses préparations.

Les préparations pharmaceutiques toniques sont très-nombreuses,. Telles sont toutes les eaux cordiales, létifiantes, etc., les eaux spiritueuses, comme celles de mélisse, des Carmes, de la reine de Hongrie, l'eau thériacale, l'eau impé-

Tome II.   D

riale, etc. les huiles essentielles, dont la dose
est de quinze ou vingt gouttes dans des potions
convenables. Il y a beaucoup d'électuaires toniques et stomachiques ; tels sont la thériaque,
qui est un composé monstrueux d'astringens,
de toniques, de terres bolaires et calcaires, de
narcotiques, etc. La thériaque céleste, qui est
plus anti-spasmodique que la précédente ; les
orviétans, le diascordium, dont on fait beaucoup d'usage dans les dévoiemens, parce qu'il
contient, outre des toniques, beaucoup d'astringens, comme les roses de Provins, la bistorte,
la tormentille, le laudanum : il en est à-peu-
près de même du mithridatium. On donne ces
électuaires à la dose d'un demi-gros ou un gros,
étendus dans une cuillerée de vin, dans du pain
à chanter, ou dans quelque véhicule approprié.
On emploie aussi très-souvent les sirops préparés avec les différentes substances toniques,
sur-tout celui de stœchas.

ASTRINGENS.

LES astringens sont des médicamens qui, en
même temps qu'ils donnent du ton aux fibres,
les rapprochent les unes des autres, et leur
donnent plus de compacité.

§. I.

1°. Racines astringentes.

Le Nouveau-Monde ne nous en fournit aucune ; mais notre continent nous en donne de
très-estimées.

Bistorte et Tormentille.

La bistorte, *polygonum bistorta*, L., et la tormentille, *tormentilla arecta*, L., se ressemblent absolument, quant aux propriétés médicinales. Elles n'ont point d'odeur, ne sont point du tout aromatiques, sur-tout la bistorte, et ne contiennent point d'huile essentielle. Elles ne donnent rien, ou presque rien aux menstrues spiritueux et même vineux ; mais elles donnent aux fortes décoctions aqueuses leur principe extractif, gommeux et terreux, auquel est due leur propriété astringente, ainsi que celle de tous les autres astringens. Ces racines se donnent en poudre ou en décoction. En décoction, la dose est d'une once de chaque, bouillie dans trois pintes d'eau, et réduites à une. Elles sont ainsi très-employées contre les dévoiemens, les flux séreux, les pertes, le diabétès, à la fin des hémoptysies, etc. En poudre, elles se donnent dans des excipiens appropriés, à la dose d'un demi-gros, d'un ou deux gros; mais de cette manière elles sont moins efficaces.

2°. Écorces astringentes.

Il y en a une exotique ; c'est le simarouba, dont nous avons déja parlé. Les indigènes sont celles de frêne, de cerisier, de chêne, et surtout celle de tamarisc.

Tamarisc.

L'écorce du tamarisc, *tamarix gallica*, L., est vraiment astringente : elle resserre les mailles

D ij

des fibres, s'oppose aux évacuations séreuses,
aux fleurs-blanches, aux dévoiemens. Elle se
donne, soit en poudre, à la dose de 20, 24
grains, une demi-once ou une once par jour,
en plusieurs prises; soit en décoction, à la dose
d'une demi-once, une once ou une once et
demie, dans deux pintes d'eau réduites à une,
ou à trois demi-setiers. On fait aussi quelquefois un vin de tamarisc, en mettant digérer,
pendant plusieurs jours, deux ou trois gros
de cette écorce dans une chopine de vin.

Il en est de même, quant à la dose, pour
les autres écorces astringentes. Celle de chêne,
qui est un des plus forts astringens, est cependant peu employée en médecine.

Noix de galle.

C'est le nom qu'on donne à des excroissances
qu'on trouve sur les jeunes branches du chêne,
où elles sont produites par la piqûre d'insectes
qui y déposent leurs œufs. Celles qui sont d'u-
sage en médecine, viennent d'Alep. Elles ne
sont point lisses ni rondes comme celles de
notre pays, mais ont beaucoup de tubercules à
leur surface. Nécessairement elles participent
à la propriété astringente de l'écorce de l'arbre
où elles croissent. Elles sont très-utiles dans
beaucoup d'hémorrhagies, de dévoiemens, de
fleurs-blanches; et on trouve dans le tome XLIX
du Journal de médecine, une dissertation dans
laquelle elles sont très-recommandées dans les
maladies venteuses. On les donne ou en décoction, à la dose d'un demi-gros, un gros ou un

gros et demi, dans deux pintes d'eau, qu'on fait réduire à une; ou plus souvent en poudre, à celle de 12, 15 ou 20 grains, un scrupule ou un gros, dans des potions ou autres excipiens appropriés.

3°. Feuilles astringentes.

Nous en avons un assez grand nombre; mais on préfère celles d'ortie, de plantain et de salicaire.

Ortie.

L'ortie, *ortica pilulifera*, L., contient dans ses feuilles un suc qui est un des meilleurs astringens, très-employé contre les anciennes diarrhées, sur-tout contre les pertes sanguines utérines, les hémoptysies, non au commencement, à moins que ces hémorrhagies n'existent avec foiblesse et dissolution du sang; car quand elles ont lieu par pléthore, les astringens au commencement seroient dangereux : on doit commencer par les saignées, les très-légers mucilagineux, après quoi, on vient au suc d'ortie. J'ai vu des hémoptysies résister au suc de plantain, à l'alun, etc., et céder à ce moyen. La dose est de 4, 5, 6 ou 8 onces par jour, deux onces à la fois, pur ou dans quelque potion cordiale. Il arrête comme spécifiquement les hémoptysies et les pertes utérines. On peut l'unir aussi à l'alun, au sang-dragon, et quelquefois aux acides minéraux.

Plantain.

Le plantain, *plantago major*, L., contient

D iij

aussi dans ses feuilles un suc qui est un très-
bon astringent, quoiqu'il ne le soit pas autant
que celui d'ortie. Il est très-employé dans le
cas de crachement de sang, de pertes utérines,
dans les anciennes diarrhées un peu sanguines,
un peu dysentériques, les fleurs-blanches, etc. :
dans ces circonstances il est très-utile. La dose
est de 6 ou 8 onces par jour, en trois prises ;
quand l'hémorrhagie est très-considérable, on
y joint l'alun. Ce suc est aussi regardé comme
fébrifuge, mais il ne l'est pas plus que les autres astringens.

Les feuilles de plantain ont été très-recommandées contre les tumeurs écrouelleuses ; mais
cette propriété n'est pas bien constatée. Il n'en
est pas de même pour les ulcères écrouelleux
et les autres anciens ulcères, lorsqu'ils ne sont
pas trop sanieux, et qu'ils ont lieu avec défaut de ton de la partie : il y a des observations certaines de cures obtenues par ce moyen
dans de tels cas.

Salicaire.

La salicaire, *lythrum salicaria*, L., a commencé a être employée en médecine par quelques François ; ensuite elle tomba dans l'oubli,
et ce n'est que depuis peu de temps qu'on en
a réveillé l'usage en Allemagne. M. De Haën
l'a vu réussir dans des dévoiemens très-longs et
rebelles aux autres remèdes, et on l'emploie
aussi, avec succès, dans les fleurs-blanches,
la gonorrhée, etc. Il l'employoit, non en décoction, mais en poudre, dans un excipient
solide ou fluide, à la dose de deux ou trois

gros par jour , un gros à-la-fois dans du vin ou du bouillon. Ces feuilles sont véritablement astringentes ; ainsi on peut les employer avec une certaine confiance ; cependant quelques médecins de ce pays-ci ne s'en sont pas très-bien trouvés.

4°. Fleurs astringentes.

Balaustes.

On donne ce nom aux fleurs du grenadier, *punica granatum* , L. Elles ont un goût amer , légèrement styptique , et contiennent très-peu d'huile essentielle. Les balaustes sont employées comme un bon astringent dans les anciens dévoiemens , les fièvres putrides , avec relâchement du canal intestinal , dans quelques maladies des femmes, sur-tout dans les fleurs-blanches. En poudre , la dose est d'un ou deux gros en plusieurs prises, dans des potions ou des excipiens appropriés. En décoction , on les emploie rarement : la dose est de deux ou trois gros, dans une pinte d'eau réduite à chopine. En conserve , elle est d'un gros, un gros et demi ou deux gros par jour.

Roses rouges.

Les roses rouges ou de Provins, fournies par le *rosa gallica* , L., sont aussi regardées comme astringentes ; et nous remarquerons que toutes les fleurs d'un rouge foncé le sont aussi. Cette couleur rouge est due , selon un médecin de Provins, à un principe martial. C'est sur-tout

D iv

la conserve de ces fleurs qu'on emploie : elle
est un peu astringente. La dose est d'un ou
deux gros. On ne les donne point en poudre,
mais quelquefois en légère décoction, à la dose
de cinq ou six pincées dans une pinte d'eau.
La conserve de cynorrhodon, faite avec le fruit
du rosier sauvage, *rosa canina*, L., s'emploie de même que celle de roses rouges.

5°. Fruits astringens.

Grenade.

Le fruit du grenadier, *punica granatum*, L.,
est un excellent astringent, très-utile dans la
plupart des fièvres continues avec dévoiement
considérable, et lorsqu'on craint que les forces
ne s'abattent trop, dans les maladies putrides
avec dissolution, les sueurs colliquatives, etc.
Alors on emploie sur-tout le sirop de grenade,
qui est aigrelet, astringent, un peu tonique,
pour tempérer l'acrimonie des humeurs, donner
du ton à l'estomac et à toute la machine, resserrer un peu, et empêcher les évacuations
intestinales trop considérables. Ce sirop se donne
dans quelque potion convenable. On peut aussi
employer la grenade en légère décoction, en
mettant un de ces fruits par pinte d'eau.

Il faut aussi ranger le coing parmi les fruits
astringens, de même que la nèfle, *fructus
mespili germanici*, L., qui n'est point à mé-
priser dans certains cas. J'ai vu des dévoiemens
très-opiniâtres, et contre lesquels tous les autres moyens avoient échoué, céder à celui-ci,

qui convient quand la foiblesse du canal intestinal est la cause de la maladie.

6°. Sucs astringens.

Il y en a d'exotiques et d'indigènes.

Sang-dragon.

Le sang-dragon est le suc qui découle par incision du *pterocarpus draco*, L., qui croît dans les Indes orientales. On a cru long-temps ce suc gommeux, mais il est bien résineux, car il est inflammable, se dissout presque entièrement dans l'esprit-de-vin, et nullement dans l'eau; enfin c'est une substance résineuse, mais qui a perdu beaucoup de son huile essentielle. Le sang-dragon a une odeur forte et irritante, un goût styptique et légèrement amer. C'est un des meilleurs astringens dans le cas d'anciens dévoiemens, de flux séreux et sanguins trop abondans. Il entre, comme tel, dans les pilules teintes d'Helvetius, avec égale quantité d'alun. On le donne en poudre, à la dose de 8, 10 ou 12 grains par jour, ou dissous par le moyen de l'esprit-de-vin, et étendu dans un excipient convenable, ou trituré avec un peu de mucilage, et ensuite mêlé dans quelque véhicule approprié, à la dose de 12, 24 ou 36 grains, jusqu'à un gros par jour. C'est un excellent astringent. Sa teinture est aussi très-efficace, à la dose de 25 ou 28 gouttes, sur trois ou quatre onces de potion.

Cachou.

Le cachou est encore un meilleur astringent
que le sang-dragon. On l'a regardé pendant quelque temps comme un produit minéral, d'où lui
est venu le nom de *terre du Japon*. On le retire, par le moyen d'une douce coction des
fruits, non encore bien mûrs, d'une espèce de
palmier, *areca catechu*, L. Ce suc gommo-
résineux est légèrement odorant, et jouit d'un
principe aromatique, qui se développe sur la
langue au bout d'un certain temps : il contient
aussi un principe amer, un principe extractif
abondant, en qui réside sur-tout sa propriété
astringente, et une petite quantité de résine.

On emploie le cachou quand il faut resserrer
les fibres, donner un peu de ton, et arrêter
les évacuations, sur-tout séreuses : comme à la
suite des longs dévoiemens, dans les fleurs-
blanches très-considérables, les expectorations
très-abondantes et affoiblissantes, les phthisies
avec sueurs, dévoiemens, expectoration très-
abondante. On le donne aussi à la suite des hémoptysies, pour resserrer le tissu pulmonaire,
et arrêter ainsi les hémorrhagies, qui, sans cela,
pourroient revenir. C'est un excellent astringent. On le donne en décoction aqueuse, à la
dose d'un gros, un gros et demi ou deux gros,
à vaisseau fermé, dans une pinte d'eau qu'on
fait réduire à trois demi-setiers ou à une chopine. Cette décoction possède bien la vertu astringente, et on unit ainsi très-souvent le cachou
à la décoction de riz ou de consoude. En poudre, la dose est d'un demi-gros, jusqu'à deux

gros par jour : on peut aussi en mettre un gros
ou un gros et demi digérer dans une chopine
de vin. On le fait aussi très-souvent entrer dans
le chocolat, qui est alors recommandé pour les
personnes foibles, languissantes, chez lesquelles
les digestions se font mal par défaut de force,
ou qui sont affligées d'évacuations longues et
affoiblissantes. La dose est d'un demi-gros ou
un gros, dans une tasse ordinaire de chocolat.

Suc d'acacia.

On distingue deux espèces de suc d'acacia,
un exotique, et un indigène. L'exotique est le
suc épaissi du fruit verd d'un grand arbre épineux nommé *mimosa nilotica*, L. : ce suc nous
est apporté de l'Égypte et de l'Arabie. Il se dissout
entièrement dans l'eau, et point dans l'esprit-de-
vin. C'est un fort astringent que les Egyptiens emploient sur-tout dans les crachemens de sang, à la
dose d'un gros, dissous dans un véhicule convenable, répétant la dose plus ou moins selon le
besoin. Actuellement il n'est employé ici que
dans quelques préparations pharmaceutiques.
On peut le donner, ainsi que le suivant, de la
même manière, et dans les mêmes cas que le
cachou.

Le suc d'acacia indigène, est tiré des fruits
mûrs d'un prunellier d'Allemagne, *prunus spi-
nosa*, L. On peut le substituer au suc d'acacia
du Levant.

Nous avons encore le suc d'hypociste, que
l'on retire du *cytinus hypocistis*, L., herbe
parasite, qui croît sur plusieurs espèces de cistes
dans les contrées méridionales de l'Europe. Ce

suc est astringent, et même un peu plus que celui d'acacia. D'ailleurs ces différens sucs ne sont point aussi agréables, et ne contiennent pas autant de principe tonique et fortifiant que le cachou, qui est en même temps très-roborant et astringent.

§. I I.

Nous pouvons distinguer trois sortes d'astringens, quant à leur intensité; 1º. les forts, comme le sang-dragon, le suc d'ortie, d'acacia, la bistorte, etc.; 2º. les moyens, comme la tormentille, les balaustes, le suc de plantain et de grenade; 3º. les doux, comme les roses rouges, le sirop de grenade, etc.

Les astringens ne doivent point leur vertu à un principe volatil; car ces médicamens ne contiennent point d'huile essentielle, mais à un principe fixe, non résineux, mais plutôt gommeux et extractif. Aussi les décoctions aqueuses sont-elles plus actives que les décoctions vineuses. Il n'y a qu'une exception à cette manière d'être générale des astringens, c'est le sang-dragon, qui est en même-temps résineux et astringent. Les eaux distillées des astringens n'ont point de vertu, parce que le principe astringent est trop fixe pour monter à la distillation; il faut de fortes décoctions aqueuses pour l'extraire.

Le règne minéral a moins d'astringens que le végétal, mais ils sont plus énergiques: tels sont l'alun et les acides minéraux; il faut les préférer quand on a besoin d'astringens forts et qui agissent promptement. Mais quand il faut des astringens doux, qui n'agissent point d'une manière trop prompte, il faut préférer le suc de plantain, d'ortie, le cachou, le sang-dragon, etc.

Les préparations pharmaceutiques astringentes sont la poudre astringente, dont la dose est depuis douze grains jusqu'à un gros; les pilules astringentes, qu'on donne à celle de six grains jusqu'à un scrupule; les pilules teintes d'Helvetius, qu'on emploie depuis quatre grains jusqu'à un demi-gros; le sirop de grande consoude, qui est un excellent astringent; celui de myrte, de grenade, le sirop magistral astringent. Tous ces sirops se donnent à la dose d'une once ou une once et demie, dans des potions et des véhicules convenables. Il y a aussi la confection hyacinthe, le diascordium, etc. dont nous avons parlé ailleurs.

ÉMOLLIENS.

LES émolliens, que l'on appelle aussi relâchans, inviscans, anodyns, sont des médicamens qui ont la propriété de diminuer la sécheresse de la fibre, de détendre, relâcher, et de donner plus de consistance aux humeurs. Ils sont employés principalement dans les maladies inflammatoires, dans le cas de flux séreux très-abondans; quand il y a chaleur, irritation, acrimonie quelconque. Alors ils humectent, relâchent, amollissent, et deviennent anodyns en détendant la fibre, et en diminuant l'éréthisme, l'acrimonie humorale, et la sensation douloureuse

qui en étoit la suite. Comme émolliens, on les
emploie dans les inflammations des différens organes, comme la pleurésie, la péripneumonie,
l'inflammation de bas-ventre, dans le cas de
poisons corrosifs avalés, dans les douleurs des
voies urinaires, sur-tout quand elles sont un
peu inflammatoires, dans les dévoiemens, les
flux séreux par l'urètre ou la matrice, quand
ils sont accompagnés de douleur ; dans les hémorrhagies, par quelque organe qu'elles aient
lieu. Mais quand ils sont continués trop long-
temps, ils relâchent trop, ôtent le ton, donnent naissance à la bouffissure, aux infiltrations,
aux hydropisies, amènent la foiblesse des organes, la langueur des digestions, le dévoiement,
les pâles couleurs, etc.

§. II.

Racines émollientes.

Nous n'en connoissons pas d'exotiques, parce
qu'on ne nous en envoie pas, et que nous en
avons une assez grande quantité d'indigènes,
comme celles de guimauve, de mauve, de nénuphar, de grande consoude, de cynoglosse, le
bulbe de lis, etc. Toutes ces racines jouissent
des mêmes propriétés naturelles, chimiques et
médicinales. Elles n'ont point d'odeur, excepté
celle de lis, qui en a un peu, ne donnent pas
d'huile essentielle, excepté celui-ci, qui en contient une très-petite quantité : elles sont très-
mucilagineuses, donnent leur principe mucilagineux à l'eau, point au vin ni à l'esprit-de-
vin, et se corrompent promptement, étant sus-

ceptibles d'une prompte fermentation. Elles sont toutes relâchantes, émollientes, inviscantes, tant à l'intérieur qu'à l'extérieur. On les donne, en général, à la dose d'une once ou une once et demie, en décoction dans une pinte et demie ou deux pintes d'eau, qu'on fait réduire à une. Elles ne s'emploient point dans le vin, ni en teinture, ni en poudre, mais souvent en sirop.

Parmi ces racines, il y en a de plus relâchantes les unes que les autres. Les plus émollientes sont celles dont le mucilage est le plus aqueux, comme sont celles de guimauve, de mauve, de lis, etc. On les emploie quand il faut rafraîchir et ramollir; ce que fait sur-tout très-bien le bulbe de lis, qu'on emploie très-souvent en lavement: on en prend pour cela la moitié d'un, auquel on fait subir une assez forte décoction. Cette racine contient un principe mucilagineux trop fade et trop abondant, pour pouvoir être employée à l'intérieur : il contient de plus un principe légèrement narcotique, qui en fait un excellent émollient, relâchant et résolutif. On en prépare par infusion une huile qui s'empare de son principe mucilagineux. Cette huile est relâchante, résolutive, légèrement narcotique : on l'emploie en lavement, et très-souvent on en fait des embrocations dans les maladies inflammatoires du bas-ventre.

Nénuphar.

Le nénuphar, *nymphœa alba*, L., contient dans sa racine un mucilage très-aqueux, très-abondant, très-rafraîchissant et relâchant. L'usage

habituel qu'en font quelques personnes est toujours dangereux. Dans beaucoup de maisons religieuses, on en met dans le bouillon, dans la
vue de restreindre la concupiscence et les désirs
vénériens, et il passe pour un excellent anti-
aphrodisiaque. Il est certain qu'il l'est beaucoup
par ses effets secondaires; car par son principe
émollient et relâchant, il produit la langueur
de l'estomac, dispose à la dssolution du sang,
etc. J'ai fait la médecine dans une maison de
Carmélites, où l'on fait un grand usage du nénuphar : la plupart des religieuses digèrent très-
mal, sont pâles, bouffies, disposées aux infiltrations séreuses, à l'hystéricisme par foiblesse,
etc. Il seroit donc à souhaiter qu'on n'employât
cette racine que comme médicament, quand
il faut relâcher, détendre, humecter, comme
dans le priapisme, le satyriasis, la nympho-
manie, pour invisquer la matière accrimonieuse
qui irrite les reins, la vessie, l'urètre; car cette
cause produit plus souvent cette maladie que
l'œstrum venerum. Il est vrai que le nénuphar
appaise mieux qu'aucun autre moyen cette espèce de feu vénérien. Le nénuphar est utile aussi
quand, dans les fièvres aiguës, il y a délire phrénétique, convulsions par pléthore et éréthisme;
alors on l'emploie en sirop à la dose d'une once
ou une once et demie en potion, ou dans des
boissons plus abondantes, comme dans une pinte
d'émulsion.

Consoude.

La racine de grande consoude, *symphitum
officinale*, L., contient un principe mucilagineux

neux peu aqueux, et beaucoup plus terreux que
dans les autres racines émollientes. Aussi est-
elle moins humectante et relâchante, à moins
qu'on ne lui fasse subir qu'une très-légère décoction : autrement l'élément terreux se dissout
et la préparation devient astringente. Comme
astringente, elle est très-usitée dans les hémorrhagies du poumon, de la matrice, dans les
anciens dévoiemens, etc. Il est sûr que c'est
un assez bon remède dans l'hémoptysie; cependant
elle ne convient point, quand celle-ci a lieu par
pléthore, par éréthisme et tension vers le poumon : elle augmenteroit alors la pesanteur de
la poitrine et l'embarras de la circulation; il
faut à sa place les saignées et les délayans les
plus légers. Mais si l'hémoptysie dépendoit de
relâchement, de dissolution du sang, alors le
sirop de grande consoude convient très-bien,
et on l'emploie pour édulcorer les boissons appropriées. La dose de la racine en décoction est
d'une demi-once, une once ou une once et demie
dans deux pintes d'eau qu'on fait réduire à trois
demi-setiers ou à un pinte. Mais comme cette
boisson est dégoûtante et un peu fatigante, on
préfère le sirop, à la dose d'une once dans une
potion, ou d'une cuillerée à café sur chaque
tasse de boisson.

La cynoglosse, *cynoglossum officinalis*, L.,
a une racine mucilagineuse, mais dont le mucilage est moins aqueux que celui du nénuphar,
et moins terreux que celui de la grande consoude. Elle est employée comme astringente et
émolliente, mais assez rarement. Un médecin
botaniste a cru avoir découvert qu'elle étoit

narcotique ; mais les anciens ne lui connoissoient
point cette propriété, et dans le fait elle ne l'a
pas. Il est vrai qu'il y a des pilules calmantes
et somnifères très-accréditées, qui portent son
nom ; mais elles n'excitent le sommeil que parce
qu'elles contiennent de l'opium et des semences
de jusquiame. Ainsi on pourroit, sans regret,
éloigner la cynoglosse de l'arsenal médical.

2°. Feuilles émollientes.

Elles sont très-nombreuses ; telles sont les
feuilles tendres des patiences, des arroches, des
chicoracées, des solanées, comme celles de
morelle, et sur-tout de bouillon-blanc. Celles-
ci sont très-émollientes, mucilagineuses, et contiennent outre cela un principe légèrement narcotique qui les rend plus calmantes, plus rafraîchissantes et plus résolutives. On les emploie
à l'extérieur sur les inflammations, le hémorrhoï-
des douloureuses, et en lavement. On en fait
aussi des fomentations émollientes ; pour cela, on
en fait une forte décoction, et on prend le marc
que l'on applique sur la partie affectée : ou bien
on se sert de flanelles qu'on a trempées dans cette
décoction. Les décoctions des solanées servent
encore à faire des lotions dans le cas d'ulcères
chancreux, douloureux, etc. Les autres feuilles
émollientes sont celles de seneçon, de pariétaire,
de mercuriale, d'acanthe, de joubarbe, de poirée,
de malvacées, etc. Toutes ces feuilles s'emploient
peu à l'intérieur, mais en lavement et en fomentation, comme il vient d'être dit.

Sagou.

Le sagou est une matière farineuse, que l'on prépare avec la moëlle tendre d'une espèce de palmier, *cycas circinale*, L., qui croît dans le Japon, le Malabar, les îles Moluques, etc. Les Indiens broient cette moëlle qu'ils ont retirée des feuilles du cycas, et la réduisent sous forme de petits grains qu'on nous apporte. Cette substance mucilagineuse a été très-vantée dans les maladies de poitrine, et M. Malouin a soutenu une thèse *an phthisis sagu*, où il a conclu pour l'affirmative. On l'emploie aussi pour nourrir les personnes très-affoiblies, ceux qui sont dans le marasme, qui sont épuisés par de longues évacuations, par les excès vénériens, pour arrêter quelques diarrhées séreuses. La dose en décoction est depuis deux gros jusqu'à une demi-once dans deux pintes d'eau qu'on fait réduire à moitié, ou à trois demi-setiers, et qu'on aromatise ensuite avec la cannelle, le gingembre, pour la rendre tonique, avec le sirop balsamique de Tolu, pour la rendre vulnéraire, ou bien on l'unit avec le lait. Pour en faire une crème, on rapproche la décoction. Quelquefois aussi on donne le sagou en poudre, mais il ne réussit pas aussi bien. C'est un aliment médicamenteux, invisquant, qui nourrit d'une manière douce et légère, et qui, sous ces rapports, est utile dans beaucoup de circonstances. On en peut dire autant du salep, excepté que le mucilage de celui-ci est plus épais que celui du sagou.

E ij

3°. Fleurs émollientes.

Les fleurs émollientes sont celles de violette, de tussilage, de bouillon-blanc, de coquelicot, de sureau, etc. On les emploie quand
il faut envelopper une matière ténue et âcre
qui irrite le poumon, comme dans les maladies
catarrhales de cet organe, quand elles ont lieu
avec inflammation ; alors elles sont utiles en
ce que, par leur mucilage, elles invisquent cette
matière acrimonieuse, et qu'elles sont en même-
temps légèrement expectorantes.

4°. Fruits émolliens.

Les fruits émolliens sont ceux dont nous
avons parlé à l'article des expectorans, comme
les sébestes, les jujubes, les dattes, les figues,
les pruneaux, les raisins de Corinthe, etc.

5°. Semences émollientes.

Il y a beaucoup de semences émollientes ;
les principales sont celles de lin, de psyllium,
les pignons doux, les pistaches, etc. Celles de
ces semences qui contiennent le plus de substance huileuse, sont les plus émollientes. Les
plus usitées sont celles qu'on appelle émulsives,
comme les amandes-douces, et les semences
froides majeures et mineures. Les majeures sont
tirées des plantes cucurbitacées, comme le melon, la courge, le potiron et les concombres ;
les mineures sont fournies par la chicorée, la
laitue, l'endive et le pourpier. Ces semences
ne sont jamais employées en décoction, parce
que leur huile se gâteroit ; mais on les triture
pour obtenir leur suc émulsif, qu'on donne, ou

seul , ou dans quelque potion appropriée. Par
exemple, on prend trois gros ou une demi-once
de ces semences, et on les broie dans suffisante
quantité d'eau pour en retirer quatre ou cinq
onces d'émulsion, que l'on étend dans un véhicule convenable. Une émulsion est donc une
liqueur dans laquelle l'huile est dissoute dans
l'eau par le moyen d'un mucilage, et c'est ce
que l'art imite utilement dans la composition
des loochs. Les émulsions sont d'excellens tempérans et rafraichissans, très-utiles dans les maladies inflammatoires, les fièvres ardentes, les
douleurs vives des voies urinaires excitées par
les cantharides, dans les desirs vénériens trop
exaltés, le délire phrénétique, etc.; alors on y
joint souvent le sirop de nénuphar.

Les amandes amères ne sont pas d'usage en
médecine, si ce n'est pour donner du goût à
l'huile d'amandes-douces, naturellement très-
fade ; c'est pourquoi quand on veut exprimer cette
huile, on y mêle trois ou quatre amandes amères;
on en fait de même quand on prépare le sirop
d'orgeat.

Graine de Lin.

La graine de lin, *linum usitatissimum*, L.,
s'emploie à l'intérieur en décoction, dans le
cas de maladies inflammatoires du bas-ventre
et des voies urinaires. Elle diminue très-bien
l'éréthisme et l'irritation de ces organes , et
l'âcreté de l'urine, qui n'est plus si stimulante
à son passage. C'est de cette manière qu'elle
est diurétique. Comme ces semences contiennent
un mucilage très-épais, on recommande de les

renfermer dans un linge, et de ne leur faire subir qu'une décoction. La dose est d'une cuillerée
à café sur une pinte et demie d'eau, qu'on fait
réduire à une pinte. On retire de la graine de lin
une huile très-utile comme laxative dans les
pleurésies et péripneumonies, quand on veut
détendre, relâcher, et en même temps obtenir
quelques selles. La dose est de quatre, cinq ou
six onces, par cuillerée : elle est en effet plus
purgative que les autres huiles.

6°. Sucs émolliens.

Les sucs les plus usités qui jouissent de cette
propriété, sont la gomme adragant, la gomme
arabique et l'huile. Une dissolution de gomme
adragant est très utile dans le cas de poison corrosif : celle de gomme arabique est fort employée
dans les maladies inflammatoires, pour relâcher,
amollir, invisquer l'acrimonie de la matière morbifique, et c'est pour cela qu'elle est d'une grande
utilité dans les toux pituiteuses causées par une
matière âcre, dans les diarrhées, les dysenteries,
et les maladies des voies urinaires produites par
la même cause. C'est un aliment doux, très-utile
aux sujets épuisés, et à ceux qui ont les humeurs
très-âcres. Cette gomme se retire d'une·espèce
d'acacia qui croît en Égypte, *mimosa nilotica*,
L. Nos arbres en fournissent aussi, mais qui est
beaucoup plus tenace, et se dissout difficilement.
La dose de la gomme arabique est d'un gros ou
un gros et demi bouilli dans une pinte et demie
d'eau qu'on fait réduire à moitié. C'est un excellent mucilagineux qui, comme tel, est aussi expectorant.

La gomme adragant est fournie par un arbrisseau
épineux, *astragus traga cantha*, L., qui croît
dans les contrées méridionales de l'Europe, sur-
tout dans l'île de Candie. Son mucilage est beaucoup plus épais que celui de la gomme arabique;
aussi elle ne sert guère qu'à faire des loochs, etc.

Huile.

L'huile est une espèce de mucilage, si ce
n'est que le principe terreux y est beaucoup plus
atténué, qu'il y a beaucoup moins d'eau, et
beaucoup plus de phlogistique que dans le mucilage. L'huile ne se dissout point dans l'eau,
parce qu'elle en contient elle-même trop peu;
elle s'enflamme à cause de son phlogistique, et
elle se dissout de préférence dans l'esprit-de-
vin. Les huiles ont été dans leur immaturité
des mucilages; car les noix, les olives, etc., avant
qu'elles ne fussent mûres, étoient mucilagineuses;
ainsi le mucilage lui-même est une huile, mais
très-peu atténuée. L'huile n'est point nourrissante
comme le mucilage, mais elle est plus relâchante,
et à certaine dose, elle est purgative, propriété
que n'a point le mucilage. Elle relâche aussi
plus promptement que lui, et est plus anti-phlogistique: elle amollit et détend; le mucilage
un peu concentré est plutôt invisquant et astringent. Aussi, dans les phrénésies, les maladies
inflammatoires du poumon et du bas-ventre,
recommande-t-on beaucoup l'huile en potion
ou en lavement. Dans le cas d'empoisonnement
par des matières corrosives, on en prend une
grande quantité au moment même où on vient
de les avaler. Quelques praticiens se sont ré-

criés sur l'usage de l'huile dans les maladies inflammatoires; ils prétendent qu'elle peut alors se rancir et devenir âcre, et M. Le Camus, entre autres, vouloit en proscrire l'usage dans ces circonstances; mais il est certain que ce seroit se priver d'un moyen précieux, et qu'on ne peut pas, dans ces cas, remplacer par d'autres. Il est bien vrai aussi que quand l'inflammation est tombée et que la maladie devient putride, l'huile pourroit se corrompre, et augmenteroit la putridité déjà existante. Mais elle convient toutes les fois qu'il faut rafraîchir, amollir, et exciter les évacuations intestinales. La dose est d'un demi-verre par prise, jusqu'à la concurrence d'une pinte par jour: elle fait vomir, purge, relâche, et est souvent très-utile sous tous ces rapports.

A l'extérieur, l'huile est aussi employée comme relâchante et émolliente: on l'a recommandée dans les blessures faites par la morsure des animaux venimeux, comme la vipère; mais malgré quelques expériences qui auront pu faire naître cette opinion, l'alkali volatil est alors préférable. On l'a aussi recommandée en fomentation dans l'hydropisie ascite; mais je l'ai employée dans cette maladie sans aucun bon effet. Quelques observations auront encore trompé sur cet objet: elle aura réussi dans quelques ascites dépendantes de trop de sécheresse et d'éréthisme, où il faut détendre et relâcher: peut-être agit-elle aussi alors en bouchant les pores de la peau, de manière que la matière de la transpiration se porte sur les voies urinaires qui, forcées ainsi de s'ouvrir, donnent un libre passage à l'eau contenue dans le bas-ventre. Mais, en général, cette pratique est infructueuse.

Il n'y a point de racines, d'écorces, de feuilles, ni de fleurs qui fournissent de l'huile grasse par expression ; mais beaucoup de fruits et de semences en contiennent, comme l'olive, l'amande, la pistache, le pignon doux, la noix, les semences de pavot, dont l'huile est improprement appelée *huile d'œillet*. L'huile d'olive s'emploie à l'intérieur, quand il faut détendre, rafraichir et exciter les selles. Celle d'amandes douces est employée dans les inflammations de poitrine, de bas-ventre, etc. On la préfère aux autres, parce qu'elle a une odeur plus agréable, et qu'elle est moins dégoûtante ; cependant, comme on la trouve rarement bonne dans les boutiques, on aime mieux souvent celle d'olive qui est plus sûre. L'huile de noix a été regardée comme un excellent anthelminthique.

On a dit qu'elle faisoit mourir les vers en bouchant leurs trachées, et qu'elle les évacuoit ensuite par sa vertu purgative ; mais j'ai vu des vers intestinaux vivre très-long-temps dans l'huile, et aujourd'hui celle de noix est rarement employée comme vermifuge. M. Passerat de la Chapelle a conseillé, contre le tœnia, deux onces d'huile de noix mêlées avec pareille quantité de vin de Malvoisie : on prend le tout par cuillerée de temps en temps ; mais cette méthode a rarement réussi, et a très-souvent manqué son but.

§. III.

Toutes les substances émollientes doivent leur vertu à un principe mucilagineux, huileux, émulsif, qui est un excellent relâchant, invis-

quant, tempérant. Ce principe est fixe, et nullement volatil ; car les eaux distillées de ces substances n'ont aucune vertu. L'infusion ne suffiroit pas non plus pour extraire ce principe mucilagineux, qui ne cède qu'à la décoction. Qu'est-
ce donc qu'un mucilage? C'est une substance
assez épaisse, consistante, tremblante, ressem-
blant assez à la gelée des substances animales,
ayant la propriété de cette gelée, qui elle-même
n'est qu'un mucilage très-atténué et animalisé.
Le mucilage peut donc servir de nourriture aux
animaux, et c'est ainsi qu'il est très-utile aux
personnes épuisées. Il n'a point d'odeur ni de
goût, et ne communique rien à son eau distillée. Quand on le soumet à la distillation,
il sort d'abord une eau pure et inodore, ensuite
une substance huileuse légère, puis un acide;
enfin, un alkali volatil, qui est le produit de
l'action du feu sur la substance terreuse très-
exaltée et très-peu abondante dans le mucilage.
Il se dissout dans l'eau, à cause de l'eau qu'il
contient, ne s'enflamme point, parce que son
principe aqueux surpasse beaucoup le principe
huileux, qui n'y est qu'en petite quantité. Il est
susceptible de fermenter, parce qu'il a tous les
principes nécessaires pour cela ; il est plus ou
moins épais, selon qu'il contient plus ou moins
d'eau ou de terre. L'élément terreux est en
plus grande quantité dans les racines mucilagineuses; les fleurs, au contraire, n'ont qu'un
mucilage peu épais. Dans les fruits on trouve,
outre le mucilage, un principe saccharin; dans
les semences, le mucilage est épais et abondant : il l'est aussi dans les sucs qui, quand ils

ont un certain degré de consistance, prennent
le nom de *gommes*, de même que les baumes
prennent celui de *résines*, quand ils sont consis-
tans jusqu'à un certain point. Les propriétés du
mucilage sont donc d'être nourrissant, invisquant, relâchant et émollient, quand il n'est
pas trop rapproché.

Les émolliens sont calmans et anodyns, parce
qu'ils diminuent l'éréthisme, et invisquent les
matières âcres. Cependant, comme nous l'avons
dit, le bulbe de lis, *lilium candidum*, L., paroît être vraiment anodyn, et contenir un principe éthéré un peu narcotique. On prétend même
que son eau distillée, souvent cohobée, peut je-
ter dans l'assoupissement, de même que celle
des fleurs. La décoction de bulbe de lis est très-
souvent employée en lavement dans les maladies inflammatoires du bas-ventre, et l'huile
qu'on en prépare, est très-utile en fomentation
dans le rhumatisme aigu, etc. Enfin, nous ob-
serverons que les mucilagineux conviennent
très-bien, comme nourrissans, dans le cours
et à la fin des maladies putrides, parce qu'ils
empêchent le marasme, en même temps qu'ils
corrigent la putridité des humeurs.

Le règne minéral ne possède qu'un seul émollient, qui est l'eau; le règne animal en contient
aussi un, qui est la partie gélatineuse des animaux.

Il y a beaucoup de préparations pharmaceutiques émollientes : tels sont les sirops de
guimauve, de consoude, de capillaires, etc.;
les différens loochs, qui sont la combinaison
de l'huile avec l'eau par le moyen d'une gomme,

et sur-tout de la gomme adragant. Ils sont
émolliens, relâchans, invisquans; et quelquefois
on les rend incisifs par le moyen de l'oxymel
scillitique, du kermès minéral, du sirop balsamique de Tolu.

- - -

ANTI-SPASMODIQUES.

§. I.

ON donne ce nom aux médicamens qui sont
propres à combattre les maladies produites par
l'ataxie ou irrégularité de l'action des nerfs. Quand
cette irrégularité va jusqu'à occasionner l'épilepsie, les médicamens propres à la guérir se nomment *anti-épileptiques*; quand le genre nerveux
n'est que peu irrité, que les accès sont légers,
sans chute, ni perte de connoissance, ils portent le nom de *nervins*, de remèdes contre les
vapeurs; quand les maladies nerveuses dépendent plus particulièrement de la matrice, on
les appelle *anti-histériques* et *anti-hypochon-
driaques*, si le siége de la maladie est dans les
viscères du bas-ventre. Lorsqu'ils agissent im-
médiatement sur le genre nerveux en arrêtant
ses mouvemens irréguliers, en suspendant les
convulsions, et en s'opposant aux récidives,
sans autre effet secondaire sensible, sans même
attaquer sensiblement la cause première de la
maladie, ils sont nommés *anti-spasmodiques*.
Quand ils agissent en diminuant la sensibilité,
en suspendant l'action des puissances internes
et externes, en enchainant l'ame, pour ainsi

dire, par le sommeil qu'ils occasionnent, on les nomme *narcotiques*. Enfin, quand ils sont consacrés à diminuer la douleur en relâchant la fibre, et en invisquant une acrimonie irritante, ils prennent le nom de *calmans*, *d'anodyns*, de *tempérans*.

Les anti-spasmodiques conviennent quand le genre nerveux est très-affecté, que cette affection se manifeste par des accès convulsifs considérables, sans douleur, ni veilles trop continues, comme dans l'épilepsie, la manie, les accès hystériques et hypochondriaques, la catalepsie, et autres maladies convulsives générales ou particulières, longues, mais sans douleur. Ils agissent par un principe amer et astringent, qui ne convient point dans les maladies inflammatoires, ni dans les maladies nerveuses avec douleur. Les narcotiques sont indiqués quand il y a veilles continues et fatigantes, qui ne dépendent pas d'une stase sanguine au cerveau, mais qui sont la suite d'une irritation membraneuse ou nerveuse, comme dans les douleurs de la pierre, les fortes coliques, l'asthme sec, etc. Donnés à propos, ils suspendent la douleur, comme miraculeusement, en diminuant et détruisant, pour ainsi dire, la sensibilité. Les anti-spasmodiques agissent plutôt sur le genre musculaire et l'irritabilité; et les narcotiques sur la sensibilité et le genre nerveux : aussi sont-ils très-utiles dans le cas de douleurs nerveuses, et de veilles par cause âcre et irritante. Les calmans conviennent quand les douleurs dépendent d'une tension un peu inflammatoire. Ils agissent en relâchant, et en invisquant la matière

acrimonieuse : sous ce rapport , les émolliens
et relâchans examinés ci-dessous, sont calmans
et tempérans. Ceux-ci prennent le nom d'*ano-*
dyns , quand, outre leur substance mucilagineuse , ils contiennent encore un principe éthéré
légèrement narcotique.

§. II.

1°. Racines anti-spasmodiques.

Il n'y en a point d'exotiques ; toutes sont indigènes. Celles que l'on doit préférer, sont celles
de gui de chêne, dont on emploie aussi les
autres parties, œlles de pivoine et de valériane.
Ces racines sont vraiment anti-spasmodiques,
c'est-à-dire , qu'elles fixent le genre nerveux,
enchaînent et assoupissent l'irritabilité.

Gui de chêne.

Le gui , *viscum album* , L., est une plante
parasite qui croît sur le peuplier , le tilleul ,
le noyer, etc.; mais on préfère celui qui croît
sur le chêne. Outre quelques parties volatiles
qui sont en très-petite quantité, il contient un
principe gommeux et un principe résineux, et
celui-ci paroît plus énergique que l'autre. Le
gui semble devoir sa célébrité à un ancien rit
religieux. Ce n'est guère qu'au commencement
de notre monarchie , ou quelque temps avant,
qu'il commença à être employé contre les maladies nerveuses. On sait que les Druides en
faisoient la récolte avec beaucoup de céré-
monie. Plusieurs ont cru que c'étoit de-là que

lui venoit le nom de *planta sacra ;* d'autres
on pensé qu'on l'avoit appelé ainsi, à cause
de son utilité contre l'épilepsie, que les anciens
nommoient *morbus sacer.* Quoi qu'il en soit, le
gui de chêne est un assez bon anti-spasmodique ; il y a même des praticiens, M. De Haën
entre autres, qui n'en parlent qu'avec enthou-
siasme. Cependant nous avons dans cette classe
des moyens beaucoup meilleurs, et celui-ci paroît aujourd'hui assez peu employé. La dose, en
décoction, est de deux ou trois gros, une demi-
once, une once ou une once et demie, dans
deux pintes d'eau réduites à moitié ; mais c'est
sur-tout en poudre qu'on l'emploie à la dose
d'un demi-gros, un gros, deux gros ou une
demi-once, dans des excipiens appropriés.

Pivoine.

La pivoine, *pæonia officinalis*, L., est une
plante qui approche des papavéracées. On la
distingue en mâle et femelle ; c'est sur tout la
première qui est d'usage. La racine de cette
plante a joui d'une grande réputation dès l'origine de la médecine ; cette réputation s'est soutenue jusqu'à nous, et elle est encore aujour-
d'hui très-employée, sur-tout contre l'épilepsie.
Elle a une odeur nauséabonde, contient un
principe extracto-résineux ; et son eau distillée
a aussi une odeur désagréable qui vient de son
esprit recteur ; car elle n'a point d'huile essentielle. La pivoine se donne dans les convulsions générales et particulières qui ont lieu par
l'irritabilité augmentée, dans les accès hystériques, hypochondriaques, épileptiques, et dans

ces cas, elle mérite vraiment de la confiance,
tant pour arrêter ces accès que pour les prévenir. On l'emploie rarement en décoction, à
cause de son goût amer et nauséabond, mais
principalement en poudre incorporée dans quelque sirop, ou délayée dans quelque véhicule
convenable. En décoction, la dose est d'une
demi-once, une ou deux onces, dans deux pintes
d'eau réduites à une; et en poudre, de deux
gros jusqu'à une demi-once par jour en plusieurs
prises : de cette manière, elle réussit mieux qu'en
décoction. L'eau distillée est destituée de toute
vertu anti-spasmodique, et elle ne peut servir
tout au plus que d'excipient. On fait aussi entrer la poudre de pivoine dans la poudre anti-
spasmodique, dans la poudre anti-histérique,
dans la poudre létifiante, dans celle de guttète,
dans l'eau anti-épileptique, etc., mais cette poudre, donnée seule, réussit mieux encore.

Valériane.

La valériane étoit peu connue des anciens,
qui ne l'employoient guère que comme anthelminthique et apéritive. Les maladies nerveuses
étoient peu communes de leur temps, et il paroit que l'épilepsie même, qu'ils ont si bien
décrite, et qui est si fréquente de nos jours,
étoit encore assez rare chez eux. Aujourd'hui
la valériane est employée comme le meilleur
anti-épileptique, et un des meilleurs anti-
spasmodiques que l'on connoisse, et elle l'emporte sur la pivoine. *Fabius Columna*, de la
célèbre maison des Colonnes en Italie, est le
premier qui lui ait découvert cette propriété.

Il

Il étoit épileptique dès l'enfance, et tenta, pour se guérir, toutes sortes de moyens, mais sans succès; enfin, il vint à celui-ci, qu'il prit à haute dose, et dont il se trouva bien. Depuis lui, on a fait, sur le même objet, une grande quantité d'expériences, dont la plupart ont confirmé l'efficacité de la valériane.

La résine de cette plante a une odeur forte et désagréable, un goût amer et nauséabond. Elle a aussi un esprit recteur dont se charge son eau distillée, qui, pour cela, a une odeur désagréable. Son principe extractif est plus abondant que le résineux, et c'est dans ce principe extractif que réside sa propriété. Il y a plusieurs espèces de valériane; mais celle qui est d'usage, est la *valeriana officinalis*, L., qui croît sur-tout sur les montagnes d'Auvergne, les Alpes et les Pyrénées.

La racine de valériane convient très-bien dans les convulsions générales et particulières, dans celles de l'estomac, dans l'asthme, qui est une habitude convulsive du poumon, dans les douleurs spasmodiques des intestins, les tics musculaires, les spasmes qui ont lieu sans engorgement, sans matière acrimonieuse, et qui dépendent seulement de l'irrégularité du genre nerveux; mais sur-tout dans les maladies convulsives générales, comme les affections hystériques et hypochondriaques, et elle réussit mieux dans les forts accès nerveux que dans les légers. C'est principalement contre l'épilepsie qu'on en fait usage; elle la guérit souvent, et la diminue toujours beaucoup, quand elle ne la guérit pas. Mais il ne faut pas que cette maladie dé-

Tome II. F

pende d'une cause mécanique, ou d'une matière âcre et irritante déposée sur les membranes du cerveau ; il faut qu'elle soit simplement nerveuse , sans dépendre d'autre cause particulière : telle est celle qui arrive à la suite d'une frayeur, et qui est très-commune; celle qui, ayant d'abord été occasionnée par des vers, continue même après que ceux-ci ont été expulsés. Ce n'est plus alors qu'une habitude nerveuse, qui souvent demande beaucoup de temps et de peine pour être détruite. Dans ces circonstances, la valériane est le meilleur anti-épileptique que l'on connoisse. Le gouvernement a fait un établissement pour les expériences d'électricité appliquée au corps humain ; on y traite beaucoup d'épileptiques , la plupart n'y sont point guéris ; il y en a cependant qui le sont : or il est bon de savoir, (ce que ne disent pas ceux qui sont à la tête de cet établissement,) qu'on fait en même temps faire usage à ces malades, de la racine de valériane à haute dose, ce qui doit entrer pour beaucoup dans les succès qu'on y a obtenus jusqu'à présent.

Quand il s'agit de traiter l'épilepsie , l'eau distillée de valériane ne suffiroit pas , elle ne doit servir tout au plus que d'excipient. Une légère décoction ne suffiroit pas non plus, il faut une décoction très-forte. Il est à remarquer que ce remède, donné à petite dose, ne produit aucun effet , d'autant plus qu'on s'y habitue bientôt. On est trop timide sur son administration , et l'on manque ainsi souvent son but. Il ne faut donc pas s'amuser à en prescrire un demi-gros ou un gros, mais une demi-once,

une ou deux onces, en décoction à vaisseau
fermé, dans une pinte et demie d'eau, qu'on
fait réduire à une pinte. Comme cette décoction est très-désagréable, on donne plus souvent la valériane en poudre, et ce doit être à
la dose de deux gros, une ou deux onces par
jour, en quatre ou cinq prises. Mais à cette
dose, la poudre de valériane devient dégoûtante, fatigue l'estomac, excite des nausées,
une anxiété précordiale considérable, et même
le vomissement. Pour éviter ces accidens, on
l'unit avec l'ambre, le musc, le castoreum, quelques aromatiques, et sur-tout le macis, ou avec
quelque anti-spasmodique un peu fétide.

La valériane est encore anthelminthique par
son goût nauséabond et amer ; donnée à certaine dose, elle tue les vers. C'est ainsi qu'elle
a souvent guéri des épilepsies qui dépendoient
de la présence de ces insectes. Mais il ne faut
pas conclure de-là qu'elle n'est anti-épileptique que comme anthelminthique, comme l'ont
prétendu quelques praticiens; car elle agit aussi
véritablement sur le genre nerveux. Cette racine est aussi apéritive et incisive; mais elle est
aujourd'hui peu employée sous ce rapport.

Les racines calmantes sont celles de lis, de
nénuphar, et autres que nous avons déja examinées.

2°. Feuilles anti-spasmodiques.

Les feuilles anti-spasmodiques sont toutes
celles dont nous avons parlé à l'article des emménagogues, comme celles d'absinthe, d'ar-

moise, de matricaire, sur-tout de rue et de sabine. On les emploie principalement quand
les accès nerveux sont occasionnés par le défaut ou la difficulté de la menstruation : alors
l'huile essentielle de ces feuilles est très-utile,
et c'est un excellent anti-hystérique. Mais parmi
les feuilles anti-spasmodiques, il y en a qui
méritent ce nom d'une manière plus particulière, ce sont celles d'oranger.

Oranger.

Les feuilles d'oranger, *citrus aurantium*, L.,
étoient peu connues autrefois sous le rapport
anti-spasmodique. Il n'y a guère que trente ou
quarante ans qu'on leur a découvert cette propriété. C'est en effet un des meilleurs anti-
spasmodiques, qui marche après, et même à
côté de la valériane. Ces feuilles sont aromatiques, elles donnent à l'eau distillée une odeur
agréable, et fournissent un peu d'huile essentielle : leur goût est amer et désagréable, et
c'est à cause de cette amertume qu'elles sont
anti-spasmodiques, car les remèdes de ce genre
sont en général amers. Les feuilles d'oranger
conviennent dans les accès nerveux particuliers
ou généraux, dans l'épilepsie nerveuse, dans
celle des enfans, qui a souvent lieu par un excès de sensibilité et d'irritabilité qui constitue
cet âge. Je les ai vu réussir dans des maladies
spasmodiques très-graves, et dont les accès
étoient longs. La dose est de 20 ou 24,
et plus, en décoction légère, dans une pinte et
demie d'eau qu'on fait réduire à une pinte; mais

cette décoction est très-amère, sur-tout pour l'enfance : il faut toute la raison d'un adulte pour vaincre la répugnance qu'elle produit. C'est pourquoi on préfère souvent de donner ces feuilles en poudre, dont la dose est depuis deux gros jusqu'à une once par jour, non délayée, parce qu'elle pourroit s'attacher au gosier, et y exciter des âcretés, mais incorporée dans quelques bols ou quelque conserve appropriée. C'est un excellent anti-spasmodique, très-recommandé par l'école de Vienne et par M. Tissot.

Les feuilles calmantes, sont celles de bouillon-blanc, de morelle, etc.

3°. Fleurs anti-spasmodiques.

Il y a beaucoup de fleurs anti-spasmodiques ; mais elles ne le sont pas à un haut degré, elles sont plutôt calmantes et anodynes. Telles sont les fleurs de bouillon-blanc, de sureau, de coquelicot, de tilleul, de muguet, *convallaria maïalis*, L. Celles-ci joignent à un principe doux et agréable, une vertu un peu narcotique. On les emploie en légère infusion théiforme, comme calmantes et tempérantes, dans les maux de tête nerveux, les migraines nerveuses; mais on fait encore un usage plus fréquent des fleurs de tilleul, *tilia Europæa*, L., dans les légères affections nerveuses, les crampes du péricrâne, les maux de tête nerveux, etc. La poudre de fleurs de muguet est employée comme sternutatoire, et elle l'est véritablement par le principe un peu irritant qu'elle contient.

F iij

Fleurs d'Orange.

Ces fleurs ont un aromat très-agréable, donnent aussi de l'huile essentielle, mais en petite quantité ; et c'est ce qu'on appelle *néroli :* elles contiennent aussi un principe narcotique très-doux. On les emploie comme calmantes et légèrement anti-spasmodiques, dans les légers mouvemens hystériques et hypochondriaques, dans les vapeurs, les convulsions peu considérables, et autres légères affections nerveuses, si communes dans les grandes villes. Dans ces cas, on prescrit une cuillerée à bouche d'eau de fleurs d'orange, ou seule, ou mieux dans un verre de véhicule approprié. Le sirop peut aussi être employé à la dose d'une once ou une once et demie, dans trois ou quatre onces de potion : l'eau distillée se donne à celle de deux ou trois gros ou une demi-once, dans une potion convenable. On emploie aussi l'eau de fleurs d'orange pour corriger le goût des potions purgatives, et autres médicamens dégoûtans. On donne quelquefois ces fleurs en poudre, mais elles sont alors plutôt légèrement toniques qu'anti-spasmodiques.

Le safran, dont nous avons déja parlé, est aussi anti-spasmodique, et sur-tout rangé parmi les anti-spasmodiques qui donnent de la gaieté ; c'est pourquoi il entre dans la poudre létifiante. On l'emploie sur-tout dans les accès nerveux qui reconnoissent une cause morale, comme le chagrin, etc.

Les autres fleurs calmantes sont celles de

tussilage et de bouillon-blanc, qui ne sont point narcotiques, mais légèrement anodynes.

Les semences anti-spasmodiques sont celles de pivoine et de valériane; mais les racines de ces plantes sont préférables.

4°. Sucs anti-spasmodiques.

Benjoin.

Le benjoin est un suc concret résineux, qu'on retire d'une espèce de laurier, *laurus ben-zoin*, L., qui croît aux Indes orientales et occidentales. Il ressemble, par son odeur suave, au styrax calamite, et aux baumes du Pérou et de Tolu. Il contient un principe aromatique légèrement amer, donne de l'huile essentielle, non point pure, mais unie à un sel acide qui, dans la distillation, se sublime sous forme concrète. C'est ce qu'on appelle *fleurs de benjoin*, et qui n'est autre chose que ce sel acide, uni avec l'huile essentielle de ce suc. Le benjoin est inflammable; il se dissout dans l'esprit-de-vin et les huiles essentielles. Ses fleurs rougissent les couleurs bleues des végétaux, et forment un sel neutre avec les substances alkalines. Non-seulement elles s'obtiennent par la sublimation, mais encore par une forte digestion du benjoin dans l'eau, où elles se dissolvent et se cristallisent. La teinture de benjoin, étendue dans l'eau, forme le lait virginal, dont les femmes se servent beaucoup comme cosmétique. Outre le principe résineux, le benjoin contient aussi un principe extractif un peu bitumineux, qui ne se dissout point dans l'esprit-de-vin.

Le benjoin est employé comme tonique, anti-spasmodique, et sur-tout comme incisif et atténuant, principalement dans les viscosités du poumon, les anciens rhumes, les toux très-pituiteuses, les phthisies tuberculeuses, dans celles qui attaquent des personnes grasses, et qui sont accompagnées de peu de fièvre ; alors ce sont ses fleurs que l'on emploie, et c'est pour cela qu'elles entrent dans les pilules de Morton, qui sont un excellent expectorant. Ces fleurs peuvent se donner depuis deux ou quatre grains, jusqu'à huit ou douze au plus, divisées en plusieurs prises, ou en poudre, ou dissoutes par le moyen d'un peu d'esprit-de-vin, et étendues dans un véhicule convenable, ou incorporées dans quelque bol ou conserve appropriée. La teinture se fait avec douze grains de ces fleurs, que l'on fait dissoudre dans deux onces d'esprit-de-vin. Elle s'emploie comme tonique et anti-spasmodique à la dose d'un demi-gros ou un gros, dans quatre ou cinq onces de potion, que l'on prend par cuillerée. Il y a des observations que le benjoin a vraiment calmé des accès nerveux un peu violens. Employé en substance, il est tonique et stomachique ; mais rarement il se donne ainsi à l'intérieur : on ne s'en sert plus guère qu'en fumigations dans les maladies de poitrine catarrhales, les phthisies muqueuses, et autres circonstances où l'on a besoin d'une vapeur incisive et irritante.

Succin.

Le succin ou ambre jaune appartient au règne animal, selon quelques naturalistes, qui le regardent comme le sperme devenu concret de quelque poisson de mer, sur-tout de la mer Baltique, sur les bords de laquelle on en trouve beaucoup. D'autres pensent qu'il appartient au règne végétal, parce qu'il brûle, se dissout dans l'esprit-de-vin, à la vérité difficilement, et qu'il donne de l'huile essentielle comme les végétaux. D'autres enfin l'ont rangé dans le règne minéral, parce qu'on en trouve de fossile, et à des profondeurs considérables. Mais il paroît que c'est une huile végétale rendue concrète par quelque acide minéral, de sorte que cette substance semble ainsi appartenir à ces deux règnes.

Le succin mis à la distillation, donne d'abord une huile essentielle, ensuite un esprit acide, appelé esprit de succin, qui forme un sel neutre avec les substances alkalines, enfin une huile empyreumatique grossière, qui a besoin d'être rectifiée plusieurs fois pour devenir claire et limpide.

Le succin est un bon anti-spasmodique, soit qu'on l'emploie en substance, et encore mieux diversement préparé. C'est ainsi qu'on en fait une teinture très-usitée à la dose de vingt gouttes jusqu'à un ou deux gros ou une demi-once par jour, étendue dans quelque potion convenable. Mais c'est principalement l'huile essentielle de succin, qui est employée à la dose de quatre, six ou huit gouttes dans quelque véhicule approprié, ou quelque potion rapprochée. L'esprit acide de succin est aussi un bon anti-spasmodique, qu'on emploie rarement seul, mais qui entre dans le sirop de karabé, formé par le mélange de cet esprit avec l'opium, d'où résulte un sirop en même temps narcotique et anti-spasmodique. Ce même esprit acide entre dans l'esprit volatil de corne de cerf succiné, qui est un excellent anti-spasmodique très-utile à la fin des fièvres malignes, dans les fièvres pétéchiales, pestilentielles, à la dose de douze ou quinze gouttes et plus dans quelque potion convenable. Enfin l'huile essentielle de succin, unie avec l'esprit volatil de sel ammoniac, forme l'eau de Luce, dont la dose est de douze ou vingt gouttes et plus.

Camphre.

Le camphre est un suc concret que les anciens ne connoissoient point, et que les modernes emploient beaucoup depuis que les Arabes l'ont accrédité. On le retire d'une espèce de laurier qui croît à la Chine, au Japon, etc., et qu'on nomme *laurus camphora*, L. Presque tous les lauriers en fournissent aussi, sur-tout le laurier-cannelle et le laurier-sassafras: on en trouve encore dans les plantes labiées, comme le thym, la lavande, le romarin, etc., et dans la racine d'aunée; mais celui d'usage est tiré du *laurus-camphora.* Ce sont les Hollandois qui en font le commerce, et qui le rectifient ou purifient des corps étrangers qu'il contient, en le sublimant, dit-on, avec la chaux. Ce suc a une odeur forte, désagréable pour beaucoup de personnes, et qui se répand au loin. Mis sur la langue, il a d'abord un goût fort, stimulant, échauffant, et au bout d'un certain tems il laisse une impression de fraîcheur, comme si c'étoit de la glace, ce qui lui a fait attribuer une propriété rafraîchissante. Le camphre res-

semble assez aux huiles essentielles concrètes,
mais il en diffère en ce que, sublimé, il ne quitte
jamais sa forme de camphre , qu'il se dissout
dans les huiles grasses comme dans les huiles
essentielles; enfin, en ce qu'il est dissoluble aussi
dans un acide minéral , qui est l'esprit de nitre
un peu déphlegmé ; ce qui forme ce qu'on appelle l'huile de camphre, laquelle est employée
à l'extérieur. Le camphre brûle sans résidu, sa
flamme est éclatante, vive, bleuâtre ; il brûle sur
les huiles essentielles et sur les huiles grasses :
enfin il paroît que c'est une huile essentielle
sui generis, comme le sucre est un sel essentiel
d'un genre particulier.

Le camphre a plusieurs propriétés en médecine: c'est un excellent résolutif et discussif,
un bon sudorifique, un bon anti-septique, un
bon anti-spasmodique; enfin, il calme spécifiquement les douleurs des voies urinaires occasionnées par l'âcreté des cantharides.

On demande si le camphre convient dans
les maladies inflammatoires. Hoffmann, qui le
regardoit comme un excellent rafraîchissant, dit
qu'oui ; mais il étoit dans l'erreur. Ce moyen
ne convient pas quand il y a pléthore, éréthisme,
sécheresse, état phlogistique et grande turges-
sence du sang, ainsi que quand ce fluide est
dans un grand état de consistance, parce qu'il
augmente cet état phlogistique, cette turgescence et cette consistance du sang.

On emploie le camphre dans les fièvres putrides qui commencent à tirer en longueur, quand
elles existent avec dissolution humorale , et disposition à la colliquation du sang ; il le faut

alors à haute dose, et même on le donne au commencement de ces maladies, quand dès-lors ces symptômes existent. On en fait usage également dans les fièvres malignes, dès le commencement, quand elles ont lieu avec prostration considérable, foiblesse du pouls, convulsions, soubresauts des tendons. On l'emploie aussi dans quelques fièvres bilieuses, non pas au commencement, où il y a chaleur, sécheresse et éréthisme, mais quand elles dégénèrent en fièvres putrides, que le pouls s'affaisse, et qu'il reste cependant chaleur et sécheresse. Le camphre alors donne du rafraîchissement aux humeurs, diminue l'acrimonie de la matière bilieuse, et la pousse à la peau; on le donne dans ces circonstances avec les émulsions.

Le camphre est aussi employé dans certaines fièvres éruptives, comme dans les petites-véroles qui ont lieu avec dissolution d'humeurs, et qui veulent passer à gangrène. Alors donné à haute dose, il diminue l'état gangréneux et délétère des humeurs, et pousse à la peau. Il n'est pas moins utile dans les fièvres pétéchiales, et c'est un excellent moyen dans la fièvre milliaire, qui est une fièvre éruptive, due à une sérosité imprégnée d'une acrimonie particulière et très-délétère; il agit dans ce cas comme un excellent résolutif, diminue l'âcreté de la matière morbifique, et la porte à la peau. On donne aussi quelquefois le camphre comme anti-spasmodique dans les fièvres intermittentes, deux heures ou une heure avant l'accès.

Il y a des maladies chroniques, dans lesquelles on fait usage du camphre; c'est ainsi que, quand,

à la suite des rhumatismes aigus, il reste douleur
et pesanteur de membres qui durent long-temps,
il atténue et résout l'humeur rhumatisante, et
l'évacue par les pores cutanés; et c'est sous ce
même rapport qu'il est utile aussi dans quelques douleurs de goutte. Quelques praticiens
l'ont recommandé dans les maladies vénériennes,
mais l'expérience a appris qu'il en augmentoit
les douleurs; il augmente aussi les douleurs laiteuses. On l'a conseillé encore dans le scorbut,
comme pouvant donner de la consistance au
sang; mais il faut qu'il soit uni aux anti-scorbutiques, et quelquefois aux acides minéraux.
Il s'emploie dans beaucoup d'accès histériques
et hypochondriaques, dans les convulsions particulières, soit momentanées, soit continues,
dans les maux de tête nerveux, et même contre
la rage; mais il n'a point dans ce cas un effet
bien décidé: on l'unit avec le musc, pour prévenir les symptômes de cette maladie.

On l'emploie comme anti-septique dans les
fièvres pestilentielles et la peste elle-même, dans
les gangrènes internes et externes, sur-tout dans
celles qui sont la suite des maladies aiguës; on
le donne alors à l'intérieur et à l'extérieur. Enfin
il guérit comme spécifiquement les maladies
des reins qui on commencé par être inflammatoires, après que les saignées, les délayans, etc.,
ont précédé : donné alors à certaine dose, il
termine les douleurs. Il diminue l'irritation que
les cantharides produisent sur les voies urinaires;
c'est pourquoi, quand, dans les maladies bilieuses, on juge convenable l'application des
vésicatoires, on recommande en même-temps

le camphre, qui est de même usité quand les vésicatoires sont nécessaires chez un sujet sensible et irritable ; et quand on a pris à l'intérieur une trop haute dose de cantharides, il arrête le priapisme, le ténesme d'urines et l'éréthisme des voies urinaires ; dans tous ces cas, on emploie les émulsions camphrées.

Lorsqu'on veut produire un effet rafraîchissant, calmant, légèrement diaphorétique, on donne le camphre en poudre, à la dose de quatre, six, huit ou dix grains par jour, avec autant de nitre dans du beurre de cacao, ou dans une pinte d'émulsions, et c'est ainsi qu'on l'emploie toutes les fois qu'on craint d'augmenter ou de réveiller la chaleur. Dans les autres cas, on est trop timide sur la dose ; on peut la porter jusqu'à 1 ou 2 gros et quelquefois une demi-once ou une once par jour, et M. Collin l'a poussé jusqu'à 2 et 4 onces, dans des cas de gangrènes qui avoient une marche très-rapide. Dans ces circonstances, on ne donne point le camphre en poudre ; mais après l'avoir trituré avec un peu d'esprit-de-vin, on l'étend dans 5 ou 6 onces d'une forte décoction de quinquina, s'il y a fièvre putride ; dans un véhicule anti-spasmodique, quand il y a convulsions, etc. Quelquefois on le donne dans une eau mucilagineuse, comme une dissolution de gomme arabique ; mais cette boisson fatigue beaucoup l'estomac et excite des nausées ; c'est pourquoi on y ajoute une once ou une once et demie de sirop de vinaigre, ou dix ou douze gouttes d'esprit de vitriol ; alors elle passe plus facilement. L'usage un peu continué de ce médicament finit toujours par dégoûter et fatiguer. On diminue ces inconvéniens par le moyen du nitre , et surtout des acides végétaux , comme le sirop de vinaigre, etc.

A l'extérieur , on saupoudre de camphre les vieux ulcères , les parties qui sont menacées de gangrène ; on fait aussi des lotions camphrées dans le cas d'érysipèle , d'ophtalmie , de rhumatisme , de goutte; mais c'est surtout l'esprit-de-vin et l'eau-de-vie camphrés que l'on emploie. L'huile de camphre dont nous avons parlé ci-dessus, s'emploie dans les caries osseuses , et avec précaution sur les ulcères profonds, étendus, et qui ont lieu avec sanie abondante , putride, gangréneuse.

Opium.

L'opium est un suc qui découle par incisions des têtes du pavot oriental non encore mûr , *papaver somniferum* , L. C'est principalement en Perse et en Turquie qu'on le recueille. Les autres espèces de pavot, et même notre pavot blanc, peuvent aussi fournir de l'opium ; mais il est inférieur à celui de Turquie. Les anciens connoissoient ce suc , et préféroient celui de Thèbes ; c'est pourquoi on trouve encore l'o-pium, appelé *thébaïque* , dans quelques dispensaires. Les branches et les feuilles de pavot peuvent donner de l'opium , mais ce ne peut être que par la décoction ; et celui qu'on retire par incision est bien meilleur. Les feuilles de cette plante sont très-légèrement narcotiques, et ses fleurs le sont plus que celles de coquelicot ; mais ses semences ne le sont point du tout. Elles fournissent une huile improprement nommée *huile d'œillet*, qui, dans le commerce, sert souvent à alonger l'huile d'olive. On avoit d'abord craint que cette huile ne fût nuisible, mais la Faculté de Médecine de Paris rassura les esprits, en prononçant qu'elle ne pouvoit pas l'être.

L'opium fraîchement tiré est d'un blanc laiteux ; mais avec le temps, et par la consistance qu'il acquiert, il devient d'un brun rougeâtre. Il a une odeur, non aromatique, mais vireuse, qui est particulière à la plupart des substances narcotiques, et dans laquelle réside vraiment leur vertu somnifère. Mis sur la langue, il excite de la chaleur, de l'irritation, de la soif, preuve qu'il contient un principe irritant. Il contient aussi un esprit recteur, et son eau distillée s'imprègne du principe vireux, dont on ne peut le dépouiller entièrement par les décoctions les plus fortes. Dans l'analyse, il fournit une huile essentielle très-narcotique et dangereuse, ensuite de l'alkali volatil qui est le produit de l'action du feu, une huile empyreumatique ; enfin, il reste une matière charbonneuse très-poreuse, et assez volumineuse.

L'opium se dissout en partie dans l'eau, ce qui prouve qu'il contient un principe extractif ; mais le vin le dissout encore mieux, preuve qu'il contient aussi un principe résineux. Il se dissout aussi dans l'esprit-de-vin, et les teintures d'opium sont si fortes et si narcotiques, qu'elles ne sont point employées. Ainsi l'opium est un suc gommo-résineux, ce qui est encore prouvé par sa dissolution à-peu-près entière dans le vinaigre.

naigre. Si on lui fait subir une longue digestion
dans l'eau froide ou chaude, on trouve à la surface de la liqueur une partie grasse qui la surnage ; c'est son huile essentielle qui est chargée
de toute la vertu narcotique , et qui tue les animaux les plus forts, en les jetant dans un sommeil léthargique : on trouve ensuite une matière
pesante qui s'est précipitée au fond du vase ;
c'est le principe gommo-résineux , et le menstrue tient en dissolution une matière que l'on
croit être un sel particulier à l'opium.

Ce suc jouit de trois grandes propriétés générales : 1°. il engourdit la sensibilité : 2°. il diminue l'irritabilité : 3°. il est irritant et âcre.
Il paroît produire le premier effet , parce que
son action se porte principalement sur le cerveau , où il enchaîne la sensibilité dans son
origine. Le second effet n'est point douteux ;
car si on applique de l'opium sur un muscle ,
celui-ci n'est plus aussi susceptible de se contracter ; et si on en applique sur le cœur , en
peu de temps son mouvement est anéanti. Enfin son effet stimulant se manifeste par la douleur qu'il excite lorsqu'on en applique sur quelque partie du corps entamée , et par les convulsions , la chaleur et l'inflammation qu'il
produit , quand on en a pris à l'intérieur une
trop haute dose : on trouve l'estomac enflammé
chez les animaux qui ont été empoisonnés par
l'opium. Ce suc est narcotique , par la propriété
qu'il a d'engourdir la sensibilité ; il est anti-
spasmodique, par celle qu'il a d'engourdir l'irritabilité : comme irritant, on ne lui connoît pas
de vertu particulière.

Tome II. G

L'opium convient-il dans les maladies inflammatoires? Beaucoup d'auteurs respectables
soutiennent l'affirmative, le regardant comme
capable d'arrêter l'impétuosité fébrile et l'inflammation. *Sydenham*, entre autres, étoit par-
tisan outré de l'opium, et l'employoit souvent
dans les maladies inflammatoires. Mais il étoit
trop grand praticien pour le donner au commencement de ces maladies; ce n'étoit que
quand les premiers symptômes étoient tombés.
Il est certain que la sensibilité joue un grand
rôle dans les maladies inflammatoires, et qu'il
seroit souvent utile de la diminuer; mais outre
cette sensibilité, il y a encore alors turgescence
sanguine, pléthore vraie ou fausse, engorgement
réel. Or, l'opium augmenteroit cette turgescence;
car chez ceux qui en font usage, le visage devient rouge, ainsi que les yeux, le pouls s'élève;
et quand la dose est poussée trop loin, il survient un état d'ivresse pareil à celui qu'occasionnent les liqueurs spiritueuses et inflammables.
Loin donc de favoriser la résolution, il augmenteroit au contraire de plus en plus l'engorgement inflammatoire. Il faut commencer le
traitement de ces maladies par des saignées
abondantes, et venir ensuite aux délayans mucilagineux, ou légèrement acidulés. Lorsqu'a-
près ce traitement, l'inflammation subsiste, et
est entretenue par l'irritation et la douleur,
l'opium peut être très-utile. Il faut cependant
encore remarquer que ce n'est point dans les
inflammations des viscères parenchymateux,
mais seulement dans celles des viscères membraneux, comme dans la pleurésie, les coliques

inflammatoires, l'inflammation de la vessie, etc.,
après que les grands symptômes sont tombés.

Dans la plupart des maladies éruptives, l'o-
pium est utile, parce que, quoiqu'il suspende
les autres évacuations, il porte cependant beaucoup à la peau, et c'est peut-être le plus puissant sudorifique, quand il est uni aux autres
médicamens, qui jouissent de cette dernière
propriété. Mais il y a des cas dans les maladies
éruptives où il ne convient pas. Par exemple, il
seroit nuisible dans la petite vérole, au moment
de l'invasion, où il y a presque toujours turgescence sanguine, pouls plein, fort, élevé : il
augmenteroit l'effervescence et la pléthore vraie
ou fausse. Il ne convient pas non plus dans ces
maladies, quand il y a langueur, foiblesse, et
que l'éruption est empêchée par cette cause :
il augmenteroit cette foiblesse ; car l'impétuosité qu'il occasionne d'abord, n'est que momen-
tanée, et il fait retomber bientôt dans une atonie plus grande qu'auparavant. Mais quand il
y a sécheresse du côté de la peau, resserrement
spasmodique de cette partie produit par un éréthisme général, ou seulement par celui du système cutané, on peut, après les saignées, si
elles sont nécessaires, donner l'opium, qui alors
relâche, détend la peau, et facilite l'éruption
variolique. Lorsque la petite vérole confluente
approche de la suppuration, c'est le moment le
plus douloureux de la maladie : toutes ces petites inflammations particulières produisent l'inflammation générale, la fièvre, la douleur ; et
la continuité de ces accidens peut occasionner
la résorption du pus et la mort. Il faut, dans

cette circonstance, soutenir l'éruption à l'extérieur, relâcher la peau, et calmer en même temps la sensibilité, ce que fait très-bien l'opium. Il est aussi quelquefois utile dans la dessiccation et la fièvre secondaire, quand il n'y a pas trop de force ni de foiblesse, parce qu'il faut toujours entretenir la peau libre. Dans la rougeole, où la matière morbifique est très-âcre et séreuse, l'opium est très-utile en donnant à cette humeur plus de consistance, en diminuant la douleur, et en favorisant l'expectoration.

On trouve quelquefois l'opium conseillé dans les fièvres malignes, mais cela demande explication, parce qu'il y a plusieurs espèces de ces fièvres fort différentes les unes des autres. 1°. Il y a celle qui est occasionnée par l'engorgement inflammatoire du parenchyme cérébral, maladie très-rare, que je n'ai vue que huit à dix fois. Dans cette espèce, l'opium seroit nuisible, attendu qu'il excite l'afflux du sang vers la tête, et augmenteroit par-là les accidens. 2°. Il y a une fièvre maligne, qui a lieu par excès de putridité, et qui est telle, soit dès son début, soit à la suite de la fièvre putride. Dans ces cas l'opium ne convient pas : il faut employer le camphre, le castoreum, le musc et le quinquina comme anti-septiques et anti-spasmodiques. 3°. Il y a une fièvre maligne qui affecte particulièrement le genre nerveux, sans qu'elle paroisse dépendre d'une matière morbifique sensible. C'est la fièvre lente nerveuse, qui a lieu ou avec tension, comme à la suite de veilles prolongées, de passions de l'ame très-fortes, ou avec foiblesse et relâchement. Dans le premier cas l'opium, uni avec d'autres anti-spasmodiques, est utile ; dans le second il ne convient pas, et il faut mettre en usage le vin, le quinquina, les potions cordiales, le camphre, etc. : il ne convient pas non plus en général dans les fièvres putrides.

L'opium est très-employé dans les fièvres intermittentes, qu'on est presque sûr d'arrêter par son moyen. Ces fièvres sont caractérisées par des accès et des intermittences fixes : les accès commencent en général par un frisson plus ou moins fort, qui tient à un véritable état de spasme ; si on le suspend, la chaleur et la sueur n'ont point lieu, et l'opium opère très - bien cette suspension. Mais quand ces fièvres reconnoissent pour cause une matière bilieuse, comme les tierces du printemps et de l'été, il seroit dangereux de les arrêter. Ces fièvres sont utiles ; elles ne sont ni longues, ni dangereuses, et tout leur traitement consiste à calmer l'effervescence bilieuse, et à l'évacuer. Il n'en est pas de même quand les fièvres intermittentes ne sont entretenues que par un état spasmodique, sans cause irritante ; on peut les arrêter dès le commencement par les anti - spasmodiques. Quand, dans toute fièvre intermittente, le frisson est long et fort, au point de faire craindre la mort, ce qui arrive quelquefois chez les personnes très-sensibles, les femmes enceintes, les vieillards, il faut l'arrêter par les narcotiques plutôt que par le quinquina. Quelquefois les fièvres d'accès commencent par l'affection de quelque partie, comme par des douleurs de tête considérables, des coliques atroces, la pleuré-

G iij

sie, etc. : il faut arrêter ces accès par des narcotiques. Cette pratique ne remonte guère qu'à
soixante ou quatre - vingts ans ; mais on la dis-
continua bientôt, parce qu'on en abusa. M. *Ber-*
ryat, médecin en Bourgogne, la réveilla, et
elle fut encore une fois abandonnée ; enfin elle
vient d'être adoptée généralement à Paris et
dans les provinces. Trois quarts-d'heure ou une
demi-heure avant l'accès, on donne 12 ou 15
gouttes de laudanum liquide dans un verre d'infusion de petite centaurée ; bientôt après il se
fait une détente favorable, le sommeil survient,
et souvent la sueur, mais c'est une sueur douce
qui empêche l'accès d'avoir lieu. Je préfère cependant la liqueur d'Hoffmann au laudanum :
on peut les unir ensemble, mettre, par exemple,
8 ou 10 gouttes de celui-ci, et 12 ou 15 gouttes
de l'autre dans la même dose de boisson. Ce
moyen ne conviendroit point quand l'accès est
une fois commencé ; il l'augmenteroit, loin de
le diminuer Cependant, quand le frisson menace d'un grand danger, on peut l'employer à
petite dose, pour développer le genre nerveux,
et s'opposer à ce resserrement spasmodique qui
est quelquefois mortel.

L'opium convient dans quelques maladies
aiguës particulières, comme nous l'avons dit,
après que l'inflammation étant tombée, il reste
de la douleur dans la partie affectée, comme
dans la pleurésie, l'inflammation de l'estomac,
des intestins, etc. ; mais il ne réussit pas aussi
bien dans la phrénésie. On l'emploie fréquemment dans les maladies catarrhales dues à une
matière, non pas très-épaisse et pituiteuse, mais

ténue et âcre avec douleur, sur-tout dans les organes membraneux, comme dans la pleurésie et la péripneumonie catarrhales, les coliques catarrhales, etc. Après la saignée, si elle est nécessaire, et les délayans, on donne le sirop diacode qui facilite la coction et la crise, mais il faut que ce soit à petite dose : il facilite l'invication de la matière morbifique, et sa sortie par la peau et l'expectoration.

Non-seulement l'opium est utile dans plusieurs circonstances de maladies aiguës, il l'est aussi quelquefois dans les maladies chroniques. C'est ainsi qu'on l'emploie souvent dans les suppurations lentes, non qu'il soit propre à guérir par lui-même ces maladies ; il ne diminue point la suppuration et ne cicatrise point l'ulcère ; mais par le calme et le sommeil qu'il procure, il fait que la nature travaille avec plus de tranquillité à la cicatrisation de la partie ulcérée. Il est sur-tout employé sous ce rapport dans la phthisie pulmonaire, pour procurer du sommeil, diminuer l'irritation de la poitrine et la toux, et faire ensorte que le poumon étant moins agité, la cicatrisation soit plus facile ; il est d'ailleurs très-propre à faciliter l'expectoration.

Lorsque les maladies chroniques dépendent d'engorgemens produits par une matière visqueuse très-épaisse, l'opium, en augmentant le relâchement qui a déja lieu, favoriseroit l'engorgement de plus en plus. Mais uni avec les incisifs et les atténuans, il rend leur usage plus sûr, plus prompt et plus efficace par la détente qu'il occasionne. C'est pourquoi il entre dans les pilules de Starkey ou de Mathews, qui sont de très-bons fondans. Lorsque les engorgemens chroniques sont produits par une matière ténue et acrimonieuse, l'opium est très-bon, comme dans les suites du rhumatisme aigu, après que le traitement anti-phlogistique a précédé. Alors il relâche les membranes musculaires qui sont le siége de la maladie, détruit l'acrimonie de la matière morbifique, et facilite son évacuation. Il doit être donné dans cette circonstance à petite dose, et uni avec les légers fondans diaphorétiques, comme le rob de sureau, l'antimoine diaphorétique non lavé, etc. On l'emploie de même dans la goutte, non quand elle veut se fixer à l'extérieur, et qu'en même temps elle n'est pas trop douloureuse, car alors il l'empêcheroit de sortir, et la feroit porter sur quelques parties internes ; mais c'est quand elle se fixe à l'extérieur avec des douleurs atroces. Dans ce cas, il est utile en relâchant, calmant, procurant du sommeil, et diminuant la sensibilité trop exaltée. Il est encore d'une grande utilité, quand la goutte se porte sur quelque partie membraneuse interne, et qu'elle y excite des symptômes d'inflammation ; à la vérité, il faut en même temps employer les saignées, les pédiluves, les sinapismes. On le joint quelquefois dans cette circonstance avec les sudorifiques, comme les légères infusions de fleurs de sureau ou l'alkali volatil ; par exemple, on met 6 ou 8 gouttes de celui-ci sur 2 onces de sirop diacode. Ce mélange porte à la peau en relâchant les membranes, et facilite ainsi la sortie de l'humeur morbifique.

L'opium n'est point utile dans les maladies

vénériennes., quoiqu'on vienne de l'y recom-
mander tout récemment : j'ai vu des douleurs
vénériennes, sur-tout de la tête, augmenter par
ce moyen ; et il ne réussit pas davantage contre
les douleurs scorbutiques. C'est un assez bon
calmant des douleurs laiteuses non anciennes,
sur-tout lorsqu'elles sont portées sur les membranes.

Dans la plupart des maladies spasmodiques,
l'opium est très-utile, et comme spécifique.
C'est ainsi qu'il est très-souvent employé dans
la manie, maladie caractérisée par un délire
furieux sans fièvre, dans laquelle l'esprit est absolument aliéné, parce que les membranes du
cerveau sont dans un grand état d'irritation et
de crispation, mais sans inflammation. C'est
avec raison qu'on la range parmi les maladies
chroniques, quoiqu'elle ait des accès aigus,
parce qu'en total elle dure souvent très-long-
temps. Cette maladie a quelquefois été guérie
par l'opium ; mais il faut pour cela qu'il soit
donné à haute dose ; et comme d'un autre côté
il seroit à craindre qu'en portant le sang au cerveau, il n'augmentât les accidens, il faut en
même temps employer la saignée. Ainsi on saigne un jour, et le lendemain on donne l'opium ;
ou bien on saigne le matin du pied, le soir de
la jugulaire, et dans l'intervalle intermédiaire
on donne l'opium : cette méthode répétée quatre, cinq ou six fois, selon le besoin, a quelquefois eu du succès. Comme anti-spasmodique,
l'opium est utile aussi dans ces espèces d'épilepsie dont nous avons parlé plus haut, et on
le donne avant les accès, lorsqu'ils sont annon-

cés, comme cela arrive souvent, par quelques
signes précurseurs sensibles à ceux qui en sont
attaqués, ou à ceux qui se trouvent avec eux.
L'asthme sec, et même l'asthme humide, dépend presque toujours d'un violent accès nerveux porté sur le poumon. C'est pourquoi Van-
Helmont, qui, au milieu des égaremens de son
imagination, avoit de bonnes idées, appeloit
cette maladie *épilepsie du poumon*; quoique,
selon moi, elle seroit plus justement nommée
catalepsie du poumon. Le genre nerveux étoit
principalement affecté dans cette circonstance;
il n'est pas étonnant que l'opium donné à certaine dose y soit avantageux. Il ne l'est pas moins
dans les migraines nerveuses, les palpitations
du cœur qui dépendent de spasme, les hoquets
spasmodiques, les coliques du même caractère,
et les douleurs venteuses qui sont produites par
le resserrement partiel des intestins, et l'expan-
sion de l'air. Dans ce dernier cas, l'opium donné
dès le commencement, détruit ce resserrement
spasmodique, et rend le développement de l'air
égal par tout le canal intestinal. On l'emploie
aussi dans les maladies nerveuses des reins, de
la vessie, dans les convulsions particulières de
quelques membres. C'est aussi un bon anti-hystérique; et les substances fétides, comme l'alkali volatil, l'assa-fœtida et les autres sucs férulacés, la plume, le crin brûlés, etc. qui sont
les véritables remèdes des accès nerveux dépen-
dans de la matrice, agissent plus promptement
et plus puissamment, quand ils sont unis avec
l'opium. Dans le tétanos, auquel la plupart de
ceux qui en sont attaqués succombent, quand

il est parvenu à un certain point, il faut donner
l'opium dès le coemmncement, et à haute dose.
Au reste, cette maladie n'est pas toujours mortelle, car j'en ai guéri un malade dernièrement
par le moyen du camphre, du musc et de l'o-
pium unis ensemble. De même, dans la rage,
non pas confirmée, car il n'y a pas encore d'observation bien sûre de rage confirmée guérie,
mais quand elle s'annonce et se développe, ce
qu'elle fait en excitant un état de spasme, le
musc, l'ambre, le succin, unis à l'opium, réussissent.

L'opium, comme narcotique et anti-spasmodique, est anti-douloureux, et cette propriété
est très-précieuse. On le met en usage sous ce
rapport dans les douleurs vives quelconques,
comme celles de l'enfantement, celles qui suivent l'accouchement, les coliques nerveuses
de l'estomac, qui ne dépendent que de la sensibilité de cet organe trop exaltée; dans les
douleurs horribles de la goutte; et dans celles
de la pierre, qui ne sont pas moins atroces, on
l'emploie pour préparer à l'opération de la
taille, et l'on pourroit aussi le donner avec
utilité après l'opération, pour modérer la sensibilité qui a été développée à l'excès par les
douleurs que celle-ci occasionne, et celles que
produit naturellement la pierre. Il convient aussi dans les douleurs néphrétiques qui dépendent
de pierres et de gravelle; c'est alors un excellent calmant, qu'il ne faut cependant donner
qu'après les saignées, les bains, les huileux:
après ce préliminaire, on donne le sirop diacode, pour faciliter le passage de ces petites pier-

res dans l'uretère, la vessie et l'urètre. C'est
encore comme anti-douloureux que l'opium
s'emploie dans le cas de dysenterie, maladie
dans laquelle il y a souvent des douleurs horribles, occasionnées par une matière âcre portée
sur le canal intestinal, qui est la partie la plus
irritable de toute l'économie. Ce n'est point au
commencement qu'il faut le donner, parce qu'en
arrêtant l'évacuation qui est utile, il occasionneroit promptement la grangrène des intestins.
Il faut d'abord évacuer, s'il est nécessaire, venir ensuite aux fomentations émollientes, et au
sirop diacode à petite dose. Beaucoup de praticiens sont d'un avis contraire, parce qu'ils craignent que l'opium, qui arrête toutes les évacuations, excepté la sueur, ne retienne à l'intérieur la cause de la maladie; mais il ne produit
pas cet effet quand on ménage la dose; et il
est toujours bon de le faire prendre en lavement,
si on ne peut le donner par la bouche.

L'opium ayant donc la propriété de suspendre la plupart des évacuations, peut être regardé comme un bon astringent, et il l'est en effet.
Comme tel, il est utile dans les diarrhées un
peu rebelles, quand même elles auroient lieu
par foiblesse, et seroient accompagnées d'atonie; il faut alors l'unir avec les toniques et
d'autres astringens. Dans la dysenterie putride,
après qu'on a fait vomir, on donne les cordiaux
et les sudorifiques, dans lesquels on fait entrer
un peu d'opium avec la liqueur d'Hoffmann et
l'esprit de Mindererus, cette maladie se guéris-
sant rarement par les évacuations intestinales,
mais le plus souvent par les sueurs. L'opium est

aussi très-utile dans les pertes, et on en voit beaucoup qui, ayant résisté aux saignées et aux meilleurs astringens, cèdent à celui-ci combiné avec ces derniers, et quelquefois avec les toniques. Il est aussi très-bon dans le diabetès, et quelquefois on est obligé d'avoir recours à lui dans les hémoptisies, et autres hémorrhagies qui ont lieu par éréthisme et un excès de sensibilité, dont l'effort se porte particulièrement sur le système vasculaire ; alors l'opium, en suspendant cette sensibilité, en suspend aussi l'effet, et l'hémorrhagie s'arrête. Mais il ne convient point dans les hémorrhagies qui suivent l'accouchement, quand elles ont lieu par relâchement, à moins qu'on ne le donnât à petite dose, et uni avec les forts astringens et les toniques. Quand on donne l'opium comme astringent, c'est son extrait acéteux qu'il faut préférer : la dose est de trois, quatre, cinq ou six grains.

L'opium est aussi un excellent sudorifique, comme nous l'avons dit.

Ce suc, appliqué à l'extérieur, agit de la même manière qu'à l'intérieur. Quand la dose est assez forte, il produit le calme, le sommeil même, et quelquefois la léthargie. On emploie les embrocations opiatiques dans les convulsions particulières de quelques membres, sur les parties attaquées de vives douleurs rhumatisantes : dans ce dernier cas, j'ai souvent employé un litus fait avec l'huile, l'alkali volatil, l'eau thériacale et un peu d'opium, par le moyen duquel ce litus résolutif et discussif devient en même-tems calmant. On l'emploie encore à l'extérieur dans les vives douleurs de la goutte , sur les

ulcères chancreux , et des linges imbibés d'une
assez forte dissolution d'opium s'appliquent avec
fruit sur les cancers , dont les douleurs s'appaisent
par ce moyen. Quelquefois même on l'applique
extérieurement pour des maladies internes ,
comme dans le cas de coliques nerveuses , de
hoquets et de vomissemens convulsifs ; on se
sert alors d'emplâtres *d'assa fœtida*, sur lesquels
on met un peu d'opium.

Pour les usages de la médecine , l'opium ne
s'emploie pas tel qu'il est dans le commerce ;
il a besoin d'être purifié. Pour cela , on le laisse
amollir dans un peu d'eau au bain-marie ; on
passe ensuite avec expression , et alors il prend
le nom de laudanum sèc. La dose est d'un demi
grain ou un grain , comme calmant , et de deux ou
trois grains comme narcotique. Cette dose est
regardée comme forte , mais on a quelquefois
tort de ne la pas passer. Il y a des cas où la
nature ne veut pas être ainsi badinée ; et si la
médecine expectante a souvent ses avantages ,
la médecine active a quelquefois aussi les siens.
On peut donc quelquefois donner l'opium à la
dose de trois , quatre , six , huit , dix ou douze
grains , comme dans quelques coliques venteuses
très-fortes , la manie , l'épilepsie , les convulsions
très-considérables , et toutes les fois qu'il faut
arrêter promptement un spasme très-violent.

Le laudanum liquide , appelé aussi gouttes anodynes de Sydenham , est du laudanum sec digéré
dans du vin d'Espagne avec du girofle, de la cannelle et du safran : 16 ou 18 gouttes de cette
liqueur contiennent un grain d'opium ; ainsi on
peut en donner quinze, dix-huit , trente ou trente-

six gouttes par jour en plusieurs prises. On pousse quelquefois la dose jusqu'à un gros, quand on veut un effet narcotique ; mais alors il faut préférer le laudanum sec, parce que le principe narcotique est énervé par les substances aromatiques qui entrent dans le laudanum liquide.

Il y a aussi une préparation nommée extrait gommeux d'opium, ou extrait d'opium par digestion, par laquelle ce suc est privé le plus qu'il est possible de ses parties vireuses et résineuses, de manière qu'il ne reste plus que son principe gommeux. Autrefois il falloit trois, quatre et six mois de digestion pour cette opération ; mais M. Bucquet a trouvé le moyen de la faire d'une manière beaucoup plus simple et beaucoup plus prompte, c'est d'employer l'eau frappée de glace. L'opium ainsi préparé n'est plus narcotique, à moins qu'il ne soit donné à très-haute dose, mais il est calmant et anodyn, très-utile quand il faut un anti-spasmodique non narcotique. La dose est de quatre, six ou huit grains et plus. M. Bucquet en faisoit pour lui-même un grand abus, car il en prenoit soixante à quatre-vingts grains par jour, avec une chopine, et même selon quelques-uns, une pinte d'éther.

Par le moyen de la digestion de l'opium dans l'eau, à laquelle on donne ensuite une consistance sirupeuse avec le sucre, on fait le sirop d'opium, dont la dose est de deux ou trois gros, comme calmant, et d'une once ou une once et demie. On pourroit le substituer avec avantage, comme plus sûr et plus fidèle, au sirop diacode, qui se donne d'ailleurs à la même dose.

Enfin, l'opium entre dans beaucoup de prépara‑
tions pharmaceutiques, comme dans la théria‑
que, le mithridate, les orviétans, le diascor‑
dium, le philonium romanum, les pilules as‑
tringentes du codex de Paris, ect.

L'opium pris à une dose trop forte, est un
poison qui peut donner la mort, comme on l'a
vu quelquefois; la dose nécessaire pour produire
cet effet ne peut pas, en général, être fixée. On
sait que celle qu'on emploie ordinairement est
d'un demi grain, 2 ou 3 grains; que par extraor‑
dinaire on la pousse quelquefois jusqu'à six grains,
et qu'il entre dans les mêmes proportions dans
les différentes compositions opiatiques; cepen‑
dant, quand on s'y habitue peu-à-peu, on peut pas‑
ser cette dose sans en être affecté; c'est ainsi
que les Turcs en prennent depuis deux ou quatre
gros, jusqu'à 2 ou 3 onces, pour se procurer une
ivresse gaie. Mais on peut dire qu'en général
à la dose de huit, dix ou douze grains, pris
sans gradation, il occasionneroit une somno‑
lence léthargique inquiétante, et qui a été
quelquefois mortelle; et qu'à celle d'un demi‑
gros, pris aussi sans gradation, il seroit mortel
pour la plupart des hommes. Les premiers symp‑
tômes que produit ce poison, sont la somnolen‑
ce, une douce langueur, un sentiment de vo‑
lupté délicieux: des rêves agréables viennent
flatter l'imagination de toutes les manières. Tous
ces effets idiopathiques ou sympathiques sont dus
au principe vireux, qui étant le plus volatil, dé‑
ploie le premier son action. Il détruit l'irritabi‑
lité, et enchaîne la sensibilité, qui sont les deux
agens dont l'union constitue la vie animale;
mais

mais après que l'opium a séjourné quelque
tems dans l'estomac, le principe irritant se développe, contredit le principe narcotique, et
le sujet se réveille pour être la proie de grandes douleurs, de tiraillemens d'estomac, qui
s'enflamme très-souvent, d'une fatigue très-
douloureuse, et de convulsions plus ou moins
fortes.

Ce poison agit en causant une espèce d'apoplexie; car pendant son action, le visage et les
yeux sont très-rouges, les carotides battent assez fortement, et le pouls est assez élevé. Cela
vient de ce qu'il diminue la sensibilité et l'irritabilité du cœur; alors la circulation ne se
faisant plus avec la même liberté, le sang sé-
journe plus qu'il ne faut dans les parties
supérieures.

On remédie à cet empoisonnement, en faisant d'abord vomir, pour évacuer la matière
qui l'occasionnoit; ensuite, comme les acides,
surtout les végétaux, sont les antidotes des substances narcotiques, en neutralisant, pour ainsi
dire, leur principe somnifère, on les donne
en boisson, en lavement, et on en fait des applications à l'extérieur; après quoi on emploie
les émolliens mucilagineux, et la diète laiteuse,
pour calmer l'irritation occasionnée par le principe résineux. Si, le malade étant revenu à lui-
même, la tête restoit surchargée, il faudroit
appliquer les vésicatoires, pour ranimer la sensibilité: on fait aussi une légère saignée du pied,
et on met en usage les lavemens âcres, selon le
conseil de quelques praticiens.

Tome II.   H

§. III.

Nous avons distingué les anti-spasmodiques, en anti-spasmodiques proprement dits, en ano-dyns et calmans, et en narcotiques. 1°. Les anti spasmodiques proprement dits, sont ceux qui peuvent fixer le genre nerveux, et calmer les mouvemens irréguliers, en enchaînant l'irritabilité encore plus que la sensibilité, mais sans occasionner de sommeil. Tels sont la racine de pivoine, le gui de chêne, que l'on pourroit exclure sans regret de la matière médicale, la valériane principalement, les feuilles d'oranger, le camphre, l'assa-fœtida, l'opopanax, le bdellium, le benjoin, le succin, ect. 2°. Les ano-dyns sont ceux qui relâchent la fibre, enveloppent les parties acrimonieuses, et diminuent un peu l'énergie de la sensibilité : telles sont les fleurs de coquelicot, de pavot, de lis, de sureau, d'oranger, de tilleul, ect. 3°. Les narcotiques sont ceux qui occasionnent le sommeil, comme l'opium, dont nous avons parlé, la jusquiame, la belladone, ect., dont nous parlerons.

Les anti-spasmodiques doivent leur vertu à une substance fixe et gommeuse. Ils contiennent en effet peu de résine ; les vins que l'on prépare avec eux ne sont presque point anti-spasmodiques : leur eau distillée ne l'est point ; mais donnés en décoction forte, en extrait gommeux et en poudre, ils sont très-efficaces. Les anodyns doivent la leur à un principe mucilagineux, qui invisque les matières âcres, et à un principe légèrement narcotique. Enfin, les

narcotiques agissent par un principe virulent
très-décidé. Leur huile essentielle tue à une
dose même légère. Leur eau distillée et leur
résine sont très-somnifères ; mais ils deviennent
seulement anti-spasmodiques, quand on ne leur
laisse que leur principe gommeux.

Le règne minéral a des anti-spasmodiques
proprement dits, comme l'alkali volatil et les
fleurs de zinc, mais il n'a point de calmans, ni
de narcotiques.

Outre les préparations pharmaceutiques anti-
spasmodiques dont nous avons déjà fait mention, il y a encore des poudres qui ont la même
propriété, et dont les meilleures sont la poudre
anti-spasmodique, et celle de guttète. La dose
est d'un scrupule, jusqu'à un ou deux gros
en bols ou en potion.

SECONDE SECTION.

LES médicamens de cette section sont ceux
qui remédient d'une manière particulière aux
différens vices des fluides. Or, ceux-ci peuvent
pécher ou par trop d'épaississement, ou au contraire par trop de fluidité, ou enfin par un caractère acrimonieux et putride. Les altérans
dont nous avons à parler, sont donc les apéritifs,
les invisquans, et les anti-septiques.

APÉRITIFS.

§. I.

ON a donné à cette espèce de médicamens
différens autres noms qui sont synonymes de

celui-ci ; tels sont ceux d'incisifs, d'atténuans,
de désobstruans et de désopilans. On entend
en général par ces dénominations, les remèdes
qui donnent aux humeurs plus de fluidité, facilitent leur cours, leur sécrétion et leur excrétion ;
mais les fluides peuvent être empêchés dans leur
cours par un spasme, par un engorgement inflammatoire ; alors les délayans, les mucilagineux,
les émolliens, et quelquefois les anti-spasmodiques sont de bons apéritifs ; mais ceux dont il
s'agit ici ne conviennent qu'aux épaississemens
lents des humeurs. Toutes les humeurs sont susceptibles d'un épaississement pathologique ; c'est
ainsi que le sang devient plastique dans les maladies inflammatoires, d'où vient cette croûte
couënneuse qui surnage le sang qu'on a tiré aux
pleurétiques, ect. La bile est une des humeurs
les plus propres à s'épaissir, ce qui donne lieu à
des jaunisses, ou à des concrétions particulières
nommées calculs biliaires. La lymphe peut s'é-
paissir aussi considérablement, comme on le
voit dans les maladies écrouelleuses. L'humeur
laiteuse peut se grumeler dans quelque organe
particulier et dans le tissu cellulaire, d'où résultent des maladies longues et difficiles à guérir. La graisse s'épaissit aussi quelquefois, et
forme des tumeurs adipeuses et stéatomateuses.
On croit même que le principal agent de la sensibilité et de l'irritabilité, l'esprit vital, peut
aussi s'épaissir, et devenir par-là embarrassé
dans son cours ; mais son existence n'est pas
encore démontrée assez clairement *à priori*,
pour qu'on puisse se permettre de former de
telles conjectures sur sa manière d'être.

C'est à raison de ces différences que, parmi les apéritifs, il y en a de consacrés particuliè-rement à certains organes, et d'autres à certaines humeurs. L'usage de ces médicamens exige certaines précautions : il ne faut pas débuter par les plus forts, mais au contraire par les plus légers et les plus doux, et même com-mencer par les délayans et les émolliens, pour leur préparer le passage. Quand on a continué les apéritifs pendant un certain tems, il faut éviter que la matière une fois fondue ne se porte sur quelque organe particulier, et ne donne lieu à une autre maladie ; c'est pourquoi il faut alors les combiner avec les purgatifs. Enfin, les apéri-tifs long-tems continués, fondent trop et dispo-sent les humeurs à la colliquation, ce qui de-mande qu'on les discontinue de tems en tems, et qu'on leur substitue les anti-scorbutiques, ou qu'on les combine avec ces derniers.

§. II.

1°. Racines apéritives.

Il y a beaucoup de racines apéritives, dont plusieurs ont été examinées. Telles sont toutes celles qui sont rangées parmi les purgatifs ré-sineux, comme l'ellébore noir, l'asarum, la bryone, le jalap, etc., lorsqu'on les donne à dose altérante ; la rhubarbe, la plupart des ra-cines sudorifiques, comme la squine, la salse-pareille, dont les décoctions sont très-utiles, quand la lymphe épaissie forme des engorge-mens, comme dans les écrouelles; les racines diurétiques, et sur-tout la scille. Mais une des plus puissantes, est celle d'*arum*, dont nous avons parlé à l'article des expectorans.

Patience.

Parmi les nombreuses espèces de patience que l'on connoît, il y en a deux, sur-tout, usitées comme apéritives. La première est la patience sauvage ou parelle, *rumex acutus*, L., qui croît en grande quantité dans nos contrées. Les anciens la connoissoient et l'employoient beaucoup, et son usage s'est constamment soutenu dans tous les temps. Elle est apéritive et incisive, dépurative et même laxative. Comme incisive, on l'emploie dans les mucosités de l'estomac et des intestins, très-souvent dans les jaunisses, dans beaucoup d'engorgemens de la rate et du mésentère. Mais elle ne convient point quand il y a chaleur, irritation, jaunisse avec fièvre ou avec suppuration du foie. Dans les jaunisses du printemps et de l'été, où la bile est un peu âcre et épaissie, il ne faut pas l'employer d'abord, mais faire précéder les délayans et les émolliens. Comme dépurante, on l'emploie avec succès contre le scorbut, dans la plupart des maladies de peau anomales, c'est-à-dire, qui n'ont pas de caractère, dans la gale, l'érysipèle chronique, etc. Elle opère alors principalement, en facilitant le cours de la bile, et empêchant par-là qu'elle ne se porte au système cutané : elle est aussi très-utile par la propriété laxative qu'elle a à certaine dose. Cette racine contient beaucoup de principe

extractif, et un peu de principe résineux. La
dose est d'une demi-once, une once ou une
once et demie, en décoction dans deux pintes
d'eau, qu'on fait réduire à une; et c'est-là la
meilleure manière de l'employer. On l'unit
souvent avec l'aunée, et on fait entrer dans ces
décoctions le sel de Glauber et la terre foliée
de tartre, pour augmenter leur vertu. L'extrait
de patience est peu usité.

Cette racine est aussi employée à l'extérieur.
On la pile, et on fait de la pulpe ainsi amollie,
une espèce de cataplasme, qu'on applique sur
certains engorgemens, sur les ulcères un peu
calleux, les tumeurs légèrement skirreuses,
et même cancéreuses, sur les affections cutanées dartreuses et psoriques. On fait aussi avec
la pulpe de racine de patience et le vinaigre,
une espèce de pommade, dont on fait des frictions contre la gale.

La seconde espèce de patience employée
en médecine, est la parelle aquatique, *rumex
aquaticus*, L. C'est au moins un aussi bon
apéritif que celle dont nous venons de parler.
Elle réussit même mieux dans les engorgemens
qui précèdent et accompagnent le scorbut, et
elle doit être rangée parmi les excellens anti-
scorbutiques. Elle est aussi très-bonne dépurative, sur-tout à l'extérieur, et c'est avec elle
plus particulièrement que l'on prépare la pommade contre la gale, dont il a été question ci-
dessus. Du reste, elle s'emploie à la même
dose et de la même manière que la patience
sauvage, et sa décoction sert souvent d'excipient aux anti-scorbutiques crucifères.

H iv

Carotte.

La carotte cultivée, et encore mieux la carotte sauvage, *daucus carota*, **L.**, est aussi
un excellent apéritif, très-utile dans les jaunisses, même anciennes et très-foncées; dans
les engorgemens de glandes, sur-tout scrophu-
leux, et c'est un bon prophylactique pour les
enfans qui sont disposés au rachitis et aux
écrouelles. J'en ai vu même qui avoient les
glandes du mésentère tout obstruées, chez qui
la nutrition ne se faisoit point, et qui avoient
un dévoiement continu; je les ai nourris uniquement avec la carotte à tous leurs repas, et
au bout de six ou huit mois, leur santé a été
parfaitement rétablie. La carotte jouit aussi
d'une vertu déjurante très-estimée, et sur-tout
d'une vertu anti-cancéreuse fort remarquable.
J'ai vu de très-heureux effets de cette racine
pilée et appliquée en cataplasme sur les ulcères
qui menaçoient cancer, ou qui étoient déja
cancéreux; et j'en ai fait ainsi usage très-souvent
avec beaucoup de succès, à l'exemple de M.
Bouvart, sur les gerçures de la lèvre supérieure,
vers l'aile du nez, qui deviennent souvent cancéreuses. J'ai vu un homme épuisé par les plaisirs vénériens, et par le traitement de la vérole, dans lequel il étoit depuis deux ans, avoir
à la verge un chancre qui avoit perdu le caractère vénérien, pour devenir cancéreux. Ce
chancre étoit âpre, raboteux, très-douloureux,
et les vaisseaux qui arrivent à la verge étoient
variqueux. L'amputation de la verge étant ré-
solue, on voulut avant essayer quelques moyens

anti-cancéreux. On appliqua donc sur le chancre, la pulpe de carotte, et en même temps
on donna à l'intérieur l'extrait de ciguë à certaine dose, et les sucs anti-scorbutiques. Au bout
de six semaines, le malade éprouva un grand
soulagement, et en trois mois il fut tout-à-fait
guéri. Quand on veut employer ainsi la carotte,
il faut ôter l'écorce extérieure, puis râper le
parenchyme avec une râpe ordinaire : c'est cette
pulpe, qui doit être fraîche, que l'on applique
sur les parties chancreuses. Pour l'usage intérieur, on fait bouillir une ou deux carottes dans
une pinte et demie d'eau, qu'on fait réduire à
une pinte; ou mieux, on en fait sa nourriture :
c'est un aliment agréable et en même temps
médicamenteux.

Chiendent.

Le chiendent, *agrostis canina*, L., est très-
recommandé comme apéritif; mais il mérite
peu sa réputation. Ses racines sont légèrement
sucrées, et c'est par là qu'elles sont un peu apéritives; mais elles n'agissent que d'une manière
très-douce. C'est pourquoi on ne craint pas de
les employer dans les maladies inflammatoires.
Il y a cependant des praticiens d'un grand mérite, qui recommandent le chiendent comme un
moyen efficace dans les jaunisses. Van-Swieten
rapporte l'exemple d'un homme attaqué d'une
jaunisse très-rebelle, et qui en fut guéri par
l'usage du chiendent, dont il faisoit son unique
nourriture, ainsi que des autres herbes de la
campagne; il en consommoit une telle quantité, que ses voisins, sur lesquels il se pour-

voyoit, étoient obligés d'employer la violence
pour le chasser de leurs champs. On lit cette
observation dans le chapitre de l'ictère, qui est
on ne peut pas mieux traité.

On fait aussi un très-fréquent usage de la racine de chicorée sauvage, *cichorium inty-
bus*, L., dans les engorgemens du foie et les
concrétions bilieuses. C'est un assez bon dépurant, qu'on emploie pour préparer à l'usage
des purgatifs. La dose est d'une once ou une
once et demie en décoction dans deux pintes
d'eau qu'on fait réduire à une.

2°. Feuilles apéritives.

Il y en a beaucoup ; mais les plus estimées
se tirent de la famille des chicoracées : ce sont
peut-être les meilleurs apéritifs que l'on connoisse. Toutes ont pour propriété naturelle et
remarquable, de fournir un suc laiteux et un
peu résineux, et qui est le principe dépositaire
de leur vertu. Toutes en fournissent dans leur
jeunesse, et c'est à cette époque qu'elles sont
les plus efficaces. Les principales sont la lamp-
sane, la laitue cultivée, la barbe de bouc, le
pissenlit, et principalement la chicorée sauvage
et cultivée.

Toutes ces plantes sont apéritives dans toutes
leurs parties, et sur-tout dans leurs feuilles, à
cause du suc qu'elles contiennent. Ces feuilles
ne donnent point de principe aromatique ni
d'huile essentielle ; elles ont un goût désagréable par leur amertume : et nous remarquerons ici en passant, que la plupart des amers
sont de très bons incisifs, comme la patience,

l'aunée, etc. Ces feuilles se donnent en décoction, à la dose d'une ou deux poignées, qu'on
fait bouillir. Mais les sucs que l'on en retire
sont beaucoup plus efficaces. On les emploie
à la fin des maladies catarrhales, qui ont été
un peu inflammatoires, à la fin des péripneumonies catarrhales, et sur-tout dans les maladies des viscères abdominaux, quand ils sont
engorgés par une matière bilieuse. C'est ainsi
qu'ils sont excellens dans les jaunisses, sur-tout
dans celles de l'été et de l'automne, où les
apéritifs irritans seroient nuisibles, et où il ne
faut que des moyens doux. Cependant quand
la jaunisse est inflammatoire, il faut commencer
par la saignée et les délayans, et ne donner
les sucs chicoracés qu'à la fin. On les recommande aussi dans les coliques hépatiques dûes
à des calculs biliaires; dans les suppurations du
foie, quand elles ne sont pas accompagnées
de dévoiement, car alors ils l'augmenteroient;
dans les fièvres intermittentes du printemps et de
l'automne, pour prévenir les engorgemens dans
les hydropisies qui dépendent de cette dernière
cause, etc. On regrette tous les jours de ne pouvoir
faire un usage plus fréquent de ces sucs dans les
hôpitaux, parce qu'ils demandent beaucoup de
temps et de peine pour leur préparation. Mais
dans la pratique particulière, c'est un moyen
assez facile à se procurer, et excellent : c'est
ce que les praticiens nomment sucs amers.
On peut les donner seuls, à la dose de 4, 6, 8,
ou 12 onces par jour, en deux ou trois prises;
ou les rendre plus actifs par le moyen de la
terre foliée, de la crême de tartre, de l'alkali

fixe, du sirop des cinq racines, ou de quelques
préparations martiales : quand on craint que
ces sucs, donnés dès le commencement, ne soient
trop actifs, on les délaie dans le petit-lait, dans
les tisanes de chiendent, ou autres boissons plus
ou moins fortes. M. Tronchin employoit très-
souvent, comme apéritifs, les sucs de chicorée
et de pissenlit mêlés ensemble.

Laitue.

La laitue cultivée, *lactuca sativa*, L., a,
outre sa propriété incisive, une vertu calmante
très-assurée. Aussi les tisanes de laitue sont-elles
recommandées dans les maladies inflammatoires, sur-tout des membranes, principalement
quand elles ont lieu avec convulsions et délire;
dans les maladies inflammatoires et suppura-
toires du foie; dans les délires bilieux de l'automne, les fièvres ardentes, etc.; dans l'hypochondriacisme dépendant de l'engorgement des
viscères. On donne alors des juleps, dont l'eau
de laitue est l'excipient. Les feuilles de cette
plante sont très-rafraîchissantes, conviennent
aux tempéramens ardens, modèrent les ardeurs
vénériennes portées trop loin, et c'est un assez
bon anti-aphrodisiaque, reconnu pour tel depuis long-temps, comme l'ont voulu désigner
les poètes anciens, et en particulier Sapho,
qui rapporte que Vénus, après la mort d'Adonis,
le déposa dans un champ de laitue.

Il y a encore une espèce de laitue employée
en médecine; c'est la laitue vireuse, *lactuca
virosa*, L., qui est très-calmante, au point
même d'être un peu narcotique; car elle a

quelquefois produit un sommeil léthargique,
et son usage indiscret pourroit être nuisible.
L'extrait de cette plante est un des meilleurs
apéritifs et fondans que nous ayons, très-utile
dans les jaunisses chroniques, etc. On le donne
à la dose de 3, 4, 6, 8, 12, 15 ou 20 grains
par jour, en plusieurs prises : il excite quelquefois des nausées, et même le vomissement.

Le suc des borraginées, comme la buglosse
et la bourrache, est aussi un excellent apéritif
et incisif, sur-tout pour les engorgemens du
poumon, au lieu que les sucs des chicoracées
sont plus spécialement consacrés aux engorgemens des viscères abdominaux. Il se donne seul
ou étendu, comme nous l'avons dit, dans les
maladies catarrhales de la poitrine, et à la suite
des maladies bilieuses des organes de cette ca-
pacité.

Les sucs anti-scorbutiques sont aussi d'excellens apéritifs, et très-utiles dans beaucoup d'engorgemens, même ceux qui ne dépendent point
du vice scorbutique, sur-tout dans ceux des
reins et des voies urinaires causés par une matière glaireuse, plâtreuse et gypseuse, dans le
cas d'urines de la même qualité, et dans les
douleurs néphrétiques qui reconnoissent la même
cause.

Trèfle d'eau.

Le trèfle d'eau, *menyanthes trifoliata*, L.,
est d'un usage assez nouveau en médecine : les
anciens, s'ils le connoissoient, au moins l'employoient peu ; mais les modernes font un grand
usage de sa racine, et sur-tout de ses feuilles.

On l'emploie sur-tout dans les engorgemens produits par une humeur rhumatisante ou goutteuse lente, dans les tophus goutteux, non anciens, dans les engorgemens scorbutiques, et son suc fait partie des moyens employés contre le scorbut. Il se retire par la forte expression des feuilles, et se donne à la dose de 6, 8, ou 10 onces par jour, en deux ou trois prises. L'extrait entre dans la plupart des préparations pharmaceutiques apéritives ; on le donne l'hiver, pour remplacer le suc, à la dose de 24 grains, un ou deux gros par jour, en plusieurs prises. La racine de cette plante peut aussi s'employer dans la même saison, à la dose d'une ou deux onces, en assez forte décoction.

Arnica.

L'arnica, *arnica montana*, L., est une plante de la famille des corymbifères, dont l'usage médical étoit inconnu aux anciens. Les François sont les premiers qui l'employèrent, mais elle ne tarda pas à être abandonnée. Elle vient enfin d'être rappelée dans la pratique, par l'école d'Allemagne, et M. Colin, médecin de Vienne, a donné sur cette plante une bonne dissertation.

L'arnica croît sur les montagnes, aux Alpes, aux Pyrénées, en Auvergne. Cette plante est âcre et irritante dans presque toutes ses parties, et, réduite en poudre, elle fait éternuer comme le tabac et la ptarmique : elle est un peu aromatique, donne ses principes à l'eau, au vin, à l'esprit-de-vin ; par conséquent, elle contient un principe extracto-résineux. C'est un moyen très-pénétrant et

résolutif, non pas dans les forts engorgemens,
mais pour résoudre une matière morbifique, ténue et âcre, et sur-tout pour résoudre le sang coa-
gulé à la suite des chutes ou des coups. Ainsi,
quand à la suite d'une chute sur la tête, on
craint un amas de sang ou de sérosité, on peut
employer ce remède avec confiance, après une
ou deux saignées, si elles sont nécessaires; il
convient même quand les dépôts séreux ou purulens sont formés. On en fait beaucoup d'u-
sage à l'hôtel-Dieu, et presque toujours avec
succès, quand il n'y a pas fracture, ni nécessité de trépaner. Il ne conviendroit pas dans
les maux de tête dus à une tumeur, à une
suppuration considérable du cerveau, à l'hydropisie des ventricules ; mais il est très - utile
quand ils dépendent d'une matière âcre rhumatisante portée sur cet organe et ses membranes, d'une sérosité épanchée en petite quantité, ou d'un sang grumelé, comme dans les
suites de l'apoplexie sanguine ou séreuse, lorsqu'il y a pesanteur et maux de tête, ou quelque paralysie particulière; ce qui signifie qu'il
y a quelque partie du cerveau engorgée de sang
ou de sérosité. On a aussi proposé l'arnica à
la fin de quelques pleurésies et péripneumonies, pour dissoudre le sang qui engorge la
plèvre et le poumon ; mais les observations de
son emploi, dans cette circonstance, ne sont
pas encore assez nombreuses pour qu'on puisse
prononcer. Cette plante est employée dans beaucoup de maladies rhumatisantes, comme à la
fin des rhumatismes aigus, quand il n'y a plus
de douleur, mais seulement pesanteur et em-

pâtement; dans quelques affections goutteuses, lentes et froides, et dans les maladies laiteuses. Au reste, elle mérite d'être employée souvent, pour qu'on puisse s'assurer de plus en plus de ses propriétés.

On donne les sommités fleuries d'arnica en infusion théiforme, à la dose d'une pincée, c'est-à-dire, d'un demi-gros ou un gros infusé dans l'eau bouillante à vaisseau fermé. Cette infusion porte à la peau d'une manière douce, en excitant seulement la transpiration, et non la sueur. Quand on la donne seule, et d'une manière continue, elle devient fatigante, excite des douleurs d'estomac, quelquefois même le vomissement. C'est pourquoi on l'unit avec des mucilagineux, comme la racine de guimauve, et encore mieux avec les fleurs de mauve, de bouillon blanc, de coquelicot, etc., ce qui corrige en partie sa vertu irritante, et empêche qu'elle ne fatigue autant. On donne aussi l'arnica en poudre, à la dose de quatre ou douze grains jusqu'à trente grains ou un demi-gros incorporé dans des bols, ou des électuaires, etc. Ce remède mérite d'être accueilli, étant accrédité par de grands praticiens.

Ciguë.

Il y a plusieurs espèces de ciguë qui ont été employées à l'intérieur et à l'extérieur. Les Allemands ont quelquefois fait usage de la ciguë aquatique, qui est la plus dangereuse, et celle avec laquelle Wepfer faisoit ses expériences sur les animaux. Mais celle qui est usitée aujourd'hui est la grande ciguë, *conium maculatum*, L., ainsi appelée,

appelée, parce que sa tige est parsemée de taches.
Il faut prendre garde de la confondre avec le
phellandrium aquaticum, L., comme ont fait
quelques-uns.

La grande ciguë a une odeur vireuse qui se
transmet à l'eau, et contient un principe extracto-résineux dont le suc est dépositaire, et
c'est sur-tout ce suc, réduit en consistance d'extrait, qui est d'usage. Cette plante est narcotique;
il ne seroit pas prudent d'en respirer long-tems
l'odeur; il y a des exemples de personnes tombées
dans une espèce de léthargie, pour s'être en-
dormies dans des champs où il y en avoit beaucoup. Dans ces cas on éprouve de la somnolence
et une fatigue très-désagréable. Il y a long-tems
qu'elle est regardée comme un poison. On sait
que l'empoisonnement par la ciguë étoit un suplice familier chez les Athéniens, et sur-tout
quand il falloit faire mourir des personnes re-
marquables. Mais cette espèce de supplice n'avoit-
elle lieu que par le moyen de notre ciguë seulement? Cela ne paroît pas vraisemblable; car
les Grecs donnoient au breuvage dont ils se
servoient alors, le nom de φαρμακον, nom qu'ils
donnoient à tout médicament composé. Il est
donc probable qu'il entroit d'autres ingrédiens
dans cette préparation mortifère. De plus, Platon,
disciple même de Socrate, et témoin oculaire
de sa fin, dit qu'il est mort dans une espèce
de léthargie qui ne fut point précédée ni accompagnée de convulsions : il s'endormit, dit-il,
dans la paix du juste et du sage. Or, la ciguë
agit en produisant une forte irritation de l'estomac, et l'inflammation de ce viscère, et

Tome II. I

principalement en excitant des convulsions.
On peut donc conclure que le suplice de la
ciguë chez les Athéniens, n'avoit pas lieu seulement par le suc de notre ciguë, mais qu'il y
entroit d'autres ingrédiens, et sur-tout des
narcotiques à assez haute dose, à ce qu'il
paroît.

Les anciens n'employoient la ciguë qu'à l'extérieur, comme un excellent résolutif, sur les tumeurs externes, et les engorgemens des viscères
abdominaux. C'est à Paris qu'on a commencé
à l'employer à l'intérieur, et M. Reneaume la
donnoit en poudre à une dose un peu forte. Mais
c'est principalement M. Storck qui l'a accréditée
par de nouvelles propriétés qu'il lui a découvertes.
Il a commencé par en faire des expériences sur
lui-même et sur des animaux, et il a vu qu'on
pouvoit en prendre une certaine quantité sans
inconvénient, et que le vinaigre étoit propre
à corriger ses mauvais effets; d'où il a conclu
qu'on pourroit employer cette plante à l'intérieur
sans qu'il en résultât de danger.

C'est en effet un des meilleurs désobstruans,
fort utile dans les jaunisses chroniques, et les
engorgemens du foie rebelles. Je l'ai vu réussir
dans les anciens engorgemens de la rate et des
autres viscères du bas ventre, dans les maladies
écrouelleuses, comme la pthisie et la goutte
sereine produites par cette cause. Enfin, presque
toutes les maladies d'engorgemens sont guéries
par l'usage modéré et long-temps continué de ce
remède. J'ai vu des dartres invétérées et très-
rebelles qui mentoient la lèpre, céder à l'extrait de ciguë continué long temps, et donné à

la dose de vingt-quatre , trente-six ou quarante grains ou un gros par jour. C'est un excellent atténuant et anti-skirrheux, qui a même réussi contre des tumeurs cancéreuses très-décidées, comme l'a éprouvé M. Storck. Aujourd'hui la ciguë n'est plus si estimée comme anti-cancéreuse ; cependant quand le cancer est nouveau et quand il n'est pas trop ulcéré , elle en arrête les progrès et calme les douleurs. Je l'ai vu produire de bons effets dans quelques cancers commençans, comme dans le chancre cancéreux qu'avoit à la verge le malade dont j'ai rapporté ci-dessus l'observation. Mais quand les cancers ont acquis un certain volume, qu'ils sont anciens, la ciguë réussit moins.

Comme atténuante, elle réussit sur-tout dans les engorgemens produits par une humeur glaireuse , muqueuse, laiteuse , et elle est très-utile dans les anciens rhumatismes , les gouttes anciennes , les tumeurs laiteuses, etc. On l'a aussi recommandée comme anti-vénérienne ; mais je l'ai vu employer sans succès dans les engorgemens vénériens, quoiqu'on la donnât à haute dose et qu'on la continuât long-temps. Cependant lorsqu'on l'unit avec la panacée mercurielle ou le mercure doux, elle rend leur effet plus prompt et plus complet. On a cru encore qu'elle seroit utile dans le scorbut, mais elle ne fait qu'augmenter la dissolution.

Lorsque l'usage de la ciguë est bien indiqué , il faut la donner à une dose un peu forte , sans quoi c'est un moyen inefficace. C'est ainsi que je l'ai vu donner à celle d'un grain ; mais on avoit beau la continuer long-temps , elle étoit

I ij

inutile. Il arrive quelquefois que cette timidité
tient plus à l'ignorance de l'art, qu'à la véritable circonspection. Ainsi l'extrait de ciguë
doit être donné à la dose de huit, dix ou douze
grains par jour, pour commencer, on monte
ensuite graduellement jusqu'à un demi-gros, un
gros, quatre scrupules et même deux gros. Je
l'ai employé avec succès de cette manière dans
les engorgemens de la rate, sur-tout lorsqu'elle
étoit plus empâtée qu'obstruée, mais aussi quelquefois il ne m'a pas réussi. On donne rarement
la ciguë en substance à l'intérieur, à cause de
son odeur vireuse et de son goût amer. La racine et les semences de cette plante sont plus
actives que les feuilles, mais moins sûres.

A l'extérieur, on réduit la ciguë sous forme d'emplâtres qu'on emploie contre les engorgemens des
viscères abdominaux, sur-tout de la rate et du foie,
contre les engorgemens écrouelleux, les empâtemens laiteux, les tumeurs skirrheuses et
cancéreuses : ou bien on pile ses feuilles, et
on en fait une espèce de pulpe, que l'on applique sur les mamelles, les engorgemens nouveaux du testicule et des vaisseaux sperma-
tiques, etc. La décoction de ciguë s'emploie
sur les vieux ulcères qui approchent de l'état
cancéreux: elle diminue les callosités, calme
les douleurs et favorise la cicatrisation. On en
fait aussi des lotions sur les tumeurs cutanées,
sur-tout dans le cas d'éléphantiasis, contre lequel
on donne en même-temps l'extrait de ciguë à
l'intérieur. On en fait encore des injections dans
beaucoup d'ulcères fistuleux et avec clapiers,
dans ceux de la matrice, etc.

La ciguë est donc, pour résumer, un des bons remèdes de la médecine, et qui demande beaucoup d'attention sur son usage, parce qu'à trop haute dose il seroit nuisible, et qu'à trop petite dose il est inefficace.

Lors donc que la dose a été poussée trop loin, c'est un poison qui occasionne des angoisses, des envies de vomir, des convulsions, de la stupeur, etc. Il faut alors commencer par faire vomir, ensuite donner les émolliens, et sur-tout les acides végétaux dans des boissons émollientes; car ces acides sont l'antidote de presque tous les poisons végétaux, et sur-tout des narcotiques : on met après cela le malade à la diète laiteuse pendant un certain temps ; mais d'après ce que nous avons vu, il faut que la dose soit forte pour empoisonner.

Les feuilles et le suc de cerfeuil sont aussi d'excellens apéritifs et incisifs.

Les fleurs apéritives sont principalement celles d'arnica. On emploie aussi quelquefois celles des corymbifères, mais sans beaucoup de succès.

3°. Presque tous les fruits sont apéritifs quand ils sont mûrs. C'est un moyen trop négligé, et cependant excellent à la fin des maladies inflammatoires, dans les légers engorgemens du foie, les légères jaunisses. Alors les fruits rouges, les cerises, les fraises, etc., et sur-tout le raisin, sont très-bons.

Raisin.

Le raisin est, d'après l'expérience de beaucoup de praticiens et la mienne propre, le meilleur fondant de la bile. Il est très-bon dans les

engorgemens des viscères abdominaux, les jaunisses très-rebelles, les fièvres quartes avec engorgement dans le bas-ventre, sur-tout dans la
maladie noire, dans l'hypochondriacisme, et
les maladies cutanées, car c'est un excellent
dépuratif; mais il ne faut pas le donner à légère
dose; il faut en faire son unique nourriture, en
manger 10, 12 ou 15 livres et plus par jour.
Plusieurs s'en sont très-bien trouvés, et entre
autres, un maître-d'hôtel de la cour, qui avoit
depuis long-temps une affection hypochondria-
que avec fièvre intermittente et engorgement
de tous les viscères du bas-ventre ; son teint,
d'un jaune noir, étoit horrible. Le raisin lui fut
conseillé ; il acheta plusieurs arpens de vigne
aux environs de Versailles, et les dévasta pendant la saison du raisin, dont il mangeoit plus
de vingt livres par jour : il fut guéri.

4°. Il y a beaucoup de sucs apéritifs ; nous les
avons déja examinés : tels sont la gomme ammoniaque, qui est un des meilleurs, le galbanum, le bdellium, le sagapenum, l'opopanax;
les sucs purgatifs drastiques, donnés à petite
dose, comme la gomme gutte, la scammonée, etc.

§. III.

On peut distinguer trois sortes d'apéritifs, les
doux, les moyens et les forts, que l'on appelle
aussi *désobstruans* et *désopilans*. 1°. Les apéritifs doux sont ceux qui agissent sans irriter,
sans exciter de spasme, sans accélérer la circulation et la vitesse du pouls. Tels sont la racine de chiendent, la plupart des chicoracées et

des borraginées , les feuilles des patiences , et
les fruits qui , malgré leur douceur , sont capables
de résoudre des engorgemens très-considérables.
2°. Les apéritifs moyens , autrement dits *incisifs* , agissent par un principe amer , en stimulant et augmentant un peu le ton , comme la
patience , soit sauvage , soit aquatique , les racines apéritives diurétiques , etc. 3°. Enfin , les
apéritifs désobstruans agissent en atténuant et
en irritant. Tels sont les sucs purgatifs drastiques , les feuilles de ciguë , de cerfeuil , les sucs
gommo-résineux , etc. Enfin , on pourroit ad-
mettre une' quatrième espèce d'apéritifs consacrés aux engorgemens produits par une matière
ténue et âcre , telle est l'arnica.

Le règne minéral est très-riche en apéritifs.
On y trouve le soufre , la chaux , les alkalis ,
les sels neutres , les préparations antimoniales
et mercurielles. Parmi ces apéritifs , il n'y en
a point de doux , il y en a quelques-uns qui ne
sont que peu irritans , tous les autres le sont
beaucoup. Il y a bien des cas où ces forts apéritifs du règne minéral échouent , et dans lesquels les apéritifs doux du règne végétal réussissent. Le règne minéral en a , pour ainsi dire ,
d'appropriés à chaque espèce d'engorgement.
C'est ainsi que les alkalis fixes sont destinés aux
engorgemens laiteux ; les savons, aux engorgemens bilieux ; l'antimoine et le mercure , aux
engorgemens écrouelleux et rachitiques ; le mercure, aux engorgemens vénériens. Des apéritifs
généraux, il y en a , comme les sucs purgatifs
drastiques et les sucs gommo-résineux , qui paroissent plus appropriés aux engorgemens par

viscosité, et dans le cas de lymphe épaissie ;
d'autres, comme les sucs chicoracés, semblent
plus propres aux engorgemens bilieux ; nous
avons le suc de cerfeuil contre les engorgemens
laiteux, mais le savon et les alkalis sont meilleurs alors ; la racine de parelle, les sucs chicoracés, et sur-tout les sucs anti-scorbutiques,
contre les engorgemens scorbutiques ; la ciguë,
contre les engorgemens écrouelleux ; mais il n'y
en a point contre les engorgemens vénériens,
quoique puisse dire M. Mittié.

INVISQUANS.

Ce sont les médicamens propres à remédier
à la trop grande fluidité des humeurs. Ce vice
a lieu toutes les fois qu'il n'y a pas assez de
cette matière plastique et lymphatique qui forme
le lien des fluides. Les moyens propres à sub-
venir à ce défaut, sont tous les gommeux et
mucilagineux dont nous avons parlé à l'article
des émolliens, comme le riz, la gomme arabique, le sagou, etc. Ils sont très-utiles quand
la matière plastique s'évacue par quelque organe que ce soit, comme dans tous les flux séreux trop abondans, dans les flux d'urine considérables, les sueurs colliquatives, etc. ; et c'est
alors sur-tout que convient la décoction blanche
qui est faite avec la mie de pain, la gelée de
corne de cerf et la gomme arabique : elle est
très-propre à donner plus de condensation aux
humeurs. Mais, de plus, il y a des invisquans
qui ne sont pas mucilagineux : tel est le cam-

phre donné à haute dose dans les fièvres putrides ; tel est le quinquina , quand le virus gangréneux roulant dans les humeurs, les fait tomber
en colliquation.

ANTI-SEPTIQUES.

§. I.

On donne ce nom aux médicamens qui ont
la propriété de corriger l'acrimonie putride des
humeurs. Ils opèrent cet effet par un principe
acide qui leur est particulier ; c'est pour cela
que les acides minéraux donnés à petite dose
et très-étendus, sont de bons anti-septiques.
Ceux du règne végétal sont savonneux et plus
anti-scorbutiques ; ceux du règne minéral sont
plus coagulans.

Nous n'avons point de racines anti-septiques.

1°. Feuilles anti-septiques.

Oseille.

L'oseille , *sumex acetosa*, L. , a un goût aigrelet dû au suc aqueux , acide et salin dont ses
feuilles sont remplies. On l'emploie beaucoup
dans les maladies bilieuses et putrides. Dans ces
cas, on les triture un peu , et on verse dessus
de l'eau bouillante, ce qui forme une boisson
agréable, légèrement anti-putride. Mais on fait
principalement usage du suc de ces feuilles : on
le donne dans la dissolution du sang qui appro-

che de la dissolution scorbutique ; à la fin des fièvres putrides , quand les gencives se gorgent et deviennent saignantes , qu'il y a une espèce de fièvre lente avec foiblesse , de petites taches, etc. Alors ce suc arrête la fièvre lente , donne de la consistance au sang , et ramène la santé. On l'emploie aussi à la fin des fièvres bilieuses, quand il y a disposition scorbutique , que la langue reste jaune malgré les purgatifs, qui alors paroissent augmenter la colliquation ; dans les fièvres intermittentes qui ont résisté aux amers et au quinquina ; quand en même temps les gencives sont sanguinolentes, et qu'il y a d'autres symptômes scorbutiques , le suc d'oseille guérit ces fièvres comme par enchantement ; il guérit aussi les engorgemens des viscères abdominaux , quand ils ont lieu par la même cause. Enfin , dans le scorbut le plus avancé, ce remède a quelquefois eu des succès plus marqués que les sucs des plantes crucifères, et il est toujours bon de les mélanger ensemble. C'est un des meilleurs anti-scorbutiques rafraîchissans. On le donne pur à la dose de 6 jusqu'à 20 onces par jour ; et quand la dissolution est considérable , on le donne pour boisson ordinaire , à la dose d'une ou deux pintes par jour.

L'alléluia, *oxalis alleluia*, L. , contient absolument les mêmes principes que l'oseille , et a , comme elle, un goût acide agréable. Ses feuilles entrent dans les bouillons rafraîchissans et anti-putrides, contre l'effervescence et l'acrimonie de la bile. Cependant, comme son acide est plus doux , elle est peut-être préférable dans les maladies inflammatoires bilieuses.

2°. Fruits anti-septiques.

Ce sont principalement les fruits d'été, comme la groseille, la cerise, la fraise, la framboise, l'épine-vinette, etc. Ils ont un goût très-agréable, et sont plutôt employés comme préservatifs que comme remèdes. Ils préservent en effet des maladies bilieuses, et peuvent même être utiles dans les fièvres putrides. Le fruit du grenadier est employé dans les fièvres putrides avec dissolution : on en fait un sirop légèrement astringent, un peu tonique, anti-septique, très-utile dans les petites véroles de mauvais caractère, les fièvres putrides, les diarrhées et dysenteries colliquatives, etc.; il sert à aromatiser les différentes boissons. Les sucs d'orange, de citron et de limon sont aussi de puissans anti-septiques et anti-scorbutiques.

3°. Vinaigre.

Le vinaigre est le produit de la seconde fermentation. On peut le retirer de tous les corps susceptibles du mouvement fermentatif ; mais le plus usité est celui qu'on retire du vin. On a cru quelque temps qu'il falloit des vins de très-médiocre qualité et vapides pour avoir de bon vinaigre ; mais on sait aujourd'hui que le plus fort se retire des vins les meilleurs et les plus généreux. La fermentation qui donne pour résultat le vinaigre, est bien différente de la fermentation spiritueuse : pour que celle - ci ait lieu, il faut une chaleur plus considérable que pour l'autre ; et elle laisse échapper des vapeurs

dangereuses, ce qui n'arrive pas dans la **fermen-**
tation acéteuse. La fermentation spiritueuse
donne l'esprit ardent, qui est détruit quand le
vinaigre est bien formé ; elle jette par son produit dans l'ivresse ; le vinaigre, au contraire,
est l'antidote des substances qui portent au sommeil. Considéré chimiquement, le vinaigre est
une liqueur aqueuse, salino-acide, huileuse.
La preuve qu'il contient un principe aqueux,
est qu'il donne une assez grande quantité d'eau
à la distillation, et qu'on peut aussi lui en ôter
une grande partie, et le concentrer par la gelée.
Le principe acide se manifeste par le goût, l'o-
dorat, et la distillation : il est composé de deux
parties, dont l'une, très-mobile, très-volatile,
sort la première dans la distillation ; l'autre,
plus pesante, est appelée *acide pesant du vi-*
naigre. Enfin, cette liqueur pouvant, quand
elle est très-concentrée, s'enflammer un peu,
on en conclut avec raison qu'elle contient un
principe huileux.

On pourroit donc appeler le vinaigre, un savon liquide, dans lequel le principe acide pré-
domine. Ce savon acide est employé comme
résolutif et atténuant, rafraîchissant, anti-septique, sudorifique, etc.

Il est résolutif, et à l'intérieur, et à l'extérieur.

Pour l'extérieur, il n'y en a guère de plus
puissant. C'est ainsi que des compresses imbibées
de vinaigre, appliquées sur des tumeurs, suffisent souvent pour les résoudre. Mais c'est sur-
tout lorsqu'il est réduit en vapeurs, qu'il est
résolutif ; et on l'a vu souvent fondre des tumeurs
assez considérables, rebelles aux meilleurs at-

ténuans internes et externes. Employé en gargarisme dans les angines, il résout la tumeur qui occasionnoit la maladie, et excite une grande excrétion de la mucosité qui engorgeoit l'arrière-bouche. On en fait usage ainsi, sur-tout dans l'angine catarrhale, muqueuse, et même purulente : on verse le vinaigre sur une liqueur déja échauffée, et on en reçoit la vapeur, qui est le plus puissant résolutif qu'on puisse employer contre l'esquinancie ; et ces fumigations, fortement animées par le vinaigre, sont très-utiles dans l'angine gangréneuse, et dans l'angine variolique, qui arrive souvent quand, sur la fin de la dessiccation, l'humeur variolique se porte sur les amygdales, et y occasionne un empâtement qui devient quelquefois gangréneux et mortel. M. Tissot, et autres praticiens, recommandent aussi ces fumigations dans les pleurésies et péripneumonies varioliques, qui arrivent par la répercussion du virus sur le poumon ou la plèvre : on les conseille aussi dans les pleurésies et péripneumonies catarrhales, et elles sont très-utiles à la fin des ophthalmies. Le vinaigre donné à l'intérieur est un excellent atténuant, sur-tout quand il faut discuter une humeur mobile : c'est sous ce rapport qu'on l'emploie sur la fin des rhumatismes dans quelques infusions légèrement sudorifiques ; il agit alors en emportant la matière rhumatismale par les sueurs.

Le vinaigre est le meilleur des rafraîchissans et des tempérans propres à appaiser l'effervescence de la bile, et l'ardeur des soifs pathologiques, qui sont presque toujours occasionnées

par une humeur bilieuse très-àcre. Dans le temps
des grandes chaleurs de l'été, le vinaigre étendu
dans une assez grande quantité d'eau, est un
excellent moyen ; c'étoit une boisson familière
aux Grecs et aux Romains, et elle l'est encore
aujourd'hui aux Turcs et aux Asiatiques. Le
vinaigre tenu dans la bouche, appaise la soif
qui a lieu dans les fièvres bilieuses et les fièvres
putrides ; et c'est ainsi que les liqueurs acides,
et sur-tout le vinaigre, étoient employés pour
tromper la soif des hydropiques, avant qu'on
eût éprouvé qu'il n'étoit pas dangereux de la
satisfaire.

Comme anti-septique, le vinaigre est employé dans les maladies qui menacent dissolution
putride, dans les fièvres malignes avec dissolution, dans le scorbut, et alors on l'unit aux
autres acides, et on s'en sert sur mer pour
préserver de cette maladie. Extérieurement,
M. Tronchin en faisoit faire des lotions générales dans les petites véroles gangréneuses, pétéchiales, et qui ont lieu avec boutons sanguins :
on le donne en même temps à l'intérieur avec
le quinquina et le diascordium ; on l'emploie de
même dans le cas de gangrène. C'est un excellent anti-septique, qui préserve de putridité pendant un certain temps, même les chairs mortes.

Le vinaigre est aussi un bon anti-spasmodique.
Sa seule odeur suffit pour calmer les accès hystériques et hypochondriaques, et arrêter les
hoquets et les vomissemens nerveux. Il est très-
utile aussi à l'intérieur dans les maladies nerveuses, et sur-tout dans la manie. Le vinaigre
distillé est le meilleur anti-maniaque, et est

recommandé principalement par l'école de
Vienne. On en donne une cuillerée dans un verre
d'infusion théiforme anti-spasmodique, faite
avec les fleurs de tilleul, de millepertuis, etc.,
et on réitère la dose de quatre heures en quatre
heures. Donné de cette manière, il appaise,
et même guérit quelquefois les fureurs mania-
ques. C'est aussi un des plus puissans anti-émétiques connus.

Le vinaigre est comme spécifique dans l'asphyxie, maladie où il n'y a point de circulation
et de respiration sensibles, où la sensibilité et
l'irritabilité paroissent presque totalement dé-
truites, maladie enfin qui est une mort appa-
rente, et que le gas méphitique, dont le vinaigre est l'antidote, produit très-souvent. Quand
cette maladie se termine, comme il arrive souvent, par des vomissemens continus, des coliques, des foiblesses, on emploie le vinaigre en
frictions, en lavemens, en boissons, de même
que dans les fièvres putrides qui la suivent quelquefois. Il est aussi l'antidote de la plupart des
poisons végétaux, sur-tout des narcotiques. C'est
pour cela qu'on le donne à très-haute dose dans
l'empoisonnement par la belladone, le stramonium, la douce-amère, ect.; dans l'assoupissement occasionné par l'opium, la ciguë, et même dans celui qui est produit par les liqueurs
spiritueuses et fermentées, dans celui qui sur-
prend les personnes exposées à la vapeur du
charbon : il guérit l'ivresse produite par le vin,
ou au moins par son moyen elle est beaucoup
moins longue ; on l'emploie aussi pour corriger
différentes substances végétales qui seroient

nuisibles par leur grande acrimonie, si elle n'étoit énervée, comme le colchique, la scille, le tabac, et les végétaux résineux fortement drastiques. L'utilité du vinaigre s'étend même jusqu'à combattre quelques poisons minéraux, comme le cuivre et l'arsenic; et on l'a quelquefois employé contre le virus hydrophobique avec succès, non pas quand la rage est confirmée, mais quand elle s'annonce. On le donne alors à assez haute dose, et il agit comme rafraîchissant, anti-septique, surtout comme anti-spasmodique : par ces propriétés il peut prévenir la rage, et modérer l'impétuosité de ses symptômes.

Les maladies inflammatoires commençantes excluent absolument l'usage du vinaigre ; mais quand l'inflammation commence à tomber, que le premier traitement a eu lieu, les boissons légèrement acidulées avec le vinaigre sont très-utiles, car donné à petite dose, il résout très-bien les viscosités inflammatoires ; et il n'est pas moins utile dans ces maladies, quand elles dégénèrent en fièvres putrides. Mais il ne convient pas même à la fin des fièvres inflammatoires, quand la poitrine est attaquée, parce qu'il augmente la toux, l'irritation, et les symptômes de la maladie. Il faut, pour qu'il puisse être employé alors, qu'il soit corrigé par le miel, ce qui forme l'oxymel simple, que l'on donne comme un bon résolutif expectorant dans les fièvres bilieuses, au commencement des putrides, et même à la fin des inflammations de poitrine.

Le vinaigre, à moins qu'il ne soit très-corrigé

rigé par le miel, est nuisible aux femmes en
couche, parce qu'en coagulant le lait, il occasionneroit différens engorgemens. Mais réduit
en vapeurs, il est excellent dans les péripneumonies laiteuses, et dans les engorgemens laiteux extérieurs.

On fait quelquefois usage de ce moyen contre les vers, qu'il tue par son piquant : c'est sur-
tout dans les fièvres putrides vermineuses, car
quand les vers existent sans fièvre, il ne réussit
pas aussi bien.

Pris même intérieurement, le vinaigre résout
très-bien les tumeurs graisseuses. Les personnes
trop grasses l'emploient fréquemment pour
s'amaigrir, mais elles sont souvent incommodées
par l'abus qu'elles en font ; lorsqu'on le prend à
haute dose et journellement, il irrite la poitrine,
cause la toux et dessèche le poumon : d'où résulte
la phthisie sèche ou purulente, si fréquente, en
partie par cette cause, chez nos femmes de
qualité, dont la plupart sont maigres et prêtes
à tomber dans le marasme. M. de Haller rapporte l'observation d'un homme excessivement
gras, qui se mit au vinaigre pour boisson ordinaire, et qui au bout de quelques mois étoit
horriblement maigre; il fut ainsi la proie d'une
mort prématurée, après laquelle on trouva la
trachée-artère, le poumon, l'œsophage, l'estomac, le canal intestinal et les autres viscères
durs, skirreux, épais et très-rétrécis.

Ainsi, pour résumer, le vinaigre est un bon
résolutif intérieur et extérieur ; un excellent ra-
fraichissant ; un très-bon anti-spasmodique,
même à l'extérieur : c'est ainsi qu'on emploie

avec succès des compresses imprégnées d'oxycrat dans les douleurs et les pesanteurs de tête,
et dans les assoupissemens difficiles à surmon-
ter; c'est aussi un excellent anti-putride, sur-tout
quand la putridité a lieu avec fièvre, comme
dans les fièvres pétéchiales, les petites véroles
de mauvais caractère, les fièvres malignes avec
dissolution, ect. Enfin, il est l'antidote et le correctif de plusieurs poisons, surtout végétaux.

Il y a plusieurs manières d'employer le vinaigre : on le donne seul, quand on veut fixer
le genre nerveux, arrêter quelque effort spasmodique ; dans la manie, on le donne quelquefois distillé et pur, quand cette maladie est violente, et qu'il faut arrêter sur-le-champ un accès maniaque ; dans les cas ordinaires de manie, on le donne à la dose de trois ou quatre
cuillerées par jour, étendu dans quelque potion
anti-spasmodique, comme il a été dit. Une cuillerée de vinaigre arrête comme spécifiquement
les vomissemens et les hoquets spasmodiques.
Le plus souvent on l'emploie étendu dans l'eau :
ainsi, sur une pinte de véhicule, on en met une,
2 ou 3 cuillerées, plus ou moins, selon le degré de
putridité ; la dose est la même en potion sur 5 ou
6 onces de véhicule. On l'unit quelquefois au quinquina ou au scordium, dans quelque eau aromatique, quand il y a peu d'inflammation ; mais
on l'emploie plus souvent en sirop et en oxymel.

Le vinaigre radical se prépare en jetant
sur des cristaux de vénus, qui sont un sel acéto-
cuivreux, un acide minéral, lequel s'emparant du
cuivre, force le vinaigre à l'abandonner ; mais ce
vinaigre est alors le plus concentré possible. Ap-

pliqué extérieurement, il entame la partie qu'il touche, et à l'intérieur ce seroit un poison irritant; on ne s'en sert que pour faire flairer dans le cas de syncope, de mouvemens spasmodiques violens, d'asphyxie.

On fait avec le vinaigre un sirop qui a une odeur et un goût agréables, et qui est très-propre à tempérer l'effervescence bilieuse, et à arrêter la putridité commençante : aussi est-il employé dans toutes les maladies putrides et bilieuses. Le vinaigre uni à une certaine quantité de miel, forme l'oxymel simple, qui est un bon anti-putride, un excellent expectorant, propre à résoudre la viscosité inflammatoire, quand les symptômes inflammatoires ne sont pas très-intenses, augmentant doucement le cours des urines, facilitant quelquefois les évacuations alvines, et poussant aussi à la peau. Il est très-utile dans les péripneumonies catarrhales, dans beaucoup de maladies de peau, sur-tout érysipélateuses, et dans la plupart des maladies de l'été et de l'automne. La dose est d'une once ou une once et demie, sur une pinte de boisson appropriée : le sirop de vinaigre se donne à la même dose dans un verre de boisson.

On fait beaucoup usage à l'extérieur du vinaigre prophilactique ou des quatre voleurs, ainsi appelé, parce que dans la peste de Marseille, quatre voleurs, se préservant par son moyen de la contagion, voloient en sûreté les pestiférés. Il se fait par la digestion de beaucoup de substances aromatiques, amères et anti-putrides, comme l'absinthe, le girofle, la cannelle, le camphre, ect., dans le vinaigre rouge.

Le vinaigre simple ou préparé des différentes manières dont nous venons de parler, et employé à l'intérieur et à l'extérieur, est excellent pour éloigner et corriger les maladies putrides et pestilentielles. On s'en frotte la peau, on le respire souvent, on le prend à l'intérieur dans quelque véhicule convenable; il porte à la peau, corrige la matière putride, et rassure le genre nerveux que la peste attaque premièrement : c'est pourquoi le camphre et les autres anti-spasmodiques passent pour de très-bons anti-pestilentiels.

On emploie encore le vinaigre simple à l'extérieur, en fumigations et en injections dans le cas de vieux ulcères, de gangrène, ect.; et comme astringent, dans la diarrhée et la dyssenterie putrides : dans ce dernier cas, il entre pour un quart dans les lavemens.

Esprit de Mindererus.

Le mélange de l'alkali volatil avec l'acide du vinaigre, forme l'esprit de Mindererus, qui est un de ces grands remèdes de la médecine dont on ne fait pas assez d'usage. C'est un excellent sudorifique et anti-spasmodique, très-utile dans les fièvres putrides existantes, avec foiblesse, soubresauts des tendons, lorsqu'en même-tems on a besoin de faire suer; dans la petite vérole, quand il faut pousser à la peau et qu'on craint la putridité, quand l'éruption et la suppuration sont trop lentes ; dans les fièvres malignes et lentes nerveuses. C'est un bon sudorifique et résolutif, quand il y a une matière ténue et

comme volatile à dissiper : c'est ainsi qu'on
l'emploie à la fin des rhumatismes aigus, dans
les gouttes rentrées, les fièvres catarrhales de
mauvais caractère, ect. Car c'est aussi un excellent anti-putride.

La dose est d'un gros, un gros et demi,
deux gros, ou une demi-once dans quatre,
cinq ou six onces de potion, ou dans un véhicule
plus étendu. On en met, au moment de boire,
dans chaque verre, quinze, vingt-cinq gouttes
ou un gros, et on en prend ainsi jusqu'à une
demi-once, ou une once par jour : il donne
du ton, est anti-septique, et porte à la peau.

Comme le tartre se retire du vin, ainsi que
le vinaigre, nous joindrons ici les différentes
préparations que l'on en fait pour l'usage de la
médecine.

Crême de Tartre.

La crême de tartre est le tartre dépouillé,
le plus qu'il est possible, de ses parties huileuses et terrestres, par une forte décoction et une
lixiviation faite par le moyen d'une terre argi-
leuse nommée terre de merviel : opération qui
se fait en grand à Montpellier. La crême de
tartre ressemble au vinaigre, étant un sel acide
qui contient un peu d'eau, un principe huileux
et un principe terreux ; mais elle en diffère,
en ce que ces différens principes s'y trouvent en
bien moins grande quantité, et qu'elle contient
de plus un alkali, d'où il résulte que la crême de
tartre est un sel neutre avec excès d'acide. C'est
encore un des grands remèdes de la médecine,
un des meilleurs apéritifs et atténuans, un assez

bon purgatif et diurétique, et un bon anti-septique. Elle tempère l'acrimonie des humeurs,
les préserve de la putridité, résout les viscosités
bilieuses et inflammatoires, et pousse par les
urines : c'est pourquoi elle est d'usage dans les
maladies putrides, et à la fin des bilieuses, après
que les symptômes inflammatoires sont tombés ;
car comme elle est un peu irritante, elle ne conviendroit point avant.

Nous avons vu que le vinaigre est un bon
apéritif, mais léger et mobile, très-utile quand
il faut chasser une matière âcre, ténue et susceptible d'être discutée promptement : la crême
de tartre est aussi un excellent apéritif, et convient mieux quand il faut atténuer des matières
plus tenaces. Elle est employée sous ce rapport
dans beaucoup de jaunisses, et il y en a peu qui
ne cèdent à l'usage long-temps continué de ce
remède, qui résout la bile, facilite son cours et
l'évacue par les selles. C'est pourquoi elle est
très-utile dans les engorgemens du foie non
skirreux, dans les hypochondriacismes occasionnés par l'obstruction des viscères abdominaux, et même dans les engorgemens du poumon, ect. Enfin, c'est un des excellens atténuans
de la matière médicale : aussi MM. Mesmer et
Deslon la donnoient-ils à haute dose, et la conti-
nuoient-ils plusieurs mois, et quelquefois un an ou
deux. Je connois des malades auxquels ils en ont
fait prendre six ou huit livres, durant un espace
de temps plus ou moins long.

Comme diurétique, la crême de tartre s'emploie à haute dose dans beaucoup d'hydropisies,
et elle guérit quelquefois, sur-tout quand l'hydro-

pisie est la suite de sécheresse, de maladies inflammatoires, ou qu'elle est compliquée avec éréthisme : elle est alors très-utile, parce qu'elle agit
sans astreindre et sans donner trop de ton. On
l'emploie aussi contre la goutte, comme incisive, parce que cette maladie a son principal
atelier dans les viscères abdominaux, qui sont
alors affectés d'empâtement ; et il est certain
que la crême de tartre, prise habituellement, en
éloigne au moins les accès. Enfin, comme purgative, on la donne dans les fièvres putrides, et
dans les cas où on croit devoir purger par précaution.

La dose altérante est de vingt grains jusqu'à
un gros par jour en poudre, incorporée dans
quelques bols ou pilules. Le plus souvent on
préfère de la donner dissoute ; mais elle n'est
dissoluble que dans trente-deux fois son poids
d'eau. L'eau bouillante cependant la dissout assez
bien, et on en met deux ou trois gros par pinte.
D'ailleurs la dissolution complette n'en est pas
nécessaire, il suffit qu'elle soit suspendue dans
la liqueur : ainsi on peut en mettre un ou deux
gros par verre de boisson, et en prendre de
cette manière jusqu'à la concurrence d'une demi-
once, six gros ou une once par jour. A la dose
d'une demi - once, une ou deux onces, elle est
purgative, diurétique, et excellente incisive, on
.ne peut pas plus utile dans beaucoup de maladies chroniques.

C'est avec la crême de tartre pulvérisée, sur
laquelle on jette un peu d'acide vitriolique, que
l'on fait le sel d'oscille du commerce, qui se vend
fort cher : c'est une tromperie bonne à savoir.

K iv

Terre foliée de tartre.

C'est un sel acéteux, à base d'alkali fixe végétal, ou une combinaison, jusqu'au point de saturation, de l'acide du vinaigre avec l'alkali fixe végétal, autrement dit alkali fixe du tartre. On lui a donné le nom de terre foliée, à cause de son apparence terreuse, et des petits feuillets ou écailles dont il est composé. C'est le meilleur fondant que la médecine connoisse, meilleur même que la crême de tartre, qui elle même est une espèce de terre foliée, par l'union de l'acide du vin avec l'alkali fixe végétal. On emploie la terre foliée de tartre dans les engorgemens du bas-ventre, les jaunisses, les hydropisies, dans le cas de concrétions bilieuses, de coliques hépatiques, de fièvres intermittentes, sur-tout quartes. Mais pour en retirer des succès, il faut qu'elle soit donnée à certaine dose, et continuée pendant long temps. La médecine françoise, d'ailleurs très-sage et très-savante, est trop timide à l'égard de ce remède, comme à l'égard de beaucoup d'autres. Il est, à la vérité, trop cher pour les hôpitaux et certaine classe du peuple ; mais quand on peut l'employer, il faut le faire d'une manière convenable et suffisamment continue. On ne donne point la terre foliée en poudre, si ce n'est en bols, à la dose d'un demi-gros ou un gros ; le plus souvent on l'emploie en décoction, car elle se dissout très-bien, à la dose de deux gros, d'une demi-once, une ou deux onces : quelques-uns même ont poussé la dose plus loin ; ou bien on en met par verre de boisson ou de suc, un gros ou un gros et demi, et on en prend ainsi jusqu'à une demi-once ou une once et plus par jour. A la dose d'une demi-once, c'est un excellent diurétique très-utile dans beaucoup d'hydropisies. On la donne dans différentes décoctions apéritives, à la fin de quelques maladies inflammatoires, surtout du bas-ventre, principalement des jaunisses aiguës, quand il n'y a plus de fièvre, à la dose seulement d'une demi-once ou une once, pour ne pas réveiller l'éréthisme et l'inflammation. A certaine dose, elle devient purgative.

L'acide tartareux uni avec l'alkali fixe végétal, forme le tartre soluble ou sel végétal, qui est un assez bon incisif et apéritif, mais qui ne vaut pas la crême de tartre, ni la terre foliée. On l'emploie sur-tout comme purgatif, à la dose de trois gros ou une demi-once, ou à celle de un ou deux gros pour aider les autres purgatifs.

Ce même acide, combiné jusqu'au point de saturation avec l'alkali minéral, forme le sel de Seignette ou de la Rochelle, qui s'emploie, ainsi que le précédent, comme les sels neutres minéraux, plutôt comme purgatifs que comme altérans; car dans cette dernière indication, la crême de tartre doit leur être préférée.

Il n'y a point de semences anti-septiques, ni d'autres sucs que le vinaigre, si ce n'est le camphre qui, donné à petite dose, est un anti-septique rafraîchissant.

§. II.

Les anti-septiques sont donc des médicamens qui peuvent corriger la putridité des humeurs, ou, pour mieux dire, s'opposer à ce qu'elle ne

vienne. En effet, tant que l'animal vit, il n'y
a point de putridité réelle, au moins intérieure:
elle n'a lieu qu'après la mort; mais il arrive quelquefois pendant la vie que les humeurs ont vers
la putridité plus de tendance qu'elles ne devroient
avoir. Cette tendance peut avoir lieu, ou avec
des symptômes d'inflammation, ou avec des
symptômes de lenteur et de viscosité; ce qui
fait que l'on distingue les anti-septiques rafraîchissans, et les anti-septiques chauds et toniques.
Dans les maladies putrides intérieures, il est rare
d'employer les anti-septiques chauds, excepté
le quinquina; mais on les met en usage quand la
putridité est à l'extérieur. On se sert alors des
substances balsamiques, résineuses et amères,
comme sont le baume du Commandeur, celui
de Copahu, du Pérou, le benjoin, la résine
élémi, le stirax, etc., l'aloës, la gentiane, etc.,
qui sont alors d'excellens anti-putrides. Mais tous
ces moyens chauds seroient dangereux à l'intérieur dans les fièvres putrides: au lieu que les
anti-septiques rafraîchissans y sont très-utiles,
de même que dans les fièvres continues qui
s'annoncent avec des symptômes de dissolution.

TROISIÈME CLASSE.

SPÉCIFIQUES.

Nous ne répéterons pas ici ce que nous
avons dit ailleurs, sur le sens que nous atta-
chions au mot spécifiques; nous dirons seulement, que cette classe n'est pas tellement dis-

tincte des autres, qu'elle ne s'en rapproche à
beaucoup d'égards ; mais, comme nous l'avons
déclaré plus haut, nous adoptons ces divisions,
quoique imparfaites, parce qu'en mettant de
l'ordre dans les différentes branches de la matière médicale, elles aident beaucoup à en
saisir l'ensemble, et à le retenir.

Nous diviserons les spécifiques en ceux qui
sont consacrés à des maladies particulières, et
en ceux qui semblent appartenir à des organes
particuliers.

PREMIÈRE SECTION.

ANTI-SCORBUTIQUES.

§. I.

On donne ce nom aux médicamens qui ont
la propriété spéciale de guérir le scorbut, maladie très-commune, sur-tout dans les lieux
marécageux, humides, sur les ports de mer,
les vaisseaux, etc. Les symptômes qui la caractérisent ne sont point équivoques ; voici
les principaux : Il y a foiblesse et lassitude spon-
tanée, les gencives se gonflent, deviennent
molles et sanguinolentes ; il survient des taches, des ecchymoses, et des hémorrhagies,
quand le scorbut est parvenu à un certain
degré. Le malade éprouve des douleurs musculaires très-fortes, qui deviennent quelquefois
horribles au simple toucher, des paralysies, etc.
Le scorbut n'excite point de maladies inflammatoires, quelquefois seulement il commence

avec de légers symptômes d'inflammation. Le
vice scorbutique paroit agir principalement sur
le sang et l'esprit vital, qui deviennent vapides,
et n'ont plus assez de forces pour irriter les muscles : aussi quelquefois le cœur ne pouvant plus
en être stimulé, son mouvement cesse, et la
mort subite arrive par la paralysie de cet organe.

Cette maladie a des remèdes particuliers et
de différens genres. 1°. Presque tous les végétaux sont anti-scorbutiques, sur-tout les chicoracées, les borraginées; les acides, comme l'o-
seille, le citron, l'orange, le vinaigre, etc. On
emploie ceux-ci au commencement du scorbut,
quand il s'annonce avec quelques symptômes
inflammatoires, de même que quand il est
parvenu à un haut degré, avec grande dissolution du sang, etc.

Mais il y a, outre cela, une classe particulière de végétaux qui portent spécialement
le titre d'anti-scorbutiques ; ce sont les crucifères. Ils ne sont cependant point applicables
dans toutes les circonstances du scorbut : ils ne
conviennent point quand il y a symptômes un
peu inflammatoires ou fièvre, quand le scorbut
est la suite de maladies inflammatoires putrides, bilieuses, de fièvres intermittentes bilieuses. Alors ils augmenteroient la chaleur, l'irritation et la dissolution du sang, à moins
qu'on ne les unit avec les acides à certaine dose,
et avec les astringens. En général, dans ces circonstances, les acides végétaux sont meilleurs;
ils guérissent promptement le scorbut nouveau,
et arrêtent celui qui est ancien. Mais quand

cette maladie existe avec lenteur, viscosité des humeurs, bouffissure, œdématie, les cruci-fères la guérissent très-promptement, sur-tout quand on les unit avec l'oseille, et quelques astringens, comme le becabunga, le plantain, etc. On unit les crucifères avec les apéritifs, quand il y a engorgement de viscères, sur-tout de la rate, qui est presque toujours engorgée dans le scorbut ancien : ainsi on mélange le suc de trèfle-d'eau, de parelle, des chicoracées, avec celui des crucifères, qui est alors très-utile, étant en même temps anti-scorbutique et apé-ritif, et très-propre à résoudre et atténuer ces engorgemens tenaces. Enfin, dans le scorbut, quel qu'il soit, les crucifères conviennent quand la dissolution va jusqu'aux hémorrhagies; il est vrai qu'il ne faut pas alors les donner seuls, mais les unir avec les acides végétaux et minéraux, et même quelquefois avec l'alun.

Les crucifères ont des propriétés naturelles, chimiques et médicinales communes. La plu-part ont une odeur assez forte pour exciter l'éternuement et le larmoiement ; ils ont un goût âcre, échauffant, irritant. Ils contiennent un principe volatil, qui passe dans l'eau à la distillation. Mais de quelle nature est ce prin-cipe volatil? c'est sur quoi on n'est pas encore d'accord. Quelques-uns, fondés sur ce que ces plantes, mises en tas, subissent le mouvement fermentatif putride, et sur ce que dans la distil-lation forcée il paroît de l'alkali volatil, qui n'est cependant que le produit de l'opération, prétendent que c'est un alkali volatil : il semble, au contraire, que ce principe est légèrement acide. Quelques-uns le regardent comme un gaz particulier, ce qui est fort commode. M. Baumé croit que c'est un principe sulfureux, et il paroît l'avoir prouvé assez complètement. Il a vu que les crucifères, tenus long-temps dans un vaisseau d'argent fermé, le phlogisti-quoient, et noircissoient l'argent; et il a trouvé de vrais cristaux de soufre dans un vase où il avoit mis reposer un esprit ardent très-chargé qu'il avoit retiré du raifort sauvage. On ne sait si c'est ce principe sulfureux qui guérit le scorbut, mais, ce qu'il y a de certain, c'est que le soufre en substance ne le guérit pas. Outre cela, les crucifères contiennent un prin-cipe extracto-résineux, de l'huile essentielle en assez petite quantité, et une substance pa-renchymateuse et fibreuse.

Les crucifères sont non-seulement anti-scor-butiques, mais encore diurétiques, apéritifs et incisifs, très-utiles dans beaucoup d'engorge-mens muqueux des viscères abdominaux, d'hy-dropisies avec relâchement, etc. Je les ai vu réussir dans les engorgemens des voies urinaires, occasionnés par une matière gypseuse et plâ-treuse, et dans le cas d'urines chargées d'une semblable matière qui peut donner, si on ne s'y oppose, naissance au calcul. Alors les cru-cifères résolvent cette matière étrangère, et rendent aux urines leur première fluidité. On les emploie aussi dans les maladies écrouelleuses, et dans les affections du poumon, comme la phthisie tuberculeuse et écrouelleuse. C'est sur-tout le cresson aquatique, *sisymbrium nastur-tium*, L., qu'on emploie dans la phthisie pu-

rulente, lors même qu'elle n'est que menaçante,
quand il n'y a pas beaucoup de toux, de chaleur
et d'irritation. On fait encore usage des crucifères dans quelques espèces d'hydropisies, de paralysies, même celles qui ne dépendent point
du scorbut, dans les suites d'apoplexies séreuses, etc.

On ne les emploie jamais en décoction, parce
que leur principe volatil s'échapperoit, mais
on en fait des infusions. Plus souvent encore
on prescrit leur suc, et c'est la bonne manière
d'en faire usage. Ce suc se donne ou pur, il
est alors plus efficace, ou dans du petit-lait,
à la dose de six, huit, dix, douze, quinze ou
vingt onces par jour, en plusieurs prises; et
quand les douleurs scorbutiques sont considérables, ou qu'il y a paralysie, on met huit ou
dix gouttes d'esprit ardent de cochléaria par
prise. On peut aussi l'unir avec le suc d'oseille,
de becabunga, de plantain, des chicoracées.
Quand on le donne comme diurétique, on l'unit
avec l'oxymel scillitique, et avec quelque sirop
tonique ou quelque eau aromatique, quand on
l'emploie comme tonique.

On fait avec les crucifères des préparations
pharmaceutiques très-accréditées, telles sont
le vin et le sirop anti-scorbutique, et l'esprit
ardent de cochléaria. Le premier se fait par la
digestion de plantes anti-scorbutiques dans le
vin; le sirop se fait par le suc de ces mêmes
plantes épaissi par le sucre ; l'esprit ardent se
retire par la distillation de l'esprit-de-vin, dans
lequel on a fait digérer des plantes anti-scorbutiques, et sur-tout le cochléaria. Le vin anti-

scorbutique se donne à la dose de six ou huit onces par jour, seul ou dans un véhicule approprié : le sirop se donne dans un excipient convenable, à celle d'une, deux, trois ou quatre onces par jour. L'esprit ardent, qui est le plus puissant des anti-scorbutiques, ne se donne jamais seul, il seroit cautérisant; mais sur cinq ou six onces de potion, on en met un demi-gros ou un gros, ou dix ou douze gouttes sur chaque verre de boisson : on le donne rarement plus étendu. Il entre aussi dans les gargarismes anti-scorbutiques.

§. II.

1°. Racines anti-scorbutiques.

Nous en avons déja examiné quelques-unes, savoir, celle de parelle, de trèfle d'eau, etc. Celle-ci, qui est légèrement stimulante, convient surtout dans les engorgemens scorbutiques.

Pastel.

La racine de pastel, *isatis tinctoria*, L., est un excellent anti-scorbutique peu employé, je ne sais pourquoi. Il y a des observations sûres de caries et de douleurs ostéocopes scorbutiques, qui ont cédé à ce seul moyen. La dose est d'une demi-once ou une once en légère décoction à vaisseau fermé. Cette plante est une des crucifères.

Raifort sauvage.

La racine de raifort sauvage, *cochlearia armoracia*, L., est très-âcre et très-irritante; elle

elle contient une huile essentielle chargée
d'un principe spiritueux et âcre, dans lequel
réside la vertu de cette plante. C'est un excellent
anti-scorbutique, tonique et stomachique, un
très-bon apéritif et diurétique, qui a guéri beaucoup d'hydropisies. On donne cette racine en
infusion dans l'eau bouillante, à la dose de deux
ou trois gros ou une demi-once, à vaisseau fermé.
Lorsqu'elle est fraîche, on en exprime le suc,
dont on fait entrer une once au plus dans trois
ou quatre onces de sucs anti-scorbutiques. Ce
suc entre aussi dans l'esprit ardent de cochléaria,
le vin et le sirop anti-scorbutiques. On peut encore
faire digérer une demi-once ou une once de racine
de raifort dans une pinte de vin rouge, pendant
six semaines ou deux mois: ce vin, qui est très-
piquant, pourroit remplacer le vin anti-scorbutique pour les pauvres.

La racine de navet, *brassica napus*, L.,
est aussi un excellent anti-scorbutique, que l'on
prescrit comme nourriture aux personnes attaquées de scorbut.

2°. Feuilles anti-scorbutiques.

Ce sont toutes celles des plantes acides, des
chicoracées, et sur-tout des crucifères, comme
la roquette, l'érysimum, le cresson d'eau, le
lepidium sativum, L., ou cresson alénois, le
cochlearia officinalis, L. Parmi toutes ces feuilles, les plus employées sont celles de cochléaria
et de cresson, et leur suc peut remplacer celui des autres. Nous avons parlé de la dose et
de la manière d'en faire usage. Le chou est

Tome II.   L

aussi anti-scorbutique ; c'est pourquoi on en fait
des provisions sur les vaisseaux ; et il doit faire,
avec la carotte et le navet, la principale nourriture des scorbutiques.

L'érysimum, outre sa vertu anti-scorbutique,
est encore un bon apéritif, incisif, et sur-tout
expectorant ; et le sirop qu'on en prépare est
très-usité dans les enrouemens, et les engouemens
de poitrine et de la trachée-artère.

Il n'y a point de fleurs anti-scorbutiques, ni
de fruits, excepté ceux qui sont acides, comme
le citron, l'orange, etc.

Les semences anti-scorbutiques sont celles
des plantes crucifères, et surtout de la moutarde,
sinapis nigra, L. , qui est un des plus forts
anti-scorbutiques. Aussi recommande-t-on l'assaisonnement qu'on en prépare, et qui porte
le même nom, à ceux qui sont attaqués du
scorbut, maladie qu'on peut regarder comme
une espèce de tendance à la putridité, mais qui
a lieu d'une manière très-lente. On ne donne
point la semence de moutarde en poudre à
l'intérieur ; elle agiroit comme un poison irritant, puisqu'à l'extérieur elle fait naître des
vésicules. On ne la donne point non plus en
décoction, mais on la fait entrer dans le sirop
anti-scorbutique, etc.

Enfin, on regarde aussi comme de bons anti-
scorbutiques les bourgeons de sapinette, *sta-
phyli pini abietis*, L. , et les substances balsamiques résineuses, comme la térébenthine,
etc.

FÉBRIFUGES.

§. I.

Les fébrifuges sont des médicamens qui ont la propriété d'arrêter les fièvres intermittentes; mais si ces moyens sont précieux dans quelques circonstances, il ne faut pas conclure qu'ils sont admissibles dans toutes les fièvres d'accès, et dans tous les cas de ces fièvres: il faut, avant de les employer, connoître la cause de la maladie, la corriger et l'évacuer. C'est ainsi que les émétiques et les purgatifs la font souvent cesser. Les fébrifuges sont en général nuisibles dans les fièvres intermittentes du printems et de l'été: ils resserreroient et concentreroient la matière bilieuse, qui ensuite se développant peu-à-peu, occasionneroit des maladies inflammatoires putrides. Il faut dans ces fièvres les délayans, les émétiques, les purgatifs doux, et ce traitement suffit presque toujours. Dans les fièvres d'automne, qui se prolongent jusqu'à l'hiver avec engorgement et empâtement des viscères, il faut que les vomitifs, les purgatifs, et sur-tout la continuité des apéritifs, des incisifs et des atténuans, précèdent l'usage des spécifiques, qui sont nuisibles quand ce traitement n'a pas d'abord eu lieu. On les voit en effet produire des engorgemens des viscères abdominaux, des hydropisies, le scorbut; et ces accidens sont la suite du quinquina administré trop tôt, comme on le voit tous les jours dans les hôpitaux.

Quelquefois le traitement ordinaire des fièvres

L ij

intermittentes ne suffit pas pour les guérir, parce qu'elles dépendent de causes particulières qui exigent des remèdes particuliers. C'est ainsi qu'il y en a qui sont produites par le virus scorbutique, ou par une disposition à cette maladie que la continuité de la fièvre développe; il faut alors les sucs anti-scorbutiques, et non les fébrifuges. Il en est de même lorsque le sang tombe en dissolution à la suite des fièvres de l'été. Le suc d'oseille et les autres anti-scorbutiques acides doivent faire la base du traitement. Il y a des fièvres intermittentes qui sont produites par le virus vérolique; on doit alors avoir recours aux anti-vénériens. Il y en a qui dépendent d'une humeur de gale répercutée; on ne les guérit qu'en détournant et en évacuant cette matière morbifique; enfin toutes les fois que ces fièvres sont produites ou entretenues par un virus quelconque, il faut recourir à son antidote, et non aux fébrifuges proprement dits.

Mais ceux-ci conviennent quand les fièvres intermittentes existent sans matière, ce qui est rare au commencement, et qui arrive souvent par la suite. Ainsi ils sont très-bons quand une fièvre d'accès ayant été combattue par les émétiques, les purgatifs, les délayans, les incisifs et les apéritifs, il reste un type fébrile malgré le traitement, et quoique les engorgemens aient été détruits. Quelquefois ces fièvres dépendent uniquement de spasme, sans autre cause matérielle; c'est encore le cas des fébrifuges. Ils conviennent aussi quand les fièvres intermittentes, produites ou entretenues par une matière morbifique, s'annoncent par des symptômes graves, on en sont accompagnées ; c'est ainsi qu'elles ont lieu quelquefois avec apoplexie, pleurésie, péripneumonie, coliques très-douloureuses, etc. Il n'est pas moins nécessaire de les arrêter, quand elles ataquent une personne déjà affoiblie, ou les vieillards, chez lesquels le frisson est souvent mortel.

On distingue deux sortes de fébrifuges spécifiques, c'est-à-dire, qui, sans attaquer la cause matérielle de la fièvre, peuvent en arrêter les accès : ce sont les anti-spasmodiques et les fébrifuges proprement dits.

Les anti-spasmodiques arrêtent les accès des fièvres intermittentes, en contredisant le type fébrile qui est toujours nerveux. C'est pourquoi on les donne avant l'accès, qui est le moment où le spasme va se développer. Ils ne conviennent pas quand il y a quelque caractère inflammatoire, ou une accrimonie bilieuse décidée, quand il y a beaucoup de foiblesse et de relâchement, parce qu'ils l'augmenteroient. Il faut, dans ce dernier cas, leur préférer les fébrifuges toniques dont nous allons parler. Lorsqu'ils sont indiqués, on les donne une demi-heure ou trois quarts d'heure avant l'accès, et non quand il est une fois commencé ; alors ils pourroient être dangereux. Les anti-spasmodiques que l'on emploie le plus communément comme fébrifuges, sont l'alkali volatil, qui agit en portant l'effort fébrile vers la peau, et en amenant la sueur pour laquelle la nature paroît tenter le frisson et la chaleur ; le safran, la camomille, le camphre, le musc, les gouttes anodines de Sydenham, la liqueur d'Hoffmann :

L iij

on donne, par exemple, vingt gouttes de celle-
ci, ou huit ou douze gouttes d'éther dans un verre
d'infusion de petite centaurée ou d'autre boisson
convenable. Alors le malade tombe dans une
espèce de relâchement qui est souvent suivi
de sueur, et ni le frisson ni la chaleur n'ont
lieu. Quand on a pris l'opium ou ses préparations,
on éprouve une espèce d'assoupissement et de
sommeil agréable: au milieu de cette inertie
la fièvre s'oublie, pour ainsi dire, et les accès
souvent ne reviennent plus. Les anti-spasmodiques réussissent d'autant mieux, que les accès
sont plus forts, et d'autant mieux qu'ils sont plus
réguliers; car quand ils sont vagues, ils réussisent
beaucoup moins. Le jour qu'on les administre
le malade doit être à jeun, prendre trois ou quatre
heures avant de les avaler, un lavement purgatif avec le miel mercurial, etc., et être très-
circonspect sur le manger de toute la journée,
ne prendre que de légers bouillons, etc., et
se tenir au lit. On peut ainsi les réitérer trois
ou quatre fois les jours où les accès seroient
revenus. Quand une fièvre intermittente est
absolument irrégulière, le bon moment de
donner les anti-spasmodiques, est quand le malade éprouve une espèce de gêne, des pandi-
culations, des envies fréquentes d'uriner, et qu'il
rend des urines limpides. J'ai souvent vu dans
les fièvres doubles-tierces et doubles-quartes,
que l'accès avant lequel on donnoit les anti-
spasmodiques, étoit arrêté ainsi que son cor-
respondant, mais que l'autre persistoit, et les
exigeoit également. On emploie rarement les
électuaires anti-spasmodiques, comme la thé-

riaque, l'orviétan, le mithridate, etc., parce que comme ils sont toujours irritans, ils manquent quelquefois leur effet.

§. II.

Les fébrifuges proprement dits, sont ceux qui arrêtent les accès des fièvres intermittentes, quelque cause qu'elles reconnoissent, sans qu'on puisse expliquer la manière dont ils agissent alors.

1°. Racines Fébrifuges.

Gentiane.

La gentiane, *gentiana lutea*, L., très-connue aux anciens, qui l'employoient beaucoup. C'étoit le fébrifuge le plus accrédité avant la connoissance du quinquina, et on le voit même quelquefois réussir dans des cas où celui-ci a manqué son effet. Cette racine n'a point d'odeur, mais elle a un goût très-amer; elle contient un principe extracto-résineux; les décoctions aqueuses qu'on en prépare sont plus fortes que les vineuses et les spiritueuses. Cependant c'est la partie résineuse qui est dépositaire de la vertu tonique et stomachique; l'eau distillée est très-peu odorante. Cette racine est employée comme fébrifuge, tonique, apéritive et anti-septique.

Comme fébrifuge, elle ne convient point dans les fièvres intermittentes, quand il y a le plus léger caractère inflammatoire, ou acrimonie bilieuse, ou beaucoup de disposition à la dissolution : elle augmenteroit les accidens dans les deux premiers cas, et ne réussiroit pas quand il y a dissolution putride. Elle ne convient pas non plus dans les fièvres tierces du printemps, de l'été et du commencement de l'automne, ni dans celles qui sont quelquefois la suite des fièvres bilieuses. En effet, quelquefois les fièvres rémittentes se terminent heureusement par des fièvres intermittentes : dans ces cas les fébrifuges seroient nuisibles; on ne doit employer que les délavans, les acides végétaux, et les légers purgatifs. Elle seroit encore nuisible dans les fièvres d'accès qui n'ont lieu que par un type fébrile sans matière ; mais quand les fièvres intermittentes se prolongent jusque dans l'hiver, qu'il y a infiltration séreuse, que les premières voies et les viscères abdominaux sont engorgés et farcis de matières visqueuses, glaireuses, que le sujet est d'un tempérament mou, que les premières voies sont languissantes, ce qui arrive souvent à la suite des fièvres quartes, sur-tout lorsque le relâchement est la cause de la fièvre ; alors la gentiane est très-utile. On la donne en décoction, à la dose de deux ou trois gros, qu'on fait légèrement bouillir dans une pinte d'eau. Souvent on l'unit avec la patience, l'aunée, ou quelques sucs chicoracés, quelquefois avec le quinquina. On l'emploie rarement en poudre comme fébrifuge; la dose est de dix grains, un demi-gros ou un gros dans un excipient approprié. L'extrait se prescrit assez souvent ; la dose est d'un demi-gros ou un gros, ou seul, ou pour servir d'excipient à d'autres fébrifuges.

La gentiane est très-utile, comme tonique, dans beaucoup de fièvres intermittentes, dans les foiblesses d'estomac et des premières voies, dans les défauts d'appétit. Elle se donne alors en poudre, à la dose de huit, dix ou douze grains par our, dans un excipient convenable, ou dans

la première cuillerée de soupe. On la donne
aussi en extrait, ou on la fait entrer avec l'aloès,
etc., dans les élixirs stomachiques, qui sont si
usités en Allemagne, en Angleterre et en Hollande. Cette racine entre, comme amère, dans
le sirop anthelminthique, et par son amertume
elle est très-propre à tuer et à chasser les vers.

Comme apéritive, elle est employée dans les
viscosités des premières voies, dans les engorgemens des viscères abdominaux, souvent cause
et plus souvent encore effet des fièvres quartes,
dans le cas d'urines glaireuses et plâtreuses, etc.
On la donne aussi comme diurétique dans les
hydropisies et les infiltrations du tissu cellulaire.
Dans ces différens cas, on l'emploie en décoction
principalement, parce que c'est le principe extractif qui est apéritif, diurétique et fébrifuge. Très-
souvent aussi on la donne dans le vin, dans une
pinte duquel on en fait digérer deux ou trois gros,
et on prend ce vin à la dose de cinq ou six onces
par jour.

On n'emploie point la gentiane, comme
anti-septique, à l'intérieur, si ce n'est dans les
cas d'une putridité lente ; mais on s'en sert en
poudre, en décoction aqueuse et vineuse, et en
teinture, dans le cas d'ulcères de mauvais caractère, qui sont gangréneux ou qui menacent de
le devenir, et qui existent avec apathie et relâchement : on fait aussi avec cette racine des
petites boules pour entretenir les cautères : c'est
un moyen très-bon alors, étant légèrement irritant, et s'opposant, comme anti-septique, à la
putridité que le pus pourroit contracter par son
séjour.

Les autres racines que l'on range ordinairement parmi les fébrifuges, sont celles que nous
avons déjà examinées à l'article des apéritifs,
etc.; mais elles ne sont fébrifuges que secondairement, au lieu que la gentiane l'est véritablement, puisqu'elle peut arrêter les accès d'une
fièvre intermittente, indépendamment de la
cause qui l'a produite.

2°. Ecorces Fébrifuges.

On les distingue en exotiques et en indigènes:
les premières sont le quinquina et la cascarille;
les indigènes sont celles du hêtre, du cerisier,
et surtout du marronnier d'Inde.

Quinquina.

Le quinquina est une écorce d'un gris-brun
à l'extérieur, souvent couverte çà et là d'une
espèce de lichen, intérieurement rougeâtre,
souvent d'un rouge-jaune, et quelquefois blanche. L'arbre qui la fournit s'appelle *cinchona*
officinalis, du |nom de Madame Cinchon,
femme du vice-roi des Espagnols pour le Mé-
xique et le Pérou. Les naturels du pays connoissoient depuis long-temps la vertu fébrifuge du
quinquina, mais, par la haine qu'ils portoient
aux Espagnols, ils en faisoient un secret entre
eux; et ne pouvant vaincre leurs tyrans par les
armes, ils les laissoient périr dans les fièvres
d'accès, qui sont dans ce pays de très-mauvais
caractère. Ce secret juré entre eux fut enfin
révélé, comme beaucoup d'autres, par une
femme. Ce fut la maîtresse d'un Espagnol qui

le découvrit à son amant, attaqué d'une fièvre
intermittente, dont il guérit par ce moyen. Il
se divulgua ensuite de plus en plus, et Madame
Cinchon s'étant trouvée grièvement attaquée de
la même maladie, on lui fit prendre le quinquina, qui lui rendit en peu de temps la santé.
Cette écorce fut peu après transportée par les
Jésuites en Europe, d'où elle fut appelée, pendant un certain temps, poudre des Jésuites :
elle porta aussi le nom du cardinal de Lugo,
parce que ce prélat, qui en avoit fait une grande
provision, en distribuoit gratuitement aux pauvres et aux maisons religieuses.

Le quinquina rouge est le meilleur, comme
on le sait très-bien au Pérou et en Espagne;
mais il commence à devenir rare ici. Il paroît
que les Espagnols ne cultivent pas cette plante
avec assez de soin ; car, suivant le rapport de
M. Joseph de Jussieu, qui avoit vécu au Pérou,
on ne la rencontre que rarement, et éparse de
côté et d'autre. Le quinquina jaune est aujour-
d'hui le plus commun, mais il est moins bon
que le rouge : enfin, le quinquina blanc est tout-
à-fait mauvais, et le gouvernement en a défendu
le commerce. Le quinquina est très-amer au
goût, et plus il a d'amertume, meilleur il est ;
aussi le quinquina rouge est-il très-amer. Il a
outre cela un principe légèrement aromatique
qu'il perd par l'ancienneté ; mais ce n'est pas
dans lui que réside la propriété fébrifuge : l'eau
distillée n'offre rien de particulier. Cette écorce
contient un principe extractif et un principe résineux; celui-ci est le dépositaire de la vertu tonique,
et le principe gommeux l'est de la vertu fébrifuge.

Le quinquina est un moyen sans lequel l'art auroit beaucoup de peine à remplir différentes indications. Il a joui au commencement d'une très-grande réputation, parce qu'on n'employoit que le bon : aujourd'hui il en a moins, parce que le bon commence à manquer. M. Joseph de Jussieu, qui a exercé pendant très-long-temps la médecine au Pérou, rapporte qu'il arrivoit très-rarement qu'une fièvre intermittente ne cédât pas à ce moyen. M. Bernard de Jussieu, son frère, à qui il en faisoit passer, dit qu'il n'a jamais manqué de produire l'effet qu'il en attendoit ; et M. Antoine Laurent de Jussieu, aujourd'hui vivant, a guéri en très-peu de tems une dame attaquée d'une fièvre intermittente de mauvais caractère, rebelle à tous les moyens et au quinquina du commerce, avec du quinquina apporté du Pérou depuis quarante ans : ce qui prouve que cette écorce ne perd guère de sa vertu par l'ancienneté, et combien on étoit peu fondé à croire qu'elle s'altéroit par le transport, et quand on la gardoit long-temps. On avoit en conséquence conseillé d'en faire l'extrait dans le pays; mais il faudroit que le gouvernement y veillât de près, sans quoi nous serions encore plus trompés. Il y a en Espagne du quinquina réservé pour le Roi et les grands, et il en fait quelquefois des présens aux têtes couronnées; et l'ambassadeur d'Espagne ici en fait aussi des présens à différentes personnes. Une autre cause qui a beaucoup diminué la réputation du quinquina, c'est qu'étant tombé, comme tous les grands remèdes, entre les mains des charlatans et des ignorans, on en a fait un usage banal et inconsidéré.

Le quinquina est employé en médecine comme
fébrifuge, tonique et astringent, anti-septique
et anti spasmodique.

1°. Le quinquina est fébrifuge, mais il ne
convient pas toujours dans les fièvres intermittentes. On ne doit point le mettre en usage
quand elles sont entretenues par une humeur
bilieuse, quand il y a saburre marquée, ce qu'on
reconnoît par la langue chargée, un dégoût con-
tinuel, un dévoiement putride, séreux, bilieux,
des envies de vomir; quand il y a engorgement,
ou menace d'engorgement, parce qu'il l'augmenteroit, et que beaucoup d'empâtemens,
d'engorgemens et de skirres sont dus à la mauvaise administration de ce remède. Cependant
cette règle générale, prescrite par les auteurs,
reconnoît des exceptions : prenons pour exemple les fièvres quartes qui ont duré un certain
tems, et qui ont produit des engorgemens; si
on n'arrête pas la fièvre, sa continuité ne fera
qu'augmenter les engorgemens, et ceux-ci peuvent avoir des suites très-funestes: il ne faut donc
pas balancer dans ce cas à donner le quinquina.
Il ne convient pas quand la poitrine s'engorge,
quand il y a menace d'infiltration, qu'il augmenteroit : il échoue quand les fièvres intermittentes dépendent d'un vice particulier, comme
du scorbut, de la gale, de la vérole; si dans ces
cas on le donne, même à haute dose, la nature
semble s'en irriter, et les accidens deviennent
plus forts. Il ne convient jamais au commencement des fièvres intermittentes, il les arrêteroit trop-tôt; et on a souvent vu cette pratique
suivie d'engorgemens, de convulsions, d'asthme,

d'épilepsie, ect. Cependant, quand les accès commencent par l'apoplexie, la phrénésie, la péripneumonie, ect., il faut les arrêter le plus tôt possible. Lorsque ces fièvres ont duré un certain tems, comme treize, quatorze et quinze accès, qu'on a combattu la cause particulière par les émétiques, les purgatifs et autres moyens appropriés, de sorte qu'il ne reste plus qu'un type fébrile spasmodique, une ataxie nerveuse sans cause matérielle, le quinquina est très-utile. On l'emploie encore quand la fièvre attaque un sujet d'un âge avancé chez lequel on redoute le frisson; et de même dans un âge moins avancé, quand le frisson est si fort, qu'il menace la vie du malade; quand la fièvre attaque fortement une femme enceinte, ou une personne affoiblie par quelque maladie précédente, un mauvais régime, de grandes évacuations; enfin, quand, régnant épidémiquement, elle a lieu avec des symptômes de malignité, comme prostration de forces considérable, dissolution des humeurs, ect., sans quoi elle deviendroit continue, putride au dernier degré, et souvent mortelle.

Quand le quinquina est bien indiqué, on le donne en général seul; cependant lorsqu'on le juge admissible dans les fièvres bilieuses, putrides, pour empêcher que la putridité n'augmente, il faut l'unir avec les purgatifs anti-putrides, comme les tamarins, la casse, la manne, ect. De même lorsqu'on le donne malgré les engorgemens, on le combine avec les apéritifs, les incisifs et les atténuans; on le donne avec les anti-scorbutiques, quand il y a quelque apparence de scorbut; quelquefois avec les acides minéraux, quand il y a putridité considérable, et dans beaucoup de circonstances avec les sudorifiques, ect. Lorsqu'il convient, il ne faut pas s'amuser avec de petites doses, parce qu'il reste sans effet. C'est trop peu que d'en donner un ou deux gros, comme on fait ordinairement, il faut pousser la dose jusqu'à une demi-once, ou une once, et même deux onces. Beaucoup de médecins françois seroient effrayés de cette dose, mais elle n'étonne point les médecins anglois, hollandois, et surtout les médecins allemands. Il n'est pas indifférent de donner le quinquina comme fébrifuge de telle ou telle manière. Souvent c'est en décoction à la dose d'une demionce, une once ou une once et demie, dans deux pintes d'eau qu'on fait réduire à une ou à trois demi-setiers à prendre dans l'intervalle des accès. Ces décoctions réussissent en général très-bien. Quelques-uns font usage de l'extrait sec improprement appelé sel essentiel de quinquina. L'opération par laquelle on l'obtient, ainsi que les autres sels essentiels de M. de la Garaye, consiste dans une assez longue digestion, et une agitation réitérée du quinquina dans l'eau, qu'on fait ensuite évaporer jusqu'à siccité. Dans cet état le quinquina est à la vérité plus pur ; mais comme il est aussi moins amer et moins astringent, il est en même-tems moins fébrifuge. Le vin de quinquina ne réussit pas davantage, et encore moins son sirop ; mais c'est en poudre qu'il jouit le plus complètement de toute sa vertu : il agit alors fortement sur les premières voies, l'estomac, et la région épigastrique, où paroît être le principal atelier des fièvres intermittentes : la dose est d'une once, que l'on partage en huit prises d'un gros chacune, et on prend le tout entre deux accès. Cette poudre ne se donne point délayée, parce qu'elle s'attacheroit au gosier, et seroit très-désagréable à prendre ; mais on l'incorpore dans quelque électuaire ou bol convenable.

Comme les fièvres intermittentes sont aussi incommodes que communes, on a imaginé différentes formules pour les combattre. En voici une bonne contre la fièvre quarte.

℞. *Quinquina en poudre,* . . . . une once.
   Tartre stibié, ... seize grains.
   Sel d'absinthe ou autre
     Alkali fixe, ... un gros.
   Sirop d'absinthe, . . quantité suffisante.

On fait de ce mélange soixante bols, que l'on prend dans l'intervalle de deux accès, vingt par jour, cinq à-la-fois de trois heures en trois heures. Il est rare que la fièvre quarte élude ce moyen. Quant à la dose du tartre stibié, les particuliers s'en effrayent toujours, et les apothicaires ne manquent jamais de renvoyer l'ordonnance au médecin, pour lui demander s'il ne s est pas trompé. Mais elle n'est point trop forte, parce que l'alkali fixe décompose en partie l'émétique, et que le quinquina opère le même effet, comme amer et astringent. J'ai très-souvent employé cette préparation, et je n'ai jamais vu qu'elle ait excité le moindre soulèvement de cœur. Souvent il suffit de la
prendre

prendre une fois ; mais quand la fièvre revient,
on la réitère deux ou trois fois : on insiste en suite
sur les amers, surtout fébrifuges, comme la
gentiane, la camomille, la petite centaurée. Il
y a aussi une formule pour la fièvre tierce :

℞. *Quinquina en poudre ,* . . . . une once.
Hiera picra , ... deux ou trois gros.

On y ajoute quelques substances aromatiques,
comme le gingembre, le macis, la cannelle,
la germandrée, ou un peu d'aloès, et on prend
le tout dans l'intervalle de deux accès. Cette préparation est très-utile quand il y a foiblesse et
relâchement.

Le quinquina ne réussit pas également comme fébrifuge dans tous les pays, dans tous
les âges, et chez tous les tempéramens. Il ne
réussit pas aussi bien dans la vieillesse et dans
l'enfance, et chez les tempéramens inactifs et
mous, que chez les jeunes gens robustes ; et il
en faut une très-grande dose dans les pays froids
et humides. Dans les pays chauds, comme au
Pérou, en Espagne, il agit plus promptement
et plus sûrement ; et Baglivi dit qu'il manque
rarement son effet en Italie. En France, et
surtout à Paris, il le manque assez souvent, à
cause de la constitution viciée, ou au moins
foible des fébricitans.

Ce n'est pas seulement contre les fièvres intermittentes que le quinquina est employé ; on le
met encore en usage dans les fièvres rémittentes, les fièvres putrides, et certaines fièvres
malignes.

Tome II. M

Dans les fièvres continues qui sont soumises à des rémissions bien décidées, quelquefois le frisson qui commence chaque redoublement est d'une violence qui fait craindre pour la vie du malade. Alors, quand les paroxysmes sont bien marqués, et que le traitement préliminaire a eu lieu, le quinquina est très-utile : si on ne le donne pas, ces fièvres deviennent malignes-putrides et souvent mortelles. On l'emploie dans ce cas en décoction aqueuse, surtout avec quelque purgatif doux, comme la manne, la casse, les tamarins : par exemple, on fait bouillir une demionce de quinquina dans deux pintes d'eau jusqu'à réduction de la moitié ; on ajoute une once et demie ou deux onces de tamarins, et un peu de crême de tartre, ce qui réussit bien en général. Lorsque la fièvre est très-considérable , et qu'on craint d'irriter, on coupe cette décoction avec parties égales d'émulsion. Mais cette pratique demande beaucoup de circonspection : il faut, pour recourir au quinquina dans ces fièvres, qu'elles menacent de devenir bientôt malignes, que les paroxysmes soient très-violens, et reviennent à la même heure.

Dans les fièvres putrides, le quinquina est un grand remède. Nous l'employons ici dans ces maladies plus souvent encore que dans les fièvres d'accès, pour lesquelles nous préférons un traitement méthodique, plus long, à la vérité, mais plus sûr. Mais dans les fièvres putrides, il est très-propre à suspendre la violence des symptômes, et à faciliter la crise. M. De Haën conseille de l'employer alors de bonne heure: cela peut-être bon dans son pays, où les tem-

péramens, lâches et mous, sont susceptibles d'une
putridité plus prompte et moins inflammatoire ;
mais dans le nôtre, où l'on est plus susceptible
d'irritation, et où il y a très-souvent complication bilieuse au commencement, ce moyen ne convient pas sitôt. Il faut commencer par une,
deux, quelquefois trois saignées, les délayans,
et les boissons acidulées. Si par la continuité de
la maladie, il survient dissolution d'humeurs,
foiblesse, abattement général, quelques hémorrhagies, des taches pétéchiales, on recourt
promptement au quinquina, qui est alors très-
précieux. Il n'est pas rare que les fièvres intermittentes bilieuses du printems et de l'été deviennent putrides : les malades tombent dans un
grand affaissement, et sont couchés comme des
automates ; le pouls est à peine sensible, le sang
tombe en dissolution : sans le quinquina dans
ces circonstances, la plupart mourroient. On le
donne alors en décoction, plutôt qu'en poudre,
uni avec les purgatifs, et encore mieux avec
l'acide vitriolique. Il y a des fièvres bilieuses
épidémiques qui deviennent très-promptement
putrides, avec hémorrhagies, taches pétéchiales,
prostration de forces ; alors il faut le quinquina
dès le commencement, et à la plus haute dose,
jusqu'à trois onces par jour. Il est encore très-
utile donné à haute dose dans la fièvre catarrhale de mauvais caractère, fort rare ici, et
heureusement ; car de dix malades il en meurt
huit. C'est une espèce de fièvre putride dans
laquelle il y a une foiblesse musculaire très-considérable ; la tête est assez saine et sans délire ; le
pouls est très-foible et fréquent ; il y a oppression

M ij

par la foiblesse des puissances musculaires : dès le troisième ou quatrième jour il y a colliquation, taches pétéchiales, hémorrhagies : alors il faut le camphre, le quinquina et le vin à haute dose.

Le quinquina est aussi employé dans les fièvres malignes, non pas dans celles qui dépendent de l'inflammation du cerveau, mais dans les fièvres lentes nerveuses d'Huxham. Cette maladie, encore rare ici, a une invasion très-lente ; il y a pâleur et langueur générale ; le pouls est à-peu-près dans l'état naturel ; il y a soubresauts des tendons, convulsions et délire sourd : le quinquina est très-bon dans cette circonstance. On pourroit aussi en faire usage dans les fièvres pestilentielles, qui sont des fièvres putrides portées promptement à un très-haut degré, dans lesquelles il y a délire, soubresauts des tendons, convulsions, abattement général, hémorrhagies, taches pétéchiales, pouls foible et fréquent ; et il seroit sans doute très-utile, donné de bonne heure et à haute dose, dans la peste elle-même, qui est une fièvre putride produite par un miasme particulier répandu dans l'atmosphère.

Le quinquina peut aussi être utile dans plusieurs cas de fièvres éruptives. Il y a des petites véroles dont l'éruption est lente par atonie générale, quelquefois à cause d'un sang mal constitué ; alors il est très-propre à y remédier. Il convient aussi quand il y a complication avec fièvre putride de mauvais caractère ; quand la suppuration est lente, que les vésicules s'élèvent peu et sont remplies d'un pus qui n'est point blanc, mais comme dissous ou sanguinolent, que le bord des pustules, au lieu d'être rouge, devient noir, gangréneux, que la suppuration est séreuse, ténue, et porte un caractère très-putride. Quelquefois la suppuration ayant eu lieu au période accoutumé, rentre, et amène une fièvre putride avec foiblesse, diarrhée considérable et putride : c'est ce que l'on nomme fièvre secondaire de la petite vérole ; cette circonstance exige encore le quinquina dès le commencement et à haute dose. Il n'est pas moins avantageux dans les fièvres érysipélateuses, quand elles ont lieu avec dissolution humorale ou gangrène, ainsi que dans les gangrènes du poumon, ou péripneumonies gangréneuses. Mais il faut, pour administrer ce remède dans les fièvres éruptives, une main sage et prudente.

2°. Le quinquina est tonique et astringent, et il est peu de moyens qui vivifient le genre nerveux aussi bien sans l'irriter. On l'emploie souvent dans les foiblesses et langueurs d'estomac, à la dose de quatre, cinq ou six grains en poudre, avec un peu de rhubarbe, dans la première cuillerée de soupe. On le donne aussi avec la rhubarbe et les autres astringens toniques dans les diarrhées un peu opiniâtres, à la fin des dyssenteries, et en boisson dans les dyssenteries putrides qui marchent promptement à grangrène. Il est très-utile dans la débilité nerveuse qui est la suite de la masturbation et des plaisirs vénériens, et il est même comme spécifique alors : on le donne en poudre avec un peu de rhubarbe, d'éthiops martial, quelque antispasmodique chaud, et on prescrit en même-tems les bains froids.

M iij

3º. Le quinquina est d'un grand usage comme anti-septique, soit à l'intérieur, soit à l'extérieur. De grands praticiens l'ont conseillé comme tel dans la phthisie pulmonaire, dans laquelle d'autres le regardent comme dangereux. Il ne convient point dans cette maladie, quand la suppuration n'est pas encore formée, qu'il y a toux sèche, pouls fréquent et roide, irritation, sécheresse et chaleur de poitrine. Mais il est très-utile quand la suppuration est bien décidée, que les crachats purulens sont en même-tems céneux et fétides, d'un gris noirâtre ; de même à la fin de cette maladie, quand il y a colliquation manifestée par les sueurs et la diarrhée, qu'il faut soutenir les forces, et s'opposer à la putridité. On l'emploie aussi dans les phthisies écrouelleuses, si bien décrites par Morton, et dans les suppurations des glandes produites par une cause écrouelleuse : on l'unit alors avec l'extrait de ciguë. Dans ces différens cas, on ne le donne point en poudre, ni en décoction, ni dans le vin, mais quelquefois en sirop, et encore mieux on donne son extrait ou sel essentiel à la dose de douze ou dix - huit grains, un demi - gros ou un gros par jour en plusieurs prises. C'est ainsi qu'on l'emploie dans les colliquations humorales, et la pulpart des suppurations internes.

A l'extérieur, le quinquina est le meilleur anti-septique dans le cas de plaies qui deviennent ulcérées, et laissent échapper un pus sanieux, putride et fétide. On le donne alors en forte décoction, et en extrait à haute dose à l'intérieur, et extérieurement on l'applique en poudre, ou on fait des lotions avec cette même décoction. C'est aussi le meilleur anti-gangréneux que la médecine connoisse, soit pour la gangrène externe, soit pour la gangrène interne, comme celle de la vessie, qui est quelquefois curable; celle de quelque partie d'intestin, comme du rectum, à la suite des fistules de mauvais caractère; celle de la matrice, ect. Dans ces cas, les fortes décoctions de quinquina sont fort utiles. Dans les gangrènes extérieures, il faut qu'il soit donné à haute dose; car il y en a qui ont une marche bien rapide, surtout dans les maladies érysipélateuses et pestilentielles. Il ne faut pas alors perdre le tems avec deux gros ou une demi-once, mais pousser la dose à deux, trois, quatre, cinq ou six onces par jour. C'est un remède cher; mais les cas pressans exigent qu'on fasse des sacrifices. M. De Haën dit en avoir employé plus de quarante livres pour un de ses malades, pendant l'espace de sept mois et demi que dura la maladie. On donne ce remède dans ces cas, à l'intérieur, en décoction aqueuse, ou seul, ou uni avec le scordium, ou dans le vin, pour remédier à la foiblesse qui a souvent lieu alors. Quand, dans les fièvres continues, on emploie le quinquina comme anti-putride, et qu'on craint qu'il n'excite trop de chaleur et d'irritation, on le donne en lavement; on le donne de même dans les angines gangréneuses, quand le malade ne peut pas avaler, et dans ce dernier cas on en fait aussi des gargarismes.

4°. Le quinquina est un bon anti-spasmodique pour arrêter les affections hystériques et hypochondriaques, les spasmes de l'estomac, les convulsions, ect., surtout quand ces maladies nerveuses dépendent de foiblesse : on l'unit alors avec la valériane, ect. On l'emploie aussi dans l'épilepsie et la manie; cependant il y a dans ces circonstances des moyens qui valent mieux, comme le camphre, l'ambre, le succin, l'assafœtida, la gomme ammoniaque, et surtout la valériane. Mais dans les fièvres continues, quand il y a spasmes, convulsions, soubresauts des tendons, un peu de délire, le quinquina est un très-bon anti-spasmodique, et meilleur que les autres, dont aussi il augmente l'énergie, quand ils sont indiqués.

Quelques-uns regardent le quinquina comme apéritif; mais il ne l'est que secondairement, comme tonique et anti-spasmodique. On le dit aussi anthelminthique, mais il ne possède que foiblement cette vertu, qui dépend de son amertume. Enfin, il passe encore pour anti-écrouelleux, mais il ne l'est que comme tonique et anti-putride.

Pourquoi le quinquina guérit-il les fièvres intermittentes ? ...... On pourroit appliquer justement ici la réponse de Molière. Voici cependant ce qu'on pourroit dire à ce sujet : la plupart des astringens s'emploient avec assez de succès contre les fièvres intermittentes, et il y a des observations de ces fièvres guéries par la tormentille, la bistorte, le suc de plantain, d'ortie, ect. : on a quelquefois même réussi avec l'alun, mais c'est un mauvais fébrifuge. Les astringens paroissent agir alors en fixant le genre nerveux, ou au moins en suspendant sa sensibilité, et en s'opposant au type nerveux qui produit et entretient les accès ; or, le quinquina est atringent : il peut donc, comme tel, guérir les fièvres intermittentes. Mais il les guérit mieux que les autres astringens, parce qu'il est en même-tems anti-spasmodique, et que les anti-spasmodiques sont vraiment fébrifuges. De plus, le quinquina est amer, et la plupart des amers, comme la patience, la gentiane, qui, comme fébrifuge, agit en partie par son amertume, l'absinthe, le colombo, ect., s'emploient quelquefois avec succès contre les fièvres intermittentes. On pourroit donc croire que le quinquina guérit ces fièvres, comme amer, astringent et anti-spasmodique. C'est probablement aussi comme tel qu'il guérit les maladies intermittentes non fébriles, comme certains maux de tête, d'yeux, ect., qui reviennent périodiquement ; il faut le donner à haute dose dans ces accès douloureux, dont toutes les différentes parties du corps sont susceptibles.

Quant au principe fébrifuge du quinquina, ce n'est point un principe volatil, puisque gardé long-temps il est encore fébrifuge, et que l'extrait sec et les fortes décoctions le sont aussi. Le principe résineux est plus tonique, mais moins fébrifuge que l'extrait, les fortes décoctions et la poudre de cette écorce ; ainsi il paroît que cette propriété est due au principe gommeux uni au principe résineux : voilà pourquoi la meilleure manière d'employer le quinquina contre les fièvres intermittentes, c'est en poudre.

Cascarille.

La cascarille appartient au *croton casca-*
rilla, L., qui croît principalement à Eleutheria,
une des îles Bahama. Cette écorce fournit une
assez grande quantité d'huile essentielle verte,
pesante comme les huiles essentielles des plantes
exotiques; elle contient, de plus, un principe
gommo-résineux. La cascarille étoit employée
comme fébrifuge avant qu'on connût le quinquina; beaucoup l'ont confondue avec lui, et
quelques - uns la lui préfèrent, mais à tort;
car elle est peu fébrifuge, moins que la gentiane. Cependant elle est utile quand il faut
arrêter une fièvre intermittente, produite ou
entretenue par le défaut de ton, et un relâchement confidérable des premières voies; ce qui
arrive souvent dans les suites des fièvres quartes
d'automne : on l'unit alors au quinquina, de
même que dans les fièvres intermittentes per-
nicieuses. Comme tonique, on l'emploie à la
fin des fièvres putrides, quand les malades sont
tombés dans une grande foiblesse : on l'unit encore alors au quinquina. Mais aujourd'hui la
cascarille est rarement employée, parce qu'il
y a d'autres moyens qui lui sont préférables.
On la donne en infusion aqueuse ou vineuse,
à la dose de deux ou trois gros sur une pinte
de véhicule, à vaisseau fermé. On en fait aussi
une teinture, avec cette même quantité digé-
rée dans un demi-setier d'esprit-de-vin. Quand
on l'unit au quinquina, c'est dans la proportion
d'un gros ou un gros et demi, sur une demi-
once de quinquina.

Le tamarisc, dont nous avons déja parlé, a été regardé pendant long-temps comme un bon fébrifuge. Son écorce est légèrement aromatique, très-astringente, styptique et amère. Elle se donne en poudre ou en décoction, à la dose d'une once ou une once et demie dans deux pintes d'eau qu'on fait réduire à une. On retire, par l'incinération de cette écorce, un sel essentiel de tamarisc, mais qui n'est qu'un alkali végétal ordinaire, semblable à celui que fournissent les autres plantes soumises à la même opération.

L'écorce de cerisier, *prunus cerasus*, L., est amère et astringente. Quelques-uns la comparent, et même la préfèrent au quinquina, mais à tort; car donnée, même à très-haute dose, elle n'a presque point eu de succès. Elle est d'un grand usage dans le commerce pour falsifier le quinquina, sur-tout celui qu'on vend en poudre.

L'écorce du hêtre, *fagus sylvatica*, L., a été employée aussi comme fébrifuge : elle est apéritive, purgative, et même à certaine dose, elle excite le vomissement; mais nous avons beaucoup d'autres moyens que nous devons lui préférer, sur-tout comme fébrifuges; elle a cependant eu quelques succès. On la donne de la même manière et à la même dose que le tamarisc.

L'écorce de chêne a aussi quelquefois réussi contre les fièvres intermittentes, et sur-tout la noix de galle, qui est un bon astringent et amer, dont nous avons parlé ailleurs. Mais de toutes les écorces indigènes, la plus vantée

contre les fièvres d'accès, est celle du marro-
nier d'Inde, *œsculus hippo-castanum*, L.; elle
est très-astringente et très-amère, deux grandes
propriétés pour guérir ces fièvres; et ses succès
sont en effet constatés par beaucoup d'observations. Cependant il s'en faut de beaucoup
qu'on doive la comparer et la préférer au quinquina. On ne l'emploie guère que dans les
campagnes, et c'est de la même manière. et
à la même dose que les autres écorces ci-dessus,
c'est-à-dire, d'un gros ou un gros et demi par
jour en poudre, et d'une once en décotion
dans deux pintes d'eau qu'on fait réduire à une.

3°. Feuilles fébrifuges.

Les feuilles fébrifuges sont celles de plantain,
d'ortie et autres astringens; celles des plantes
labiées; les feuilles amères, toniques et aromatiques, comme celles d'ivette, de germanr-
drée, d'absinthe, d'aurone, de santoline, de
sabine, de rhue, etc. Elles sont très-utiles quand
les fièvres intermittentes sont entretenues par
relâchement et foiblesse, quand il faut augmenter le ton de l'estomac et des intestins. On
en fait une infusion assez forte ou une légère
décoction, à la dose d'une poignée dans l'eau
bouillante à vaisseau fermé : rarement elles se
donnent en poudre; la dose est d'un demi-
gros ou un gros. L'extrait se donne rarement
seul, mais comme excipient d'autres moyens
appropriés, à celle d'un scrupule, un demi-gros
ou un gros. On emploie aussi les feuilles qui
contiennent un suc apéritif, comme les chico-

racées, qui sont sur-tout utiles dans les fièvres
d'accès bilieuses, comme sont celles du printems et de l'été. Elles sont encore mises en
usage quand une fièvre d'accès, imprudemment
arrêtée, produit la foiblesse, la paralysie ou des
douleurs de membres ; de même quand ces fièvres s'arrêtent , et laissent quelque engorgement particulier : on unit alors les sucs chicoracés aux sucs anti-scorbutiques. Mais parmi
ces feuilles, les plus employées sont celles de
laitue vireuse, dont nous avons fait mention
ailleurs. Cette plante est amère, et, comme telle,
apéritive ; elle est de plus tonique et narcotique,
et beaucoup de praticiens l'emploient aujour-
d'hui, d'après le conseil de M. Durande, médecin de Dijon, qui en a réveillé l'usage. C'est
sur-tout l'extrait qu'on emploie à la dose de
8, 12, 15 ou 20 grains, ou un scrupule au plus
par jour, en trois ou quatre prises. On a vu
des fièvres d'accès, rebelles à d'autres moyens,
céder à celui-ci.

Petite Centaurée.

La petite centaurée , *gentiana centau-*
rium, L., est une plante commune dans ce
pays-ci ; cependant celle qu'on préfère vient
du Dauphiné, des Pyrénées, des Alpes, etc.
Ses sommités sont très-amères et un peu aromatiques ; elles donnent un peu d'odeur à l'eau
distillée , et contiennent un principe gommo-
résineux. La petite centaurée est d'un usage
très-ancien en médecine, comme fébrifuge, tonique, vermifuge, anti-arthritique, et elle jouit
en effet de ces propriétés. Je l'ai souvent em-

ployée comme fébrifuge, et souvent avec succès.
On la met en usage quand le traitement préliminaire ayant eu lieu, on craint de donner le
quinquina, comme à la fin des fièvres intermittentes du printems : elle a même réussi dans
des cas où le quinquina avoit échoué, peut-être
parce qu'il étoit mauvais. Comme anti-arthritique, elle partage cette propriété avec la plupart des amers, comme la patience, la gentiane, les fèves de Saint-Ignace, etc.

Il est certain qu'une infusion de petite centaurée, prise de temps en temps, est dans le
cas de prévenir et d'empêcher les accès de
goutte. Comme tonique, elle est très-utile dans
les langueurs d'estomac, et est, dans ce cas, bien
préférable au thé. Elle est aussi carminative,
et anthelmintique par son amertume; et elle
est souvent employée comme anti-septique à
l'intérieur et à l'extérieur, dans les ulcères anciens et de mauvais caractère. Enfin, elle a les
mêmes propriétés que la gentiane; cependant,
quand on n'a aucun inconvénient à craindre de
celle-ci, on doit la lui préférer.

Les sommités de petite centaurée se donnent
en infusion, à la dose d'une ou deux pincées,
qu'on fait légèrement bouillir à vaisseau fermé
dans une pinte d'eau ou de vin. Cette boisson
a souvent suffi pour chasser les fièvres d'accès.
On peut aussi la faire infuser à froid, et le vin
qu'on en prépare peut se prendre à la dose de
6, 8, ou dix onces par jour. Elles se donnent en
poudre, quand on en veut un effet tonique et
stomachique, à la dose de six ou huit grains,
un demi-gros ou un gros par jour : l'extrait se

donne à celle de 12 grains, un scrupule, un ou deux gros. Le sel de cette plante ne diffère pas de l'alkali végétal ordinaire.

4°. Fleurs fébrifuges.

Les fleurs fébrifuges sont sur-tout celles de camomille romaine, dont nous avons parlé à l'article des emménagogues. Elles ont guéri beaucoup de fièvres intermittentes, comme toniques, légèrement amères, et sur-tout comme anti-spasmodiques. Nous avons dit comment on devoit s'en servir dans cette circonstance.

5°. Fruits fébrifuges.

Il n'y a point de fruits spécifiquement fébrifuges; mais on recommande beaucoup ceux qui sont acides, et les fruits pulpeux mûrs. J'ai vu des fièvres intermittentes du printems, qui se prolongeoient dans l'été avec jaunisse et engorgement des viscères du bas-ventre, être guéries par le raisin pris en grande quantité; mais ce fruit n'agit alors que comme savonneux, apéritif et fondant, et non comme fébrifuge.

6°. Semences fébrifuges.

Panais.

Les semences de panais, *pastinaca sativa*, L., sont assez fortement aromatiques et amères. M. Garnier, médecin de Lyon, qui tenoit ce remède de son père, est le premier qui les ait recommandées contre les fièvres intermittentes. On en fait bouillir ou fortement digérer à vaisseau fermé, un gros ou un gros et demi dans un demi-setier de vin rouge, et encore mieux de vin blanc : on passe, et l'on

prend cette dose une demi-heure ou un quart
d'heure avant l'accès. Je les ai employées quelquefois avec succès, et les ai vu aussi quelquefois réussir entre les mains de M. Maloët, alors
médecin de la Charité. On les emploie dans
les fièvres tierces, et sur-tout dans les fièvres
quartes. Je ne dissimulerai cependant pas que
la vertu fébrifuge de ces semences me paroît
très-équivoque. Souvent elles ne réussissent pas,
et quand elles réussissent, c'est peut-être à
raison du véhicule. On sait que l'ivresse a quelquefois guéri des fièvres intermittentes, et il
est d'usage parmi le peuple de boire avant l'accès un verre d'eau-de-vie fortement chargée de
poivre, ce qui empêche en effet quelquefois
l'accès d'avoir lieu.

Féves de Saint-Ignace.

Ce sont des semences exotiques, qui appartiennent à une plante cucurbitacée de l'Amérique. Elles sont d'une amertume excessive, et
c'est pour cela qu'on les emploie beaucoup
comme fébrifuges dans le pays d'où on les apporte : elles y réussissent assez. Ces semences
sont encore purgatives et assez narcotiques.
J'ai vu des médecins de Paris les employer
avec succès dans les fièvres quartes rebelles ;
mais elles ont l'inconvénient d'attaquer les nerfs,
même des gens robustes, d'exciter du délire,
de causer la folie, et une folie opiniâtre. Elles
se donnent en poudre depuis quatre grains jusqu'à vingt, et cette dose est très-forte : rarement
on les emploie en décoction ; la dose est d'un
demi-gros ou un gros.

Ces

Ces semences font la basse de l'eau de Polis-
sart très-accréditée contre la goutte. Cette eau
a été, en effet, quelquefois utile dans cette
maladie, et j'en ai vu des exemples. Elle est
propre à diviser l'humeur morbifique, à l'évacuer, et à calmer l'orage qui s'élève lors du
développement de la goutte. De cette manière,
elle diminue les douleurs, et abrège beaucoup
le paroxysme; mais ce n'est point un bien, car
la répétition devient plus fréquente. D'ailleurs,
elle a souvent excité des superpurgations, du
délire, même phrénétique, un assoupissement
léthargique, etc.; et j'ai connu des malades qui
sont morts pendant son opération. Voici la manière de faire cette eau : on prend des fèves de
Saint Ignace réduites en poudre, et on les fait
digérer long-temps dans l'eau-de-vie, que l'on
colore ensuite pour la déguiser. On prend une
cuillerée à café de cette teinture, et on l'étend
dans un verre d'infusion amère, comme de petite centaurée, etc. Cette dose, que l'on réitère
deux ou plusieurs fois par jour, suffit, et même
chez beaucoup de sujets elle a excité des convulsions, du délire, des superpurgations. J'ai vu,
je le répète, des accès de goutte arrêtés par
ce moyen ; mais ils n'étoient que suspendus,
et revenoient ensuite avec une nouvelle intensité ; jamais je n'en ai vu de cure radicale. La
principale propriété de cette eau paroît con-
sister dans un effet purgatif. En effet, les purgatifs forts arrêtent la goutte dans son développement ; mais, comme l'a remarqué Sydenham,
c'est un remède du moment, et qui ne fait que
rendre les accès suivans plus forts. Il faut donc

une grande prudence pour l'administration des purgatifs et des amers dans la goutte, même à son commencement. Cependant quand les goutteux sont d'une chair très-molle et très-grasse, qu'ils sont empâtés d'humeur glaireuse et pituiteuse, que la goutte n'est point très-douloureuse, qu'elle est vague, et se porte tantôt d'un côté, tantôt d'un autre, sans se fixer ni aux piés, ni aux mains, les amers et les purgatifs drastiques sont très-utiles en dissipant le foyer, éloignant les accès, et fixant davantage la goutte, qui, sans cela, deviendroit tophacée.

ANTHELMINTHIQUES.

§. I.

ON donne ce nom aux médicamens qui ont la propriété de tuer ou d'expulser les vers contenus dans le canal intestinal. On compte beaucoup de ces médicamens, mais il y en a peu qui méritent constamment leur réputation; et l'observation a fait voir qu'il n'y en a point qui n'ait quelquefois manqué son effet. Ces remèdes sont principalement employés dans l'enfance, parce que c'est à cet âge que le tænia, les lombrics et les ascarides sont sur-tout fréquens.

Il y a beaucoup de vermifuges qui agissent par une propriété générale : tels sont les purgatifs et les amers. Tous les purgatifs forts sont en effet d'excellens vermifuges, à cause de la contraction vive des intestins qu'ils occasionnent. Les plus employés comme tels, sont la racine, et sur-tout la résine de jalap, la gomme gutte, la coloquinte, la bryone, etc. Mais ceux qui réussissent le plus constamment, sont ceux qui sont composés avec le mercure : tel est l'*aquila alba* ou mercure doux, qui agit alors comme purgatif et comme mercure, c'est-à-dire, comme ayant en lui-même la propriété de tuer la plupart des insectes, soit de l'intérieur, soit de l'extérieur du corps. La plupart des amers sont aussi d'excellens anthelminthiques, comme la gentiane, le colombo, l'absinthe, l'aurone et les autres corymbifères, parce que l'amertume est un poison pour les vers. Les huileux sont aussi regardés comme de bons vermifuges, sur-tout l'huile de noix; mais il n'y en a point qui soit aussi efficace que l'huile de ricin ou *palma christi*, dont nous avons parlé ailleurs. Enfin, presque tous les acides végétaux, et même minéraux sont de très-bons vermifuges, comme le suc de citron, de limon, le vinaigre, etc.; et une potion faite avec trois onces d'une huile, sur-tout celle de *palma christi*, et une demi-once de jus de citron, a souvent réussi dans des cas où les forts purgatifs et le remède de Nouffer avoient échoué. Ces sucs acides se donnent comme vermifuges, principalement dans l'été, et dans les fièvres putrides vermineuses, circonstances où des moyens irritans seroient dangereux. L'eau vinaigrée est alors très-utile pour arrêter la putridité et tuer les vers, et c'est aussi dans ce cas qu'on fait beaucoup usage des potions huileuses, dans lesquelles on fait entrer le suc de citron. On donne en même temps le quinquina et le camphre quand il y a

putridité, foiblesse, quelques convulsions, et
disposition à la dissolution. Tels sont les vermifuges, qui agissent par une propriété générale ; mais outre ceux-là, il y en a d'autres
qui le sont d'une manière véritablement spécifique.

§. II.

1°. Racines anthelminthiques.

Fougère.

Il y a long-tems que la racine de fougère, *po-
lypodium filix mas*, L., est employée comme
vermifuge, car Hyppocrate et Dioscoride lui connoissoient cette propriété. Elle tomba par la
suite en discrédit, parce que comme on l'employoit à trop petite dose, elle restoit sans effet.
Ce ne fut qu'après qu'on l'eut donnée d'une manière convenable, que ses succès réitérés ré-
tablirent sa réputation, qui s'est soutenue jusqu'à
aujourd'hui. M. Andry, auteur d'un très-bon
traité sur les vers, la recommande beaucoup,
et il avoit contre ces insectes un secret dont
l'eau de fougère faisoit la base. La fougère fait
aussi celle du remède de Mme. Nouffer, dont
voici le détail. On prend sur les six heures
du matin trois gros de racine de fougère réduite
en poudre, et étendue dans un bouillon de veau.
Deux heures après, on prend un bol fortement
purgatif, fait avec huit grains de mercure doux,
six grains de résine de jalap, autant de scammonée, un gros de confection hamec ; et pour
aider l'action de ce bol, on se sert pour boisson

ordinaire d'une tisane faite avec une demi-once
de racine de fougère bouillie dans une pinte d'eau,
qu'on fait réduire à trois demi-septiers, dans
lesquels on ajoute ensuite une demi-once de
sel d'epsom. Il est rare que le tœnia résiste
à ce remède ; je l'ai employé souvent, et presque
toujours avec succès, et c'est contre ce ver le
meilleur de tous les remèdes. Quelquefois il faut
renouveler la dose deux ou trois fois, alors on
ne doit mettre qu'un jour d'intervalle entre chaque
prise. Souvent aussi il agit avec beaucoup de
violence, produit des coliques considérables ; et
un de mes malades de la Charité, éprouva des
convulsions abdominales effrayantes, pour lesquelles il fallut employer les fomentations émollientes et le sirop diacode. C'est pourquoi il
faut diminuer la dose selon le tempérament,
l'âge, le sexe et les autres circonstances.

J'ai entendu dire à plusieurs praticiens que
la racine du mûrier blanc, *morus alba*, L.,
étoit aussi efficace contre le tœnia que celle de
fougère, et qu'elle réussissoit aussi fort bien contre
les autres espèces de vers. On la donne à la
dose de trois ou quatre onces en décoction dans
trois pintes d'eau que l'on fait réduire à une.
Mais comme cette boisson est très-amère, on
préfère de donner ce remède en poudre, de la
même manière et à la même dose que la fougère.

2°. Feuilles anthelminthiques.

Ce sont celles d'auronne, d'absinthe, de
santoline, de tanaisie, etc., qui sont d'excellens

vermifuges, comme fortement amères. Elles
se donnent en poudre, à la dose d'un demi-gros, un
ou deux gros, ou en infusion aqueuse, à celle
d'une poignée qu'on laisse infuser long-tems; ou
bien on met une poignée ou une poignée et
demie sur une pinte de vin en infusion, et on
prend de deux heures en deux heures un demi-
verre de ce vin, qui est un excellent anthelminthique.

3°. Fleurs anthelminthiques.

Semen-contrà.

Le semen-contrà ou sementine est d'un usage
ancien en médecine; ce sont les Arabes qui
l'ont fait connoître vers le septième ou huitième
siècle. M. Bernard de Jussieu pensoit que c'étoit
le calice d'une fleur qui n'est encore que peu
développée. On a beaucoup disputé sur la plante
qui le fournit, mais il appartient probablement
à la plante nommée *artemisia santonica*, L.
On nous l'apporte de l'Asie. Le semen-contrà
est aromatique, mais d'une manière désagréable;
il est très-amer, contient un principe gommo-
résineux, et une très-petite quantité d'huile
essentielle. Il jouit d'une grande réputation comme vermifuge, et la mérite en partie. On le
donne en infusion à la dose d'un ou deux gros
dans une pinte d'eau ou de vin, à vaisseau fermé;
mais comme cette boisson est très-désagréable
sur-tout pour les enfans, on le donne plus souvent en poudre, depuis un demi-gros jusqu'à
un et quelquefois deux gros. On mêle aussi du

semen-contrà dans du pain d'épice, qui devient
par-là anthelminthique ; souvent aussi on rend
ce dernier purgatif, en y mettant un peu de
scammonée ; quelques-uns enfin ajoutent à tout
cela un peu d'aloès qui, à cause de son amertume, est un excellent vermifuge.

Les autres fleurs anthelminthiques sont celles
de pêcher, avec lesquelles on fait un sirop
très-bon pour purger, et chasser les vers dans la
première enfance.

Ainsi nous ne manquons pas de moyens contre
le tœnia et les strongles: il y en a aussi contre
les ascarides, qui sont de petits vers ressemblans
à ceux du fromage, et qui siégent principalement à l'extrémité du rectum. Ces moyens
consistent dans des applications extérieures de
substances amères, comme de coton trempé dans
du fiel de bœuf, la teinture d'aloès ou de gentiane : ce qui suffit souvent pour détruire ces
vers ; on donne en même temps les amers à
l'intérieur.

Parmi les anthelminthiques que possède le
règne minéral, le meilleur est le mercure, qui est
l'ennemi né des insectes qui affligent le corps humain. Il semble que son principe vermifuge est
une espèce de gas, puisque, comme nous
l'avons dit, l'eau de mercure est très-propre
à tuer les vers, quoiqu'après la décoction ce minéral n'ait pas diminué de poids.

CARMINATIFS.

§. I.

Les carminatifs sont des médicamens que l'on emploie contre les maladies venteuses, et qui calment comme par enchantement, *carmen*, les douleurs cruelles dont elles sont souvent accompagnées. Ces maladies reconnoissent fréquemment pour cause le relâchement du canal intestinal, lorsque la foiblesse des premières voies ne permet point de bonnes digestions, et s'oppose ainsi à la nouvelle combinaison de l'air qui se dégage pendant la digestion : alors les toniques et les stomachiques sont d'excellens carminatifs. Mais aujourd'hui que les maladies nerveuses sont plus fréquentes que jamais, il arrive souvent, qu'un resserrement spasmodique d'une partie des intestins gêne le passage de l'air, qui alors s'amasse et cause des douleurs plus ou moins vives. C'est pourquoi la plupart des anti-spasmodiques sont d'excellens carminatifs. Quelquefois les maladies venteuses sont occasionnées par une irritation générale, qui a lieu avec une phlogose plus ou moins forte, comme cela arrive dans les fièvres bilieuses et les fièvres putrides qui se trouvent accompagnées de météorisme, et même quelquefois de tympanite. Dans ces cas les délayans, les émolliens, les huileux, les anti-putrides, les acides végétaux très-étendus, sont les seuls carminatifs qu'on doive employer.

1°. Racines carminatives.

Les racines carminatives les plus employées sont celles d'angélique, dont nous avons parlé à l'article des toniques.

2°. Feuilles carminatives.

Les feuilles carminatives sont celles de la plupart des plantes toniques, comme l'absinthe, l'aurone, etc., qui sont en effet d'excellens carminatifs, quand les maladies venteuses dépendent de relâchement, ou existent sans fièvre.

3°. Fleurs carminatives.

Les fleurs carminatives sont celles de petite centaurée et de camomille. Celles-ci doivent être rangées parmi les meilleurs carminatifs, étant toniques, amères et anti-spasmodiques: aussi entrent-elles dans la plupart des préparations carminatives. On les fait bouillir dans l'eau, on trempe dans cette décoction des linges, avec lesquels on fait des fomentations sur le ventre; ces décoctions s'emploient aussi en lavement, et l'on prend en même-temps l'infusion par la bouche. Mais c'est principalement l'huile essentielle de ces fleurs que l'on emploie contre les maladies venteuses : c'est un excellent moyen pour remédier aux désordres produits par les anciens vents, et s'opposer à la formation des nouveaux.

4°. Semences carminatives.

Les semences carminatives sont fournies par les plantes ombellifères, comme le panais, la carotte, le persil, l'aneth, le cumin, la coriandre, l'anis, le fenouil, etc. Toutes ces semences sont assez fortement aromatiques et amères au goût, et fournissent une huile essentielle très-forte. Elles entrent dans la plupart des préparations carminatives, dans les fomentations, les lavemens et les boissons : la dose est d'un gros ou un gros et demi en infusion dans une pinte d'eau ou dans une chopine de vin. Souvent on les emploie en poudre à celle d'un demi-gros ou un gros que l'on incorpore dans du pain d'épice ou autres ingrédiens. Mais l'huile essentielle est la partie de ces semences qui possède au plus haut degré la vertu carminative ; aussi l'emploie-t-on sur-tout dans les douleurs venteuses très-considérables : on préfère alors celle d'anis, dont la dose est de huit, dix, douze ou quinze gouttes sur quatre ou cinq onces de potion. Voici, par exemple, une bonne potion carminative.

℞. *Eau de Menthe*. . . . . 5 ou 6 onces.
　　Huile essentielle d'anis broyée avec
　　　un peu de sucre. . 10 ou 12 gouttes.
　　Éther. . . . . 20 gouttes.
　　Liqueur d'Hoff. 1 demi-gros ou 1 gros.

On bouche soigneusement la liqueur, et on prend d'heure en heure une cuillerée de ce mélange.

Les semences carminatives ne conviennent pas quand les vents sont accompagnés d'inflammation; mais elles sont très-utiles quand ils sont dus à la matière transpiratoire portée sur les intestins, parce qu'elles poussent en même-tems à la peau. C'est aussi sous ce rapport, et comme anti-spasmodiques, qu'elles sont fort utiles dans beaucoup de fièvres malignes.

Les huiles essentielles des semences carminatives sont employées comme sudorifiques, à la suite des empoisonnemens par l'arsenic ou autres poisons métalliques, ou même végétaux, quand le poison a passé dans les secondes voies, pour l'entraîner par les sueurs. Ces huiles sont aussi anti-spasmodiques : je les ai données seules dans des boissons aqueuses, dans quelques hoquets et vomissemens spasmodiques, ou causés par une matière métallique trop inhérente et fixe, et j'en ai retiré du succès.

Nous avons déjà examiné plusieurs sucs carminatifs; le meilleur est l'assa-fœtida, que l'on emploie quand le développement de l'air est considérable et existe depuis un certain tems, comme dans la tympanite. Il agit alors comme anti-spasmodique, donnant du ton au canal intestinal, le forçant de réagir sur lui-même et d'expulser les vents. On l'unit avantageusement avec le laudanum sec en bol, à la dose de douze jusqu'à vingt-quatre grains par jour, avec un ou deux grains de laudanum, et on partage le tout en trois prises, dont on prend une le matin, une à midi, et l'autre le soir.

Parmi les préparations pharmaceutiques carminatives, la plus estimée est l'esprit carmina-

tif de Silvius, qui se prépare par la digestion de
beaucoup de substances carminatives dans l'esprit-
de-vin. Ce remède est très-utile, et se donne
à la dose d'un demi-gros ou un gros sur cinq ou
six onces d'une potion convenable.

ANTI-VÉNÉRIENS.

De tous les remèdes dits anti-vénériens, le
meilleur est, sans contredit, le mercure, employé soit à l'intérieur, soit à l'extérieur; cependant on s'est révolté, et encore tout récemment, contre ce moyen, dont en effet la mauvaise
administration fait beaucoup de mal. C'est sur
quoi les charlatans se sont fondés, depuis que
l'usage du mercure est connu : tous vantent des
secrets dans lesquels, disent-ils, il n'entre que
des végétaux. La plupart mentent, et ceux qui
vraiment ne se servent point de mercure, manquent très-souvent leur but. Il y a cependant
des observations, à la vérité très-éparses, que
des végétaux ont guéri des symptômes vénériens
qui avoient résisté au mercure. On a cru qu'il
n'y avoit aucune espèce de végétaux qui ne pût
guérir la vérole; au contraire, il y en a très-
peu qui puissent produire cet effet. Tous ceux
qu'on a le plus vantés, sont tirés des purgatifs,
des sudorifiques, des diurétiques, des incisifs,
etc.

1°. Parmi les purgatifs, les uns ont vanté les
minoratifs et les cathartiques, comme la manne,
la casse, etc. On a dit qu'ils avoient guéri des
symptômes vénériens, mais rien n'est moins prou-

vé. Au contraire, souvent ces moyens ne servent qu'à développer davantage les symptômes de la vérole ; cependant les feuilles de séné, données non à dose purgative, mais à dose altérante, sont singulièrement recommandées : elles ont été employées par tous ceux qui ont proposé les végétaux contre les maladies vénériennes; M. Mittié lui-même les emploie : il a changé la plupart de ses végétaux, mais il a toujours conservé les feuilles de séné. D'autres praticiens les ont mises en usage, très-souvent sans succès, et il est certain qu'elles ne guérissent point la vérole : elles ne peuvent servir qu'à purger les vérolés, quand d'ailleurs rien ne s'y oppose.

Les purgatifs résineux, comme la coloquinte, la bryone, etc., ont été aussi recommandés contre cette même maladie. Ces moyens, donnés à petite dose, ont vraiment diminué quelques symptômes vénériens caractérisés par des engorgemens, des bubons et autres tumeurs vénériennes. C'est ainsi qu'il y a des charlatans qui, dès le commencement des gonorrhées, donnent le vin sacré, ou des lavemens fortement chargés de coloquinte, dérivant ainsi du côté de l'anus l'humeur qui s'écouloit par l'urèthre ; mais cette méthode n'est point sûre, elle est souvent fautive, a quelquefois donné la vérole elle-même, en concentrant le virus à l'intérieur. Il est donc sage de ne la point employer, et de ne pas envier les succès des charlatans, qui ne demandent que des guérisons momentanées et brillantes. On a aussi employé, comme anti-vénériens, la résine de jalap et la scammonée : si ces moyens ont réussi, ce qui est très-dou-

teux, ce n'a pu être que très-rarement, et jamais d'une manière complète. Ainsi, des substances purgatives qu'on a vantées contre la
vérole, la seule qu'on puisse peut-être unir avec
les anti-vénériens, sont les feuilles de séné.

2ᶜ. Les sudorifiques ont été employés comme
anti-vénériens dès la première apparition de la
vérole en Europe, et on suivit en cela l'exemple des Américains, qui ne connoissoient que
ce traitement, lequel s'est soutenu en Italie,
sur-tout en Espagne et en Languedoc. Cette
méthode, quelquefois utile dans les contrées
méridionales, échoue dans les autres pays; il
paroît même qu'elle ne réussit pas constamment; car à [présent elle n'est plus employée
en Amérique, en Italie et en Espagne que
comme accessoire avec le traitement mercuriel, par lequel il faut toujours commencer.
Il est cependant vrai que les sudorifiques ont
quelquefois guéri des véroles qui avoient lieu
avec des symptômes graves et effrayans : Hutten,
médecin allemand, après l'avoir éprouvé sur
lui-même les a beaucoup préconisés, ainsi que
plusieurs autres praticiens. Ils sont utiles en effet,
lorsque le traitement mercuriel, employé pendant un certain temps, n'a point réussi; alors
ils complètent la guérison : de même dans les
véroles opiniâtres, rebelles, et qui ont une
mauvaise terminaison, pour favoriser et hâter
de plus en plus l'action du mercure. On les met
aussi en usage dans les douleurs vénériennes
rhumatisantes, ostéocopes, dans les ulcères
vénériens, et sur-tout dans ceux qui attaquent
la gorge. J'ai vu une femme qui avoit, depuis

trois ou quatre ans, un flux gonorrhéique dont elle ignoroit la nature, pendant la continuité duquel elle éprouva différens symptômes, et notamment une espèce d'esquinancie. Celui qui fut appelé le premier, conseilla la saignée, les délayans, mais sans succès : il vint ensuite aux fumigations et aux gargarismes les plus actifs, mais toujours inutilement. Enfin, d'autres appelés soupçonnèrent une cause vénérienne, et prescrivirent d'abord les solutions de sublimé corrosif. Les premiers jours ce moyen eut du succès, mais bientôt après les symptômes augmentèrent : les frictions furent donc alors employées, et faites par une personne très-expérimentée. Elles réussirent au commencement, mais encore une fois les symptômes revinrent, et augmentèrent ; les amygdales tombèrent en pleine suppuration, le voile du palais, la luette, le larynx, le pharynx, toute l'arrière-bouche parut affectée. Alors on eut recours aux sudorifiques : en moins de quinze jours l'ulcère se dissipa, la cicatrisation fut parfaite au bout de trois semaines ou un mois, et la malade fut entièrement rétablie. Les sudorifiques sont donc utiles dans le cas d'ulcères vénériens anciens, sur-tout dans ceux de la gorge, quand le mercure a été d'abord inutilement employé. Ce sont alors les plus forts que l'on préfère ; par exemple, on prend ceux de gayac, de squine, de sassafras, de salsepareille, de chacun une once : on les fait bouillir dans trois pintes d'eau, jusqu'à ce qu'elles soient réduites à moins de chopine ; on ajoute sur la fin un peu de miel, et on passe. Le miel paroît ici

nécessaire, car quand on donne cette décoction
sans lui, le succès n'est point aussi prompt ni aussi
sûr. On en prend un demi-verre de trois heures
en trois heures dans le courant de la journée,
et pour boisson ordinaire, on se sert d'une légère décoction de squine et de salsepareille. C'est
cette même formule qui a été appelée, pendant
un certain temps, *remède du cuisinier*, et
qu'on nomme à présent *rob de Laffecteur*, qui
n'est que le véritable ; rête-nom d'une société.
Ce rob est une tisane sudorifique très-rappro-
chée, dans laquelle on croit qu'il fait entrer le
baba ou cœur de S. Thomas, qui est le bois
d'une espèce d'acacia de l'Amérique. C'est avec
ce bois qu'on guérit, dans le pays, le pian, la
lèpre et les symptômes vénériens les plus rebelles, en quinze jours ou trois semaines ; pour
cela, on en prend une demi-once qu'on fait
bouillir dans trois pintes d'eau, jusqu'à ce qu'elles
soient réduites à deux, que l'on boit dans la
journée ; cette boisson agit fortement par les
sueurs et par les urines. Les sudorifiques échouent
quand la vérole est nouvelle et légère ; c'est
quand il y a carie des os, douleurs rhumatis-
santes, sur-tout céphalée, ulcères des parties
molles, etc. qu'ils réussissent principalement.
On croit que Laffecteur met aussi dans son
rob les semences carminatives d'anis, de fenouil, et du miel ou de la cassonade. La manière de s'en servir est la même que celle de
notre formule ci-dessus, c'est-à-dire, qu'on en
prend un demi-verre quatre fois par jour, et
pour boisson ordinaire, la décoction du marc
des bois avec lesquels on a préparé le rob. Ce
qu'il

qu'il y a de singulier, c'est que ces différentes décoctions sudorifiques n'excitent pas toujours la sueur, et n'en guérissent cependant pas moins les anciennes véroles. On a vanté aussi contre la vérole, la racine de bardane, qu'on fait entrer dans la plupart des décoctions sudorifiques ; mais elle est bien moins efficace que les sudorifiques exotiques.

3°. Plusieurs praticiens ont recommandé les incisifs, comme anti-vénériens dans quelques circonstances. C'est ainsi que MM. Storck et Van-Swieten disent avoir vu de bons effets de la ciguë employée comme telle. Il est vrai qu'elle est utile dans quelques symptômes re-belles au mercure, comme dans les engorge-mens de glandes commençans : l'extrait de cette plante, donné même seul, réussit alors, et il est très utile de l'unir avec la panacée mercu-rielle ou le mercure doux : par exemple, on prend un gros de cet extrait, un scrupule de panacée mercurielle, on les mêle, et on en fait vingt bols, dont on prend un le matin et un le soir ; c'est un bon moyen, au moins comme accessoire, et je l'ai vu quelquefois produire de bons effets. On a aussi conseillé le cerfeuil dans cette circonstance, et ce n'est pas sans raison. Je connois l'observation d'un homme qui étoit attaqué de la vérole, et avoit tous les viscères du bas-ventre et toutes les glandes engorgées. On l'engagea à se préparer au traitement par le suc de cerfeuil ; il le prit pendant un mois ou cinq semaines, et se trouva alors parfaitement guéri de tous ses symptômes vénériens, dont il n'éprouva ensuite aucune rechute. Ainsi, dans les engorgemens et les empâtemens vénériens, le suc de cerfeuil ne peut être que très-utile.

Saponaire.

La saponaire, *saponaria officinalis*, **L.**, est ainsi appelée, parce qu'elle donne un suc visqueux comme le savon, et qu'elle peut, comme lui, enlever les taches du linge. On a publié récemment, dans le Journal de Médecine, que c'étoit un spécifique anti-vénérien. M. Fouquet, médecin de l'hôpital des vénériens de Montpellier, l'emploie, non pas seule, mais avec les préparations mercurielles; ainsi il est très-douteux que les succès qu'on lui attribue lui appartiennent. J'ai cependant ouï-dire à quelques médecins qu'ils s'en étoient servi avec avantage, ainsi on peut en faire un accessoire du traitement mercuriel. La dose est d'une ou deux poignées en décoction dans deux pintes d'eau qu'on fait réduire à une ou à une et demie; l'extrait se donne à celle d'un gros jusqu'à une once : on peut aussi employer le suc de cette plante.

Enfin, on a proposé l'aconit, la belladone, le stramonium, et sur-tout la douce-amère, contre quelques symptômes vénériens, mais ces moyens n'ont pas en cela soutenu leur réputation.

Ceux qui nous restent à examiner ont encore bien moins d'efficacité. Ce sont les plantes borraginées, comme la bourrache, la buglose, etc., et surtout les sucs de chicorée, de laitue, de dent-de-lion, etc. C'est surtout M. Mittié, médecin de la faculté de Paris, qui, préférant les végétaux au mercure, a proposé ces sucs pour guérir toutes les maladies vénériennes les plus graves, les plus confirmées, et a prétendu que les frais de la guérison ne monteroient pas à plus de deux sous : ce n'est pas cher ; mais il est certain que beaucoup de praticiens les ont employés dans ces circonstances sans en avoir obtenu un succès bien sûr et bien déterminé. Il y a cependant des cas où l'on doit y avoir recours. La vérole, parvenue à un certain degré, amène comme une dissolution scorbutique ; dans ces anciennes véroles qui ont lieu avec dissolution, il ne faut pas débuter d'abord par le mercure, il augmenteroit la maladie, la rendroit dangereuse et même mortelle, mais par les sucs végétaux et même par les anti-scorbutiques, qui font tomber assez promptement quelques symptômes, et guérissent quelquefois tout-à-fait. Les sucs végétaux sont encore bons quand, dans la vérole, il y a des engorgemens que le mercure ne diminue que pour quelque temps, qui se renouvellent ensuite et deviennent plus rebelles. Les mercuriaux continués trop long-tems, surtout chez les tempéramens cacochymes et épuisés, ne guérissent point ; ils finissent, au contraire, par faire mal, et le virus vénérien se trouve suivi du virus scorbutique, encore plus mauvais et plus rapide dans ses effets. Un homme étoit depuis long-temps à Bicêtre pour être traité de la vérole ; on le soumit pendant trois ou quatre mois à la méthode fumigatoire lors des expériences de M. Lalouette ; les symptômes de la maladie, loin de diminuer, augmentèrent ; il y avoit des engorgemens considérables aux aines,

O ij

aux aisselles, aux glandes du col et de toute
l'habitude du corps; le malade ressentoit des
douleurs horribles dans les membres; la peau
étoit couverte de taches, et affectée d'ulcères
profonds; le sang s'échappoit par le nez,
les urines et les selles. Les sudorifiques, admi-
nistrés à cette époque, ne réussirent point; les
hémorrhagies et les engorgemens continuoient;
alors on employa les anti-scorbutiques, et le
malade fut guéri au bout d'un mois ou cinq
semaines. J'ai vu un jeune homme, entre les
mains d'un praticien très-célèbre pour le traitement des maladies vénériennes, être affecté
de chancres sanguinolens après un mois ou six
semaines de traitement mercuriel; on s'obsti-
noit à y insister, mais les accidens ne firent
qu'augmenter; alors je conseillai les sucs anti-
scorbutiques, et les chancres se dissipèrent en
moins d'un mois. Ainsi, quand le mercure a été
employé pendant un certain tems sans succès,
il faut le quitter, parce que le virus scorbutique prend la place du virus vénérien, ou au
moins le complique : on reconnoit qu'il faut
avoir recours aux anti-scorbutiques, lorsque
le mercure ayant précédé, la maladie est toujours opiniâtre, qu'il y a lassitude, foiblesse
douloureuse, que les genceives sont engorgées
et saignantes.

On dit que les Indiens et les Africains se
guérissent assez promptement de la vérole avec
le *lobelia syphilitica*, L. On a tenté cette
plante à Montpellier, mais sans beaucoup de
succès : on l'emploie aujourd'hui très-rarement.
La dose est d'une ou deux poignées en infusion;

ou bien on prend une demi-once , six gros , ou
une once de la racine, on la fait bouillir dans
deux pintes ou deux pintes et demie d'eau qu'on
fait réduire à moitié. On en donne aussi l'extrait
à la dose de quinze, dix-huit ou vingt grains
par jour. Des douleurs ostéocopes et des céphalées
vénériennes ont cédé à l'usage de ce remède ;
mais il s'en faut de beaucoup qu'il ait autant
d'efficacité qu'on lui en attribue; je l'ai vu employer sans aucun avantage.

Pour résumer, les meilleurs végétaux anti-
vénériens sont les sucs anti-scorbutiques, et principalement les sudorifiques. Peut-être en existe-
t-il de plus spécifiques, mais nous ne les connoissons pas, et nous avons besoin sur cet objet
de nouvelles expériences. Il paroît cependant
assez inutile de chercher de nouveaux anti-vénériens, puisque nous en avons un bon qui peut
nous suffire, et qui n'est nuisible que quand on
l'emploie sans précaution ni traitement prépa-
ratoire. Lorsqu'il est administré, soit à l'intérieur,
soit à l'extérieur, avec la prudence nécessaire,
de cent malades, il en guérit quatre-vingt-dix-
huit, et n'altère point du tout le tempérament.
On voit des personnes, qui ont passé plusieurs
fois par le traitement mercuriel, parvenir sans
infirmités à un âge très-avancé, et le mercure
est très-propre, plus que tout autre moyen, à
dépurer la machine, et à la débarrasser de ces
impuretés qui affligent la vieillesse sous le nom
de goutte , de rhumatisme , de catarrhe , ect.

O iij

ANTI-HERPÉTIQUES.

Les anti-herpétiques sont des médicamens particulièrement employés contre les dartres.

Douce-amère.

La douce-amère, *Solanum dulcamara*, L., ainsi appelée parce qu'elle a un goût amer et douceâtre, a toujours été suspectée en pratique, parce qu'à certaine dose elle est somnifère. Il n'y a guère que cent-cinquante ou deuxcents ans qu'elle est employée, et elle a commencé à l'être par l'école de Montpellier. Elle tomba ensuite en désuétude, mais depuis quelque-tems on veut l'accréditer de nouveau. On la regarde comme un excellent incisif, un excellent sudorifique, comme propre à corriger les différentes acrimonies des humeurs : on la recommande dans quelques jaunisses, à la fin des péripneumonies catarrhales, dans les maladies·laiteuses, la plupart des affections rhumatisantes et goutteuses, et comme résolutive, à la suite des coups et des chutes. On la vante surtout comme anti-herpétique, et M. Carrère a donné à ce sujet plusieurs observations ; cependant je l'ai employée, ainsi que d'autres praticiens, sans en avoir obtenu des succès bien déterminés. Ce qui a pu induire en erreur sur cela, c'est qu'en même-tems qu'on en faisoit usage, on éloignoit le vin et toutes les substances âcres et échauffantes ; on prescrivoit un

régime assez sévère, et la diète lactée. Or, il
est certain qu'un régime doux, rafraîchissant;
le lait et les boissons émollientes, sont très-
efficaces pour la guérison. Cependant la douce-
amère peut être utile aussi dans ce cas comme
légèrement sudorifique, légèrement incisive,
légèrement narcotique, et diminuant cette espèce
d'irritabilité en vertu de laquelle la peau est
forcée à filtrer l'humeur dartreuse. On regarde
encore cette plante comme un très-bon anti-
vénérien, et le même M. Carrère en rapporte
plusieurs exemples, mais ses expériences auroient
besoin d'être répétées. La douce-amère est aussi
très-employée pour guérir la gale et la plupart
des autres maladies de la peau; mais il paroît
que toutes ces propriétés lui ont été accordées
sans beaucoup d'examen. M. de Sauvages et
M. Razoux, médecin de Nîmes, en ont fait usage
dans certains cas de scorbut, et ils rapportent
des cures de caries scorbutiques opérées par ce
moyen. Quant à moi, j'ai employé assez souvent
la douce-amère de la manière prescrite par ces
différens praticiens, j'en ai continué long-tems
l'usage, et je n'en ai jamais retiré un avantage
bien décidé. C'est un moyen dont on peut se
servir, mais sans beaucoup de confiance : le
plus souvent il ne réussit pas, et n'est d'ailleurs
point dangereux quand on l'emploie sagement.
Voici la manière d'en faire usage ; on effeuille
la tige, et on la coupe par morceaux que l'on
concasse : la dose est d'un, deux ou trois gros,
une demi-once ou une once en décoction dans
une pinte et demie d'eau qu'on fait réduire à
une pour la journée. Ordinairement on coupe

cette boisson avec le lait ou une décoction mucilagineuse pour l'empêcher de nuire, mais je
l'ai donnée seule à assez haute dose, et sans
aucun inconvénient. On dit qu'elle produit de
l'assoupissement, du tremblement, quelquefois
une paralysie incomplète, et que ces accidens
cessent quand on s'approche du feu, et aux frictions sèches faites avec une flanelle échauffée. (1).

Orme pyramidal.

L'écorce d'orme pyramidal a fait, dit-on,
beaucoup de bien; oui, sans doute, mais c'est
surtout à ceux qui l'ont mise en vogue; cette
écorce, comme celle des autres ormes, est très-
émolliente, elle fournit dans les plus légères
décoctions un principe mucilagineux très-abondant. Or, tous les moyens mucilagineux employés
soit à l'intérieur, soit à l'extérieur, sont utiles
pour la guérison des dartres, parce qu'ils relâchent
les fibres, invisquent et énervent l'acrimonie
dartreuse; mais quand on les continue long-
tems, les premières voies tombent dans l'affoiblissement, les digestions se dérangent, et la
diarrhée survient. J'ai vu beaucoup de dartreux
faire usage de cette écorce sans en retirer aucun
profit, et sa réputation est totalement tombée.
Du reste, ce moyen n'est pas nouveau; il y a

---

(1) Le suc de douce-amère se prend à la dose de deux
gros, demi-once, ou une once par jour, dans quelques
potions. Enfin on prépare avec cette plante un extrait qu'on
emploie à celle de vingt grains, un demi-scrupule, un scrupule, ou un gros par jour.

long-tems qu'on s'en est servi pour guérir la lèpre ; M. de Sauvages en fait mention dans sa nosologie. On l'a, dans la suite, abandonné, parce qu'il est trop affoiblissant, que la continuité en seroit dangereuse, et que ce n'est point un remède qu'il suffise d'employer pendant quelques jours. La dose est d'une demi-once ou une once, en décoction, qui conviendroit mieux à l'extérieur, pour diminuer le feu des maladies de peau, et favoriser la transpiration.

Le plus accrédité des anti-herpétiques est le suc de fumeterre, *fumaria officinalis*, L., qui est un excellent apéritif, incisif, dépurant, et très-utile quand les dartres viennent d'un vice bilieux. On le donne ou pur à la dose de quatre, huit, dix ou douze onces par jour avec les autres sucs chicoracés, ou étendu dans le petit-lait et uni avec le nitre qui, dans cette maladie, est très-utile quand on en donne une certaine quantité ; on en met, par exemple, un gros dans une pinte de véhicule, qu'on prend le matin dans le bain, dans lequel on reste une heure ou une heure et demie. Ce sel rafraîchit, diminue l'irritation, résout la viscosité bilieuse, et en facilite l'évacuation par les urines, les selles et les sueurs. Il y a aussi un extrait de fumeterre qu'on emploie à la dose d'un demi-gros ou un gros comme excipient.

La patience est également très-employée dans les maladies de peau et dans les dartres, contre lesquelles on a encore beaucoup vanté la scabieuse, mais sans aucun fondement.

Lorsque les dartres reconnoissent pour cause l'âcreté, la viscosité de la bile, et l'empâtement

du foie, ce qui est assez commun, les sucs de
chicorée, de laitue, de bourrache, de pissenlit, etc., sont très-bons. Ces sucs, ainsi que les
bains, le lait, et un régime émollient long-tems
continué, suffisent pour guérir cette maladie.
Mais un pareil traitement exige beaucoup de
continuité et de patience ; cependant les malades
n'aiment point à attendre, surtout entre les
mains des médecins, car ils attendent volontiers
entre celles des charlatans, ce qui est souvent
cause des succès qu'obtiennent ceux-ci. Ils ne
craignent point de demander un an, deux ans
de traitement ; or, il n'y a guère de maladies
chroniques, surtout du foie, de la rate et des
autres viscères abdominaux, à la guérison desquelles ce tems-là ne suffise, principalement
si l'on fait usage de la crême de tartre et des
sucs chicoracés. Au reste, les dartres sont une
maladie très-difficile à guérir.

ANTI-PSORIQUES.

Les anti-psoriques sont les moyens propres
à guérir la gale. Ceux qu'on emploie à l'intérieur sont toutes les plantes apéritives, surtout
celles qui sont amères, comme la grande éclaire,
la patience, l'aunée, la gentiane, la fumeterre,
la chicorée, la scabieuse, etc. Il y en a aussi pour
l'extérieur.

Dentelaire.

Parmi les mémoires de la société royale de
médecine, on en trouve un fait par M. Sumeire,

médecin de Provence, qui a proposé, pour la guérison de la gale, la dentelaire, *plumbago europœa*, L., dont on fait depuis long-tems beaucoup d'usage en Provence et en Languedoc. Cette plante est très-âcre, et, comme telle, est dans le même cas que les autres substances âcres qui, appliquées à l'extérieur, sont propres à guérir la gale. Voici la manière de se servir de la dentelaire : on broie deux ou trois poignées de la racine de cette plante, on verse dessus de l'huile bouillante, et on remue le tout pendant quatre ou cinq minutes : aussi-tôt on passe par un linge avec expression, et on forme avec une partie de ce qui reste sur le linge, un nouet qu'on trempe ensuite dans l'huile bien chaude et remuée, et avec lequel on fait des frictions qui doivent être un peu fortes. Alors les boutons de la gale s'élèvent, tombent et ne reviennent plus. On fait une friction par jour, trois ou quatre suffisant ordinairement pour la guérison. Ainsi la dentelaire est un fort bon anti-psorique extérieur ; cependant j'aimerois autant l'onguent citrin, celui de soufre, et celui de parelle. Pour préparer celui-ci, on broie la parelle dans le vinaigre, et on l'étend ensuite dans la graisse de porc.

Nous avons vu que le règne minéral avoit aussi des anti-psoriques ; les principaux sont le soufre, les antimoniaux et le mercure.

ANTI-LAITEUX.

L'humeur laiteuse qui se sépare après l'accouchement, doit être évacuée d'une manière complète, lorsque l'accouchée ne nourrit point. Quand elle est retenue, ce qui arrive souvent, il en résulte différens accidens, et il n'y a point de maladies, soit aiguës, soit chroniques, qui ne puissent être produites par cette rétention. Il n'y en a pas non plus de plus rebelles, car souvent elles éludent le traitement le mieux approprié; cependant quand la matière laiteuse a ainsi séjourné, si les maladies qu'elle occasionne ne sont pas bien traitées d'abord, le mal reste, et les femmes en sont les victimes pendant longues années.

On vante beaucoup de moyens anti-laiteux, mais il n'y en a pas un qui soit vraiment spécifique. Le règne minéral n'en fournit pas; ceux de ce règne qu'on recommande le plus, n'agissent que secondairement, comme atténuans, sudorifiques, etc. Le règne végétal n'en a pas de bien décidés, ce qui a forcé de recourir à un traitement méthodique, qui consiste à évacuer le lait par les différens canaux excrétoires. Comme on vit des cures de maladies laiteuses opérées par les sueurs, on employa par analogie les sudorifiques résineux, et on les recommanda comme anti-laiteux. Quelquefois, mais rarement, ces mêmes maladies se guérirent par les évacuations urinaires, de-là l'usage des diurétiques en pareil cas. Des observations beaucoup plus nombreuses

ont également fait connoître l'efficacité des
purgatifs drastiques, qui ont été très-recomman-
dés, et sont en effet plus sûrs que les diurétiques
et les sudorifiques ; mais encore tous ces moyens
sont-ils souvent inefficaces ; de sorte qu'un spécifique qui empêcheroit l'humeur laiteuse de
nuire, et l'évacueroit insensiblement, seroit
très-précieux : voici ceux que l'on a le plus
recommandés.

Menthe.

On a cru que les différentes espèces de
menthe, et surtout la menthe poivrée, étoient
anti-laiteuses, parce que les animaux qui ont
nouvellement mis bas, et qui se nourrissent
avec ces plantes, ont un lait très-séreux et
insuffisant pour la nourriture de leurs petits.
En effet, chez les femmes nouvellement accouchées, la menthe facilite l'évacuation du lait,
l'empêche de se grumeler, et est utile ainsi
dans les maladies laiteuses nouvelles, quand
le lait est encore en grande quantité dans quelqu'endroit particulier. De même, lorsqu'on l'applique en cataplasme sur le sein, elle le débar-
rasse de l'engorgement dont il étoit affecté. Mais
quand l'humeur laiteuse a pris un caractère acrimonieux, qu'elle est identifiée avec les autres
humeurs, il est très-difficile de la résoudre, de
l'évacuer, et la menthe est alors inefficace ; il
faut lui substituer le cerfeuil.

Nous avons déja vu que celui-ci étoit un
excellent apéritif, désobstruant, un des meilleurs diurétiques, et que son suc, donné à haute
dose, étoit très-utile dans l'hydropisie. Les ani-

maux qui mangent beaucoup de cette plante, ont un lait très-peu butyreux et très peu caséeux. Employé chez les femmes nouvellement accouchées, il s'oppose à ce que le lait ne se grumèle, facilite son évacuation, et est très-utile aussi soit à l'intérieur, soit à l'extérieur, dans les engorgemens laiteux anciens de la matrice, des mamelles, etc.; cependant il réussit beaucoup mieux quand ces engorgemens sont nouveaux.

Mais lorsque l'humeur laiteuse, au lieu d'être épaisse et tenace, est ténue et âcre, et occasionne des douleurs rhumatisantes intérieures ou extérieures, ni la menthe, ni le cerfeuil ne servent de rien; il faut recourir aux sudorifiques résineux. On a proposé le suivant, comme très-propre à ces sortes de cas.

Canne de Provence.

La canne de Provence, *calamus rotang*, L., nous est apportée des Isles par Marseille, d'où lui est venu son nom; c'est la racine des jets ordinaires. Elle est très-poreuse, ressemble à du liége quand elle est coupée, n'offre au goût rien d'aromatique ni d'agréable, et ne donne point d'huile essentielle. D'après cela, elle ne paroît pas avoir beaucoup de propriété. Cependant les chirurgiens-accoucheurs l'emploient très-fréquemment pour faciliter l'évacuation des lochies et de l'humeur laiteuse, de même que quand cette humeur, très-ténue et âcre, excite des douleurs rhumatisantes : on s'en sert aussi dans les engorgemens laiteux. Je l'ai souvent mise en usage, et toujours sans aucun

succès. La dose est de deux gros, une demi-
once ou une once, en décoction dans deux
pintes d'eau qu'on fait réduire à une ; on la
donne aussi en poudre, mais rarement, à la
dose d'un gros, ou un gros et demi : le calamus
aromaticus devroit remplacer ce moyen
tout-à-fait inutile.

Souci.

Les fleurs de souci, *calendula officinalis*, L.
étoient estimées par les anciens dans les maladies laiteuses, et le sont encore par quelques
modernes. Elles faisoient partie du secret d'un
apothicaire Allemand, lequel consistoit en forts
purgatifs et sudorifiques. Il employoit les tisanes
royales faites avec le séné, la pulpe de casse,
les sels neutres, et y joignoit les fleurs de souci.
Il n'est pas étonnant que ces purgations réitérées
aient pu réussir; mais pour le souci donné seul
de toutes les manières, il n'a point réussi ; ainsi
il faut au moins avoir sur cet objet de nouvelles
observations. Ces fleurs se donnent en infusion
théiforme.

Les feuilles de souci pulvérisées sont un peu
âcres, irritantes et sternutatoires. On les a recommandées comme un bon apéritif, incisif et
diurétique ; mais l'expérience n'a pas montré
qu'elles eussent ces propriétés. La dose est d'une
ou deux poignées en décoction dans une pinte et
demie d'eau qu'on fait réduire à une pinte ; en
poudre, elle est d'un ou deux gros dans quelque
potion, ou autre excipient approprié.

ANTI-ARTHRITIQUES ET ANTI-RHUMATISANS.

SYDENHAM, tourmenté si long-temps par la goutte, qui avoit tant vu cette maladie, et qui en a si bien écrit, espéroit qu'on trouveroit pour la combattre un remède spécifique, comme on avoit trouvé le quinquina contre les fièvres intermittentes. Cependant jusqu'à présent nous ne connoissons que des palliatifs, qui consistent principalement dans un régime doux long-temps continué.

Il n'y a guère de remèdes que l'on n'ait vantés contre la goutte. Les plus efficaces sont, 1°. les amers, qui méritent assez leur réputation. Cette maladie, en effet, est pour ainsi dire travaillée dans les premières voies; les goutteux ont les viscères abdominaux affoiblis, empâtés, remplis d'une matière visqueuse, glaireuse, de laquelle prend naissance l'humeur arthritique; les amers et les incisifs, en la divisant, facilitent peu-à-peu son évacuation. C'est pourquoi l'on a recommandé la racine de gentiane, les sommités de petite centaurée, les fleurs de camomille, la patience, et sur-tout la fève de S. Ignace, dont nous avons parlé ci-dessus. Ces moyens d'ailleurs, en donnant du ton, empêchent que l'humeur morbifique ne s'engendre de nouveau : aussi met-on encore pour cela en usage les toniques proprement dits, comme la zédoaire, le gingembre, le galanga, le souchet, etc. 2°. Les purgatifs sont en vogue depuis long-temps comme anti-arthritiques. Nous avons vu que la fève de S.

Ignace

Ignace agissoit en partie comme telle, et nous avons dit combien cette méthode exigeoit de circonspection. 3°. Les sudorifiques n'ont pas moins été préconisés, sur-tout les résineux, comme le sassafras, le gayac, etc. dont on emploie les fortes décoctions au commencement et sur la fin des accès, principalement dans les gouttes froides et lentes.

Résine de Gayac,

Ce suc est mal-à-propos nommé gomme, puisqu'il a toutes les propriétés des résines, qu'il ne se dissout point dans l'eau, mais dans l'esprit-de-vin, etc. On l'emploie depuis quelque temps comme sudorifique, atténuant et purgatif : en effet, donné à certaine dose, il purge assez bien. Il est aussi regardé à présent comme spécifique dans les rhumatismes anciens, les gouttes lentes, tophacées, qui attaquent les gens pituiteux, dans la goutte commençante ou déjà ancienne, quand elle n'est point accompagnée de symptômes inflammatoires. Il est certain que la continuité de l'usage de la résine de gayac a produit presque des miracles dans la goutte et les rhumatismes rebelles à tous les autres moyens, et que c'est le meilleur anti-arthritique. Elle n'est pas moins utile dans les écrouelles anciennes, et dans les anciennes maladies laiteuses. J'ai traité une femme à laquelle un rhumatisme laiteux avoit ôté depuis plusieurs années l'usage de ses membres, et qui l'a recouvré par la continuité de ce moyen.

Il y a plusieurs manières d'en faire usage. En Amérique on en fait dissoudre environ une demi-once dans une chopine de taffia ou eau-de-vie de

sucre; on prend une cuillerée de cette dissolution dans un verre de boisson amère ou sudorifique, et on répète cette dose deux ou trois
fois par jour. Dans ce pays-ci on met deux gros
de résine de gayac dans une chopine d'excellente eau-de-vie, où elle se dissout totalement en
12 ou 15 heures. On prend également une
cuillerée de cette teinture, que l'on étend dans
une tasse d'infusion sudorifique, comme celle
de mélisse, de sureau, de petite centaurée,
ou de quelque autre véhicule tonique, apéritif,
purgatif; etc. selon les cirsconstances; on peut
répéter cette dose deux ou trois fois par jour,
le matin, à midi et le soir. Pour ceux qui répugnent à l'eau-de-vie, on prend un demi-gros,
un gros ou un gros et demi de résine de gayac,
on la triture avec un peu de sucre dans un
jaune d'œuf, on étend ensuite cette dissolution
incomplète ou cette espèce d'émulsion dans un
verre d'infusion de séné, ou d'infusion amère
ou sudorifique. On prend cette dose le soir,
et une semblable le lendemain matin, ce qui
donne lieu, dans la journée, à deux, trois ou
quatre selles qui évacuent en partie l'humeur
goutteuse et rhumatisante; quand on la donne
dans l'eau-de-vie, elle purge rarement. Enfin,
on peut la prendre en poudre à la dose de 12,
15 grains, un demi-gros ou un gros par jour,
incorporée avec les pilules savonneuses, l'extrait
de ciguë, l'aloès, le bdellium, etc.; mais il
s'en faut de beaucoup que, de cette manière, elle
soit aussi efficace.

SECONDE SECTION.

ON croyoit, il y a cent-cinquante ou deux cents ans, que chaque plante ou médicament avoit une analogie particulière avec quelque partie du corps. On trouve, dans les anciens auteurs de matière médicale et médecine pratique, beaucoup de formules faites d'après cette idée. C'étoit une lettre que l'on adressoit à chaque organe ; mais aujourd'hui la liste de ces spécifiques se trouve très-resserrée. Nous examinerons, en peu de mots, ceux qui sont encore usités, et auxquels on a conservé les noms des parties auxquelles on les a crus spécialement appropriés.

1°. *Les céphaliques*. Ce sont ceux qui sont consacrés aux maladies de la tête ; les substances légèrement aromatiques, ceux des baumes qui ont une odeur agréable, le camphre, les eaux distillées de tilleul, d'orange, de muguet, de sureau, etc., sont les principaux céphaliques employés dans les maladies nerveuses de la tête. Cependant ces prétendus spécifiques ne conviennent pas toujours ; car il y a des personnes qui éprouvent de violens maux de tête par la seule impression d'odeurs que la plupart des hommes trouvent agréables.

Verveine.

L'eau de verveine, *verbena officinalis*, L., étoit très-vantée autrefois dans les différens maux de tête. M. De Haën dit que la décoction de cette plante, employée à l'intérieur et à l'extérieur, est céphalique. Il faisoit avec les feuill s et les tiges des cataplasmes qu'il appliquoit autour de la tête, et il rapporte des cas où cette pratique lui a réussi. On peut donc l'essayer dans les maladies de tête très-rebelles, lorsqu'elles ne sont point occasionnées par une humeur particulière, par une cause mécanique, par une suppuration ou un épanchement dans le cerveau, car, dans ces cas, tous les céphaliques sont inutiles, même quand elles dépendront d'un effort nerveux porté sur l'épicrâne et l'intérieur même du cerveau. Je n'ai cependant pas grande confiance dans ce remède, non plus que dans la plupart de ceux qui nous sont venus de Vienne, parce que nous ne les trouvons pas ici très-efficaces. On pourroit employer de préférence, dans ce cas, les anti-spasmodiques, comme la liqueur d'Hoffmann, et surtout l'éther vitriolique, qui est très-bon dans les migraines et les céphalées nerveuses : on en imbibe un morceau de sucre que l'on fait fondre ensuite dans quelque potion convenable, et en même temps on en respire l'odeur, qui seule réussit très-souvent.

On vante aussi, comme céphalique, le vinaigre distillé et le vinaigre radical donné dans la décoction de verveine, l'eau de millepertuis, de fleurs d'orange, etc., et il a eu en effet quelques succès.

Ainsi les céphaliques n'agissent que par une vertu anti-spasmodique, et ne conviennent que quand les maux de tête ne dépendent que d'une affection nerveuse.

2°. *Les ophthalmiques.* Ceux qu'on a le plus

vantés sont le plantain, l'euphraise, la rose, le
bleuet ou casse-lunette. On a cru ces moyens
particulièrement propres à donner de la force
aux yeux et à guérir leurs maladies ; mais
comme ils n'agissent qu'en qualité de légers
astringens et résolutifs, il s'ensuit que toutes
les autres plantes astringentes et résolutives
sont aussi ophthalmiques, et même d'une manière plus efficace. On préfère ordinairement
l'eau distillée de plantain et d'euphraise, mais
c'est à tort, car le principe astringent étant fixe
dans ces deux plantes comme dans les autres,
il ne peut passer à la distillation. La décoction des roses rouges conviendroit mieux.

3°. On recommande, contre les maux de gorge,
l'aigremoine, l'argentine, la quinte-feuille, et
sur-tout le chèvre-feuille, *lonicera perielyme-
num*, L. Toutes ces substances sont astringentes, et conviennent à la fin de beaucoup de
maux de gorge, quand il faut donner du ton
aux parties affoiblies et relâchées. On prépare,
avec les feuilles de chèvre-feuille, un sirop dont
j'ai vu de bons effets dans les angines, sur-tout
inflammatoires, après les premiers moyens ordinaires; on le fait entrer dans les gargarismes
émolliens: il est usité aussi dans les hoquets
et les vomissemens nerveux, où il réussit quelquefois. On ne vante pas moins le sirop de
mûres contre les maux de gorge. C'est un
moyen très-utile alors, ainsi que dans les fièvres putrides, bilieuses et ardentes, comme
rafraîchissant, acide, légèrement astringent et résolutif. Enfin, on conseille singulièrement contre
l'esquinancie le bec-de-grue, *geranium rober-*

tianum, L. On le pile, et on en fait des cataplasmes qu'on applique autour de la gorge ; ou bien on en fait bouillir 2, 3 gros ou une demi-once dans une chopine d'eau, jusqu'à ce qu'elle soit réduite à une tasse ou deux, pour servir de gargarisme. Quand on l'applique à l'extérieur, cette plante, un peu âcre et stimulante, agit en attirant au dehors la matière qui excitoit l'inflammation, ce qui est avantageux selon Hippocrate : *In anginis erysipelas foras retroverti bonum.* C'est aussi ce qui a engagé plusieurs praticiens à employer dans cette maladie les ventouses, les vésicatoires, et différens autres moyens irritans. Le litus, dont nous avons parlé plus haut, et qui est composé d'huile, d'alkali volatil et d'eau thériacale, est un excellent moyen à la fin des angines inflammatoires, et encore mieux des angines catarrhales. On emploie aussi, dans le même cas, des cataplasmes faits avec de la mie de pain, le lait et la suie de cheminée, qui agit par son alkali volatil que la chaleur développe.

4°. *Les pectoraux.* On a cru que la pulmonaire étoit très-propre à guérir les maladies du poumon, parce qu'elle est tachetée à-peu-près comme ce viscère. Aujourd'hui on n'emploie plus cette borraginée, parce que les autres plantes de la même famille, comme la bourrache et la buglose, sont beaucoup plus efficaces; leur suc est sur-tout très-utile à la fin des fluxions de poitrine inflammatoires. Le suc de cresson est très-recommandé, et avec raison, comme pectoral au commencement des phthisies pulmonaires, sur-tout scrophuleuses.

Lichen *pyxidatus*, L. C'est un remède qui,
après avoir été autrefois employé, étoit tombé
dans l'oubli, et qu'on vient de remettre en usage
dans la coqueluche, maladie caractérisée par
une humeur glaireuse, pituiteuse, très-tenace,
qui embarrasse l'estomac, les bronches et le tissu
pulmonaire. Comme elle est presque toujours
compliquée avec une affection nerveuse, on
joint ordinairement les narcotiques aux délayans
et aux doux incisifs, dans lesquels consiste tout
le traitement. M. Van-Woensel, médecin de
Pétersbourg, a recommandé récemment le *lichen
pyxidatus* contre cette maladie, et j'ai vu M.
Lorry en faire un grand usage. Les effets qu'il
produit ne sont guère sensibles, et on ne voit
pas que ce soit un calmant bien décidé. Au reste,
on peut l'essayer sans risque, il n'est nullement dangereux. On le donne en décoction à la
dose de deux ou trois gros et plus, dans une
pinte d'eau qu'on fait réduire à trois demi-setiers
ou à une chopine, dont on prend un demi-verre
deux ou trois fois le jour. Ce médicament n'a
point d'odeur ni un goût désagréable, et il est
aisé de le masquer pour les enfans. Ainsi il est
à désirer qu'il ait vraiment les propriétés qu'on
lui attribue.

5°. *Les stomachiques*. Nous avons examiné
ceux qui sont les plus efficaces et les plus usités
à l'article des toniques. Mais il y en a un fort
remarquable dont nous n'avons pas parlé.

Colombo.

Le colombo ou bois jaune est, à ce qu'on
croit, la racine d'une espèce de coque du le-

P iv

vant ; mais cela n'est pas bien décidé. Il croît
en Afrique, dans la Guinée, en Asie, où on
le regarde comme le plus puissant de tous les
stomachiques, et comme spécifique dans beaucoup de maladies : il doit en effet être fort efficace. La racine de cette plante est très-jaune
et très-amère. On l'emploie fort souvent dans les
Indes contre les fièvres intermittentes, qu'elle
combat très - avantageusement à cause de sa
grande amertume. C'est un excellent stomachique, très-utile dans les maladies de l'estomac qui
dépendent de relâchement ou d'une matière
glaireuse abondante. Le colombo convient aussi
comme astringent dans les diarrhées très-opiniâtres, dans les dysenteries, les flux lientéri-
ques et cœliaques, causés par l'atonie du canal
intestinal. Ainsi c'est un moyen qui mérite
d'être employé, mais il a des inconvéniens :
il est très-cher, très-amer et très-désagréable au
goût, et veut être donné à légère dose ; autrement il excite des vomissemens et des coliques.
Dans l'Inde, on le regarde comme un excellent
anti-épileptique et anti-spasmodique, dans le
cas d'affections nerveuses assez considérables,
et je connois quelques praticiens qui l'ont employé comme tel, et avec succès. Il ne se donne
point en décoction, cette boisson seroit trop
répugnante, mais en poudre avec la rhubarbe
dans quelque excipient convenable, à la dose
de 4, 6, 8, 12, 15, 18 ou 20 grains au plus
par jour.

6°. *Les hépatiques.* Comme le foie filtre un
suc jaune, on a cru que toutes les plantes jaunes
devoient être bonnes dans les maladies de cet

organe ; aussi les hépatiques sont-ils en grand nombre. Il est vrai que toutes celles qui sont ainsi colorées dans leur intérieur, semblent avoir réellement une propriété plus déterminée contre les affections du foie , à cause du principe salin et sulfureux qu'elles contiennent. Telles sont l'aunée , la patience , la chélidoine , la gentiane , le colombo , etc. Tous ces moyens sont utiles lorsque les maladies du foie dépendent d'une humeur lente , glaireuse , d'une bile pituiteuse qui l'engorge. Dans ce cas , la plupart des amers réussissent.

7°. *Les spléniques.* Ils sont en général les mêmes que les hépatiques. Il y en a cependant un que l'on a recommandé d'une manière plus particulière ; c'est le safran, que l'on croit propre à calmer les chagrins et les inquiétudes, et à amener la gaieté et le rire , dont les anciens avoient placé le siége dans la rate. Cette idée de pratique pourroit être suivie de loin. Il est certain que chez les personnes tristes, les viscères du bas ventre , et sur-tout la rate, sont engorgés, et que la gaieté dépend, en quelque sorte, du bon état de celle-ci.

8°. *Les diurétiques.* Nous les avons déja exposé, et nous avons vu que ce nom pouvoit particulièrement convenir au pareira-brava, à l'uva-ursi , ainsi qu'au camphre, lorsqu'il étoit donné à haute dose dans les douleurs néphrétiques, quand l'inflammation commence à tomber, et dans les néphrétiques spasmodiques.

9°. *Les emménagogues.* Nous avons vu qu'il y avoit, en effet, des médicamens dont l'action se portoit spécialement vers la matrice. Tels sont les sucs gommo-résineux, l'assa-fœtida, l'opopanax, la myrrhe, le bdellium, etc.; le safran, la sabine, la rhue, l'armoise, etc.

1°. Enfin, nous avons vu aussi qu'il y avoit quelques moyens propres à exciter les désirs vénériens, et d'autres propres à les calmer.

Il y a donc vraiment des médicamens qu'on pourroit appeler spécifiques locaux, mais ils sont peu nombreux, et ne sont pas tellement affectés à tel organe, que les autres ne participent aussi plus ou moins à leur action.

QUATRIÈME CLASSE.

POISONS.

UN poison est, en général, une substance qui, prise à une dose très-modérée, a le triste avantage d'exciter de grands accidens, et quelquefois la mort. L'histoire des poisons n'est nullement déplacée dans la matière médicale, parce que plusieurs d'entre eux, employés avec les précautions nécessaires, deviennent, entre les mains des médecins, des médicamens fort utiles. Nous en avons déja examiné quelques-uns qui sont dans ce cas.

Il y a trois genres de poisons dans le règne végétal : 1°. les narcotiques; 2°. les irritans; 3°. les amers. Nous avons vu que ceux du règne minéral étoient tous irritans, à l'exception du plomb, qui agit comme astringent, stupéfiant, et détruisant, pour ainsi dire, la sensibilité des parties qu'il affecte.

Poisons végétaux narcotiques.

UNE substance narcotique est celle qui est propre à amener le sommeil; mais quand elle l'amène d'une manière très-prompte, d'une manière fatigante et léthargique, de sorte que le sommeil soit long, et qu'on ait de la peine à réveiller le sujet, elle prend alors le nom de poison narcotique. Aussi avons-nous vu, en parlant des médicamens narcotiques, qu'ils pouvoient être dangereux, même à légère dose, et que leur usage exigeoit la plus grande circonspection. Les poisons narcotiques, *stupefacientia*, dont nous avons à parler, sont principalement tirés de la famille des *solanum*. Cependant cette famille ne fournit pas seulement des poisons, puisqu'on y trouve la pomme de terre, la pomme d'amour, qui se mange en Italie, et l'aubergine. Il est vrai qu'à l'exception de ces plantes, la plupart des solanées sont dangereuses dans leurs racines, leurs feuilles, leurs fruits, leurs semences et leurs sucs; telles sont sur-tout la jusquiame, le stramonium, la belladone, et même la douce-amère, que nous avons vu pouvoir être employée à l'intérieur à certaine dose, qu'il est pourtant sage de circonscrire. On a aussi rangé au nombre de ces poisons, la morelle, *solanum nigrum*, L., dont l'usage, selon quelques observations, a donné la mort à plusieurs personnes. Mais on s'est peut-être trompé, car

elle est très-peu narcotique, et j'en ai vu faire
prendre à l'intérieur de fortes décoctions sans
aucun inconvénient ; ainsi, si elle est narcotique, ce n'est que très-légèrement, et elle ne
pourroit nuire qu'autant qu'on en prendroit une
très-haute dose. Au reste, on emploie peu cette
plante à l'intérieur ; on en fait entrer les feuilles
dans les lavemens, pour les rendre émolliens.
On en fait aussi une décoction, dont on se sert
pour déterger les ulcères douloureux, chancreux
et les cancers. La morelle entre encore dans
la composition du baume tranquille, qui est un
bon calmant, avec lequel on fait des embrocations et des fomentations sur les parties douloureuses.

Jusquiame.

La jusquiame est une plante très-commune,
dont il y a deux espèces, *hyosciamus al-
bus*, L., et *hyosciamus niger*, L. Celle-ci est
encore plus dangereuse que l'autre. Elle est
très-venimeuse dans ses racines, dans ses feuilles,
qui sont visqueuses et ont une odeur virulente,
dans ses baies, et sur-tout dans ses semences,
qui sont on ne peut pas plus stupéfiantes. La
médecine regardant cette plante comme un poison très dangereux, l'avoit toujours scrupuleusement éloignée de l'usage intérieur ; mais M.
Storck, médecin de l'école de Vienne, a essayé de l'introduire dans la pratique. Il en exprime le suc, le purifie un peu, et lui laisse
prendre par l'évaporation la consistance d'extrait ; ensuite il mélange 6, 8 ou 10 grains de
cet extrait avec un gros ou un gros et demi de

sucre. Il regarde l'extrait de jusquiame comme
un excellent calmant, très-utile dans beaucoup
de maladies convulsives, la manie, l'hystéricisme, l'hypochondriacisme, et les accès vapo-
reux considérables; comme un bon incisif et
désobstruant, propre dans les empâtemens, dans
les tumeurs écrouelleuses, sur-tout dans les tumeurs skirreuses, les ulcères de la matrice, et
principalement dans les tumeurs cancéreuses,
où il l'a, dit-il, employé avec succès; mais il
faut que la dose soit très-légère. Du mélange
dont nous avons parlé, il ne donne qu'un demi-
grain, un ou deux grains, montant ensuite
graduellement à une dose un peu plus forte.

Quand on a pris une dose trop considérable
de jusquiame, on commence par tomber dans
l'assoupissement, mais ensuite on éprouve des
symptômes de corrosion. Il faut commencer par
faire vomir, après quoi on donne des boissons
vinaigrées, parce que le vinaigre est le remède
des poisons narcotiques.

A l'extérieur, les feuilles de cette plante
sont résolutives, désobstruantes, calmantes;
on les applique sur la gale et sur les dartres quand
elles sont très-douloureuses, sur les engorgemens
douloureux, même lents, sur certains ulcères,
principalement sur ceux qui sont cancéreux;
mais même employées ainsi à l'extérieur, ces
feuilles ne sont point exemptes d'inconvéniens,
et leur application ne doit se faire qu'avec prudence. Quelques praticiens en mettent une, deux
ou trois dans des lavemens, mais cela demande
encore de la circonspection. Elles entrent aussi
dans le baume tranquille.

Pomme épineuse.

La Pomme épineuse, *datura stramonium*,
L., croît dans l'Asie et les Indes. On dit que
dans ce pays les voleurs et les courtisanes l'emploient pour dévaliser les passans, les libertins
pour jouir des femmes, et celles-ci pour endormir leurs maris, et quelquefois les faire mourir.
Ce poison est malheureusement parvenu dans
nos contrées, et il a inondé, il y a quelque
tems, la France, l'Allemagne et toute l'Europe
d'endormeurs. Le chef de ces empoissonneurs,
qui a été brûlé à Paris, avoit appris la pernicieuse propriété de ce végétal chez un chirurgien qui lui faisoit passer les grands remèdes,
et chez lequel se trouvoit la traduction françoise
de la matière médicale de M. Geoffroi. Bientôt
il ne fut plus sûr de voyager sur les grands
chemins, parce qu'on étoit empoisonné avec
la plus grande facilité.

Le stramonium est très-stupéfiant dans ses
racines, ses feuilles, ses fleurs, surtout dans
ses semences, de la teinture desquelles une très-
légère dose suffit pour endormir au bout de
quelques minutes, et causer un assoupissement
de vingt ou vingt-quatre heures, parce qu'elle
ne contient que le principe narcotique. Quand
la dose est un peu forte, le sommeil est inter-
rompu par des douleurs et beaucoup de convulsions : il y a coma vigil. J'ai eu occasion de
voir des personnes qui avoient été ainsi empoisonnées, et les grands hôpitaux en renferment
encore qui sont dans un état d'hébétude ou
de folie ; quelques-unes sont restées paralyti-

ques. Cependant l'intrépide M. Storck, après l'avoir essayé sur lui-même, a cru pouvoir l'employer à l'intérieur dans les fortes convulsions, guidé par l'axiome, *contraria contrariis curantur.* Il en prépare, comme avec la jusquiame, un extrait qu'il donne à la dose d'un quart de grain dans la manie, les forts accès hystériques, hypochondriaques, ect. Mais la médecine françoise plus timide, et d'ailleurs peu confiante en M. Storck, parce qu'elle n'avoit point vu de la ciguë les merveilles qu'il en avoit publiées, n'a point adopté ce médicament.

Les endormeurs pulvérisoient la semence de stramonium, et l'incorporoient dans du tabac qui jetoit promptement dans le sommeil; ou bien ils la faisoient digérer pendant long-temps dans l'esprit-de-vin, le distilloient ensuite, et cet esprit distillé, donné à la dose de quelques gouttes, jetoit dans un assoupissement mortel; ils le faisoient prendre dans de la bierre, du vin, du café, ect.

L'antidote de ce poison est le même que celui des autres poisons narcotiques. Il faut faire vomir, si on est appelé à tems, donner ensuite le vinaigre par la bouche, en lavement, en faire respirer l'odeur, et en faire des lotions sur tout le corps. Si le poison a été jusqu'au point d'exciter des convulsions, il faut, outre le vinaigre, donner les émolliens, les mucilagineux, prescrire la diète laiteuse; quelquefois même il faut saigner du pied, mais ce doit être très-légèrement.

Les feuilles de cette plante entrent aussi dans le baume tranquille.

Belladone.

La belladone , *atrapa belladona* , L. ,
est puissamment narcotique dans toutes ses
parties , surtout dans ses fruits. L'effet qu'elle
produit quand on en avale, est d'abord irritant,
mais ensuite elle amène un assoupissement léthargique très-profond On en voit beaucoup d'exemples, parce qu'on a l'imprudence de laisser cette
plante sous la main de tout le monde dans les
jardins. C'est ainsi qu'un jour les enfans de la
pitié en mangèrent au jardin du Roi. Heureusement que M. Bernard de Jussieu y étoit
alors : il leur fit prendre à tous du vinaigre , ce
qui les empêcha de périr , mais beaucoup restè-
rent long-temps malades. M. Storck a encore
voulu introduire ce poison dans la pratique ; il
fait un extrait des feuilles qu'il unit avec une
grande dose de sucre , et l'emploie comme celui
de jusquiame. Il le regarde comme un excellent apéritif et incisif, et en effet, presque tous
les narcotiques le sont , parce qu'outre leur principe virulent, ils contiennent encore un principe
résineux qui jouit de cette propriété : c'est aussi
pourquoi ils sont les meilleurs de tous les moyens
propres à aider l'action des incisifs. Le même
praticien regarde l'extrait de belladone comme
anti-spasmodique , et surtout comme un excellent anti-cancéreux, très-utile dans les skirres qui
deviennent cancéreux , dans les cancers même
et les ulcérations cancéreuses , et il le juge fort
convenable dans beaucoup de maladies de peau
chroniques : il dit qu'il en a retiré du succès.
Il faut commencer par une très-légère dose ,

pour

pour monter insensiblement à une plus forte.
L'empoisonnement par la belladone commence
par produire un délire furieux et maniaque ; il
faut faire vomir, donner le vinaigre, les émolliens, les mucilagineux, et prescrire la diète
laiteuse.

Aucun de ces poisons ne se trouve dans les
préparations pharmaceutiques du codex de Paris,
excepté les semences de jusquiame, qui entrent
dans les pilules de cynoglosse.

Les poisons narcotiques doivent leur propriété
à un principe vireux qui passe dans la distillation, et contiennent de plus un principe irritant,
mais qui, s'il étoit seul, ne seroit point capable
de donner la mort. Ces poisons jettent dans un
assoupissement léthargique, précédé ou suivi de
convulsions et de mouvemens spasmodiques
violens. Leurs antidotes sont les acides végétaux
très-étendus : quelquefois ils ne suffisent pas ;
alors on emploie les adoucissans, les émolliens,
les huileux, les mucilagineux, et ensuite la diète
lactée.

Poisons végétaux irritans.

Ces poisons sont en grand nombre, et très-
puissans. Il y en a parmi les racines, les écorces,
les feuilles, les fruits, les semences et les sucs.

1°. Les racines. Ce sont celles des différentes
espèces de renoncules, et celles de napel.

Napel.

Le napel, *aconitum napellus*, L., est une

Tome II.   Q

des plantes les plus vénéneuses et les plus délétères que l'on connoisse. Cependant M. Storck, dont le nom est uni à celui des poisons végétaux, l'a employé comme un excellent apéritif, incisif, diurétique, propre à fondre les tumeurs skirreuses et cancéreuses. Il le corrige avec le vinaigre, et le donne à la dose d'un quart de grain ou un demi-grain au plus par jour, dans quelque excipient adoucissant; mais notre médecine, on ne peut pas plus réservée à l'égard des substances vénéneuses, l'a très-peu employé; et dans ce peu, n'en a pas obtenu les effets qu'avoit annoncés M. Storck. Ainsi on peut douter des propriétés de cette plante, et n'en faire usage qu'avec la plus grande circonspection.

Le napel, comme poison, excite de violens maux de cœur, de grands vomissemens, des coliques considérables, des diarrhées dyssentériques, l'inflammation de l'estomac et la mort, non-seulement chez l'homme, mais encore chez les autres animaux, pour lesquels quelques-uns de nos autres poisons ne sont pas poisons. Il faut faire vomir, employer ensuite les délayans, les émolliens, les huileux, et la diète laiteuse long-temps continuée.

2°. Les écorces. Toutes celles des daphnes, et spécialement celle du *daphne gnidium*, L., du garou.

Garou.

L'écorce de cette plante est tellement irritante, qu'on s'en sert à l'extérieur pour faire fonction de vésicatoire. Elle étoit usitée dans la plus ancienne médecine, et on l'employoit depuis très-long-temps dans l'Aunis, où on la mettoit en usage pour percer les oreilles des enfans, afin de les préserver, par l'écoulement qu'elle occasionne, des accidens de l'enfance, surtout de ceux de la dentition, et c'est ce qui lui avoit fait donner le nom de bois d'oreille : mais elle étoit tombée par la suite en désuétude, et il n'y a guère que cinquante ou soixante ans qu'on l'a rappelée dans la pratique. On s'en sert aujourd'hui pour les vésicatoires et les cautères. Cette méthode, demande-t-on, est-elle préférable à l'instrument et à la pierre à cautère ? Cela dépend des circonstances. Ordinairement l'irritation qu'excite le garou est très-considérable, au point d'occasionner sur la partie où on l'applique un érysipèle, et une démangeaison très-considérable et très-fatigante. Chez quelques personnes cette partie se tuméfie, devient très-douloureuse, et oblige de discontinuer l'usage du garou. Les autres moyens sont beaucoup plus doux, peuvent attirer une plus grande quantité de suppuration, et d'une manière plus continue ; car cette écorce n'attire qu'une sérosité âcre et ténue, qui encore ne coule pas long-temps, de manière qu'on est obligé de l'appliquer plusieurs fois : ainsi l'usage du garou ne convient point chez les gens secs, maigres, bilieux, ni quand on veut entretenir long-temps une louable suppuration. Mais il peut convenir chez les gens gras, pituiteux, surtout quand il faut rappeler à l'extérieur une humeur dartreuse, érysipélateuse ; alors il est meilleur que les autres moyens.

A l'intérieur, l'écorce du garou est un poison irritant, ainsi que ses semences, qu'on appelle

encore graines de mezereum. Cependant la per-
drix les aime beaucoup, et n'en devient que
plus agréable au goût, sans être aucunement
pernicieuse.

3°. Les feuilles. Ce sont toutes celles des renoncules, que l'on a quelquefois prises pour des plantes usitées en médecine, ou dans l'économie jour-
anlière, ce qui a causé des accidens graves, et
même la mort ; cependant les ruminans en mangent impunément. On distingue surtout la renon-
cule aquatique, *ranunculus sceleratus*, L.,
qui excite le ris sardonique, exprimé par la contraction des lèvres, laquelle a lieu sympathique-
ment à cause de l'inflammation du diaphragme
irrité par le voisinage de l'estomac. Ce poison
produit une chaleur et des tiraillemens considérables, des vomissemens et des convulsions.
Lorsqu'on est appelé à temps, il faut faire vomir,
prescrire les émolliens, les délayans, le vinaigre filé dans toutes les boissons et en lavement,
et la diète laiteuse long-temps continuée.

On ne connoît point de fleurs irritantes au
point d'agir comme poison ; celles de laurier-
rose excitent sur la langue beaucoup de chaleur,
d'âcreté et d'irritation, mais il n'y a pas d'exemples connus qu'on les ait prises à l'intérieur, et
qu'elles aient produit des accidens.

4°. Les fruits sont ceux des renoncules, des
tithymales, de la plupart des ésules, qui sont
très-irritans et caustiques. Ils exigent d'ailleurs
les mêmes moyens curatifs que ceux dont nous
avons parlé.

5°. Les semences. Ce sont toutes celles des

ésules, des euphorbes, des épurges, les fèves
de saint Ignace, et les pignons d'Inde.

Pignons d'Inde.

Ces semences appartiennent à une espèce de
ricin, et étoient connues de nos anciens sous le
nom de *grana tiglia*. Ils les employoient comme
purgatives; quelques-uns même encore aujour-
d'hui sont assez hardis pour les mettre en usage,
et elles font la base de plusieurs purgatifs drastiques vantés par les charlatans. Rotrou, dans
son remède contre les écrouelles, donnoit une
poudre purgative faite avec les pignons d'Inde,
qu'il n'employoit cependant pas tels qu'ils sont;
il en exprimoit d'abord fortement l'huile qu'il
rejetoit, faisoit ensuite digérer le parenchyme
sec dans de l'esprit de vitriol, l'exprimoit de
nouveau, le faisoit sécher, le réduisoit en poudre avec de la crême de tartre, et c'étoit ce
mélange qu'il donnoit à la dose de deux, trois
ou six grains au plus. Ce n'est pas sans raison
qu'il préparoit ainsi les pignons d'Inde, car
l'huile qu'on en retire est un poison très-caustique,
dont quelques gouttes suffisent pour enflammer
la langue, le gosier, l'estomac, exciter les plus
grands accidens, et causer même la mort, si l'on
poussoit la dose à douze, quinze ou vingt gouttes.
Quelquefois dans le commerce on mêle quelques
gouttes d'huile de pignons d'Inde, pour rendre
celle de palma-christi plus purgative; alors celle-
ci, au lieu d'être douce, est âcre, caustique, et
excite de la chaleur sur la langue; il faut la
rejeter, parce que l'usage en est pernicieux.

Q iij

Les autres charlatans ne prennent pas les précautions qu'employoit Rotrou dans l'usage des pignons d'Inde ; ils mettent tout simplement dans un peu de manne, de casse, ect., deux, trois ou quatre grains de ces pignons, qui excitent très-fortement les selles ; et j'ai oui-dire à quelqu'un qu'il avoit guéri par ce moyen des hydropisies rebelles aux autres purgatifs drastiques. On ne doit donc les employer que dans des cas très-rares, c'est-à-dire, quand les moyens connus sont inutiles, et encore doit-ce être avec la plus grande circonspection.

Les semences du *daphne*, *mezereum*, L., ont quelquefois été employées comme purgatives, mais c'est un drastique on ne peut pas plus dangereux.

Noix Vomique.

La noix vomique, *strychnos nux vomica*, L., est la semence d'une plante qui vient de l'Amérique et des grandes Indes. Elle est très-amère, et à cause de cette amertume, elle a été employée avec succès pour arrêter les fièvres intermittentes, et comme un très-bon stomachique. Mais on doit la regarder comme un moyen suspect, dangereux, utile seulement dans des circonstances particulières qu'il est très-difficile d'assigner avec précision. Nous avons contre les fièvres intermittentes, le quinquina, la gentiane, le colombo, ect., qui sont plus sûrs, et qu'on doit lui préférer. On la donnoit en poudre à la dose de quatre, six ou huit grains dans des bols appropriés ; quelquefois on la faisoit digérer dans du vin, ou on l'employoit en décoction à la dose d'un demi-gros ou un gros, dans deux pintes d'eau qu'on faisoit réduire à une, ce qui faisoit une boisson très-amère et suspecte.

La noix vomique est surtout dangereuse pour le chien ; prise à petite dose, elle excite chez cet animal le vomissement, les convulsions et la mort. J'ai vu un chien que trois gros de sublimé corrosif avoient à peine incommodé, éprouver des convulsions et d'autres graves accidens après la prise de dix-huit ou vingt grains de noix vomique : ce qui prouve, en passant, que les conséquences des animaux à l'homme sur les effets des poisons, ne sont pas toujours sûres.

La noix d'acajou, qui vient sur l'anarcade, *anacardium occidentale*, L., contient une amande très-agréable à manger. Mais entre les interstices de son écorce, est une liqueur noirâtre, très-âcre, très-corrosive, qui sert à marquer le linge en Amérique et dans les Indes. Cette liqueur avalée corroderoit certainement les membranes de l'estomac.

Coques du levant.

Ce sont les semences d'une plante des Indes nommée *menispermum cocculus*, L., dont il y a plusieurs espèces ; toutes sont dangereuses dans toutes leurs parties : elles sont très-âcres, très-caustiques, et exciteroient, si on en prenoit à l'intérieur, des vomissemens, des chaleurs d'entrailles, des convulsions, etc. ; mises en poudre, elles s'emploient à l'extérieur contre les poux. C'est contre la vermine et les autres insectes, un moyen excellent bien préférable au précipité rouge et aux lotions de sublimé corrosif, qui peuvent occasionner de grands accidens.

Staphisaigre.

Le staphisaigre est la semence d'une espèce de pied d'alouette, *delphinium staphisagria*, L. ; elle est très-âcre, très-irritante ; et j'ai vu un homme très-incommodé pour avoir avalé deux ou trois de ces graines. C'est un purgatif très-violent, recommandé par quelques anciens, mais abandonné aujourd'hui, parce que nous en avons d'autres aussi efficaces et plus sûrs. On la met aussi en poudre, et c'est un moyen innocent très-employé à l'extérieur contre la vermine. On peut encore la faire digérer dans le vinaigre, pour en faire des lotions : on l'a appelée pendant long-temps poudre du capucin.

Nous avons encore la cévadille, qui est la semence d'une plante d'Amérique, nommée *hordeoleum causticum*. Park., et qui nous vient par le commerce du levant. Cette semence est très-âcre et caustique ; elle s'emploie à l'extérieur contre la vermine avec grand succès ; et ce moyen, avec les deux précédens, sont trois anti-vermineux très-précieux.

6°. Les sucs que l'on peut ranger parmi les poisons végétaux irritans, sont tous ceux que nous avons examinés, en parlant des purgatifs drastiques, et l'euphorbe.

Euphorbe.

L'euphorbe est le suc d'une espèce de tity-
male qui croît en Afrique et aux Indes orientales,
euphorbia antiquarum, L. Il est d'abord laiteux,
et devient ensuite jaunâtre en se desséchant. Le
suc gommo-résineux est très-nauséabond, très-
âcre, très-corrosif, et il ne seroit pas prudent
d'en mettre un peu sur la langue. Il contient une
résine très-active, car ses teintures sont très-
fortes, au lieu que l'eau n'a sur lui que très-peu
de prise. Les anciens le connoissoient et l'employoient comme purgatif, et en effet c'est un
des plus violens drastiques que l'on connoisse;
mais aujourd'hui il est regardé avec raison comme
un poison, et réservé pour les usages extérieurs.
Quelques-uns l'emploient encore, et c'est à tort,
car il est trop dangereux, excite des tranchées,
des coliques, des superpurgations, et à la dose
de dix ou douze grains, il causeroit presque
sûrement la mort. La dose étoit autrefois de deux
ou quatre grains au plus en bols ou en pilules
avec d'autres substances propres à diminuer son
activité.

A l'extérieur, on a employé l'euphorbe comme
sternutatoire, mais il est encore pour cela trop
irritant, excite des éternumens continus, et
quelquefois des hémorrhagies nazales très-dan-
gereuses. C'est donc un abus très-condam-
nable que de répandre de cette poudre dans une
salle de bal, etc., afin que le mouvement la
faisant monter, tout le monde éternue; ce ba-
dinage est souvent dangereux. L'euphorbe est
un des plus puissans cautérisans extérieurs, et

on s'en sert pour mondifier les ulcères, détacher les caries, etc., mais en général on l'emploie peu sur les parties molles. Il entre dans beaucoup d'emplâtres vésicatoires, et sur-tout dans celui qu'on nomme pommade de Grandjean ; mais il entre dans ce dernier en trop grande quantité, de sorte qu'il excite beaucoup d'irritation, d'inflammation, et même une fièvre assez forte qui ne cesse que quand on a enlevé la cause.

Ceux qui pulvérisent l'euphorbe sont sujets à des hémoptysies considérables, à des coliques violentes, etc. : ces accidens demandent les émolliens, les mucilagineux et les inviscans.

Champignons.

Les champignons, *fungi*, forment une classe très-nombreuse et qui renferme beaucoup d'individus vénéneux. Les caractères qui distinguent les bons des mauvais sont peu décidés ; aussi les grands botanistes n'aiment point à manger des champignons, et M. Bernard de Jussieu les avoit pour toujours exilés de sa cuisine. Il croyoit qu'il valoit mieux y renoncer tout à fait que de courir risque d'être empoisonné. Depuis lui, les botanistes ont acquis quelques connoissances à ce sujet, et, entre autres, M. Paulet a fait sur cela un travail très-riche, très savant et très-instructif. Il a sur-tout recherché dans quel principe résidoit la propriété délétère des champignons. On avoit cru jusqu'à lui que ce poison ne nuisoit que comme corps très-poreux qui, en se gonflant, distendoit l'estomac,

et occasionnoit des indigestions. Mais son travail
a exclu cette idée, et il a prouvé que le principe
nuisible est un principe résineux que contiennent
les champignons. En effet, l'extrait gommeux
peut se prendre à certaine dose sans danger,
et il en est de même de la décoction aqueuse ;
mais les teintures spiritueuses, données même
à petite dose, tuent la plupart des animaux.
L'extrait résineux , donné à celle de quatre
ou six grains, a tué des animaux de la première force. Ce principe résineux est très-fixe,
car l'eau distillée, souvent cohobée sur de
nouveaux champignons, n'est point vénéneuse.

Les mauvais champignons occasionnent la
phlogose, la gangrène et le sphacèle des premières voies, des convulsions et des spasmes
très-violens, au milieu desquels la mort arrive.
Quand on est appelé à temps, il faut faire vomir, prescrire ensuite les émolliens légèrement
vinaigrés, les mucilagineux, comme la décoction
de gomme arabique, l'eau d'orge, très-chargée,
celle de guimauve, et ensuite la diète laiteuse
très-long-tems continuée. M. Paulet a cherché
contre ce poison un antidote, et il n'en a point
trouvé : il a vu que le vinaigre apportoit quelque
soulagement , mais qu'il n'y étoit point spécifique ; il a vu aussi que les anti-spasmodiques
pouvoient être employés avec assez de succès,
sur-tout l'éther vitriolique.

Parmi les substances fongueuses non vénéneuses, il y en a une que l'on a introduite assez
récemment dans l'usage de la chirurgie ; c'est
l'agaric de chêne, *agaricus quercinus*, L. On
le regarde comme un excellent astringent, pour

les hémorrhagies externes. L'agaric de chêne est préféré aux autres agarics, parce que comme l'écorce de chêne est astringente, on a cru qu'il devoit participer à cette propriété. Il paroît cependant douteux qu'il agisse comme styptique; c'est plutôt comme corps poreux, de manière que l'humidité sanguinolente venant à le gonfler, il forme une espèce de bouchon qui s'oppose à la sortie du sang. Tous les autres moyens susceptibles d'être ainsi distendus par l'humidité, comme l'éponge, le coton, etc., agissent absolument de même. Cela n'empêche pas que l'agaric de chêne ne soit un assez bon moyen dans le cas d'hémorrhagies accidentelles, et dans celles que l'on ne peut éviter dans certaines opérations; aussi est-il très-employé aujourd'hui, et avec succès, dans les grandes amputations.

POISONS VÉGÉTAUX AMERS.

Nous avons vu que les médicamens amers, comme le quinquina, la gentiane, le colombo, les fèves de S. Ignace, la petite centaurée, l'absynthe, l'auronne, etc., sont de très-bons fébrifuges; qu'ils sont aussi apéritifs et incisifs, propres à dégorger le foie, et à fondre les engorgemens bilieux, ce que les patiences font très-efficacement; qu'ils sont de plus très-utiles contre la goutte, etc. En effet, les amers confiés à une main sage, et donnés à petite dose, sont d'excellens moyens dans beaucoup de maladies. Mais quand on les donne à trop haute dose, et qu'on les continue trop long-tems, ils

deviennent dangereux , occasionnent la sécheresse des fibres des premières voies , le marasme,
la fièvre lente, la diminution de la sensibilité ,
une hébétude générale , la skirrosité des viscères
et des membranes ; les poumons se dessèchent
sur-tout, et la phthisie,purulente ou sèche, arrive.
Ainsi il faut de tems-en-tems suspendre l'usage
des amers, pour redonner aux fibres leur première
souplesse. La famille des lauriers tient le premier rang parmi les poisons végétaux amers ;
tous ont les feuilles très-amères, quand on les
a dépouillées du principe aromatique qu'elles
contiennent. L'usage du laurier ordinaire , continué long-tems, produit différens accidens,
et l'on doit sur-tout redouter le laurier-cerise,
le laurier-rose et le laurier-amandier. Les feuilles
de ces lauriers, employées à légères doses, et
non d'une manière continue, sont fort agréables,
et c'est ainsi qu'on aromatise quelquefois les
crêmes et autres laitages; mais elles sont nuisibles
quand la dose est trop forte. Il y avoit au milieu
de ce siècle, en Angleterre, un limonadier qui
les employoit à haute dose ; on s'aperçut des
inconvéniens de cette pratique, et on en in-
terdit sévèrement l'usage dans les lieux publics,
et il est prudent de n'en faire dans le particulier
qu'un usage très-modéré. M. Du Hamel a fait
un travail particulier sur les poisons amers ;
il a distillé les feuilles du laurier-cerise et du
laurier-amandier, il en a cohobé le produit un
grand nombre de fois, et il a vu qu'il étoit vraiment vénéneux. Une ou deux cuillerées ont suffi
pour faire tomber en convulsions les animaux les
plus forts, des bœufs, des chèvres, des chiens, ect.

A plus forte raison seroit-ce un poison pour
l'homme, soit qu'on employât les teintures de
ces feuilles, ou les fortes décoctions, ou l'extrait
gommeux et résineux, parce que tout cela est
très-nuisible. Les feuilles des lauriers sont donc
vraiment un poison perfide à cause de leur goût
agréable. A certaine dose, elles produisent une
langueur douloureuse de l'estomac; une foiblesse très fatigante, quelques envies de vomir,
mais peu de vomissemens, des coliques, de
légers mouvemens spasmodiques : à la longue
elles occasionnent la perte de l'appétit, l'apathie des premières voies, la maigreur et le
marasme.

On a cherché l'antidote de ces poisons, et
on n'en a point encore trouvé. On a vu seulement que le vinaigre soulageoit un peu, et
que les émolliens étoient ce qu'il y avoit de
mieux. M. Barbeux-du-Bourg, médecin de la
Faculté de Paris, et, pendant quelque tems,
rédacteur de la gazette d'Épidaure, rapporte un
exemple de personnes empoisonnées par des
crêmes trop aromatisées avec le laurier, du
nombre desquelles il étoit lui-même, et qui
furent guéries par le lait pris à haute dose; et si
ces poisons n'excitent pas des accidens plus
considérables, c'est qu'ordinairement on les
donne dans les alimens préparés avec le lait qui
en est l'antidote.

Il ne faut pas oublier parmi les poisons végétaux dont il est question à présent, les amandes
amères, dont l'abus est dangereux, même pour
l'homme, mais encore plus pour les autres
animaux, et sur-tout pour la gent gallinacée.

Ainsi tous les amers, si utiles dans beaucoup de circonstances, deviennent nuisibles, et même vénéneux quand ils sont continués long-tems, et pris à trop haute dose.

RÉCAPITULATION DU RÈGNE VÉGÉTAL.

Nous suivrons dans cette récapitulation le même ordre que nous avons suivi dans celle du règne minéral. Nous avons considéré les individus de celui-ci sous trois aspects, comme alimens, comme médicamens, et comme poisons, et nous avons vu qu'il ne contenoit pas d'alimens, parce qu'il étoit privé de la partie muqueuse et gélatineuse qui constitue essentiellement la substance nourricière.

Le règne végétal, au contraire, fournit une grande quantité d'alimens : on en trouve parmi les racines, les écorces, les feuilles, les fruits, les semences et les sucs.

1°. Les racines alimentaires sont celles de quelques ombellifères, comme le panais et la carotte; celle du *solanum esculentum*, ou la pomme-de-terre, rangée par les botanistes dans une famille très-suspecte, comme nous l'avons vu, ce qui prouve qu'il ne faut pas s'en rapporter à leurs méthodes pour juger des qualités bonnes ou mauvaises des plantes. C'étoit cependant par cette raison que M. Bernard de Jussieu répugnoit à faire usage de cet aliment, quoiqu'une expérience, tous les jours confirmée, eût appris que, loin d'être dangereux, il étoit au contraire fort utile. Parmi les racines dont nous parlons, il y en a qui sont fortement actives et médicamenteuses, comme la bryone, le pain-de-pourceau et l'arum, desquelles on ne laisse pas de retirer une substance amilacée, qui pourroit servir de nourriture en cas de disette. On en retire même d'une racine qui, quand elle est fraîche, contient un suc laiteux très-caustique et très-vénéneux; c'est le manioc, avec lequel on prépare en Amérique la cassave ou pain de Madagascar, qui est un très-bon aliment ; pour cela on enlève tout le poison par une expression réitérée, ensuite on extrait la partie amilacée, qui est très-nourricière.

2°. Parmi les écorces, il y a celle d'une espèce de palmier qui, comme nous l'avons dit, fournit le sagou. Nous avons vu que c'est une substance muqueuse excellente pour nourrir, et réparer doucement les forces, ce qui est indiqué à la fin des phthisies, sur-tout pulmonaires, et chez les personnes affoiblies par les plaisirs vénériens.

3°. Il y a un assez grand nombre de feuilles nourrissantes, mais la plupart, comme la poirée, les chicoracées, les lactucées, etc., ne suffiroient pas pour nourrir pendant un certain tems, parce que le suc nourricier qu'elles contiennent trop aqueux.

4°. Les fruits nourrissans sont tous ceux qu sont parenchymateux, doux ou aigrelets quand ils sont mûrs. Nous avons vu que la matière médicale les rangeoit parmi les incisifs les plus doux,

doux, et en même-tems les plus puissans du règne végétal.

5°. Il y a beaucoup de semences alimentaires, et ce sont sur-tout celles des graminées, qui contiennent la plupart un mucilage très-abondant et très-nutritif. Cela est vrai principalement du froment, dans lequel, outre la partie amilacée, on trouve encore une partie vraiment gélatineuse. C'est de toutes les semences celle qui donne l'aliment le plus fort, le plus convenable à notre nature, et qui fournit le plus de sang. Nous avons aussi les semences des polygonum, sur-tout celles qu'on nomme blé sarrasin, dont la farine, dans plusieurs pays, est mélée avec celle du seigle pour faire du pain. Les semences des cucurbitacées fournissent aussi une substance nutritive, mais elle est trop aqueuse, passe trop vîte, et ne nourrit pas d'une manière convenable. Nous remarquerons en passant qu'il n'est point étonnant que les semences soient les plus nutritives des parties des végétaux, puisque ce sont elles qui servent à la nourriture et au développement de l'embryon.

6°. Les sucs alimentaires sont tous les sucs gommeux, comme la gomme-adragant, surtout la gomme-arabique, et les gommes de notre pays qui en approchent. Ils sont très-utiles quand il y a fatigue générale, et épuisement par des évacuations fortes ou qui durent depuis long-tems. C'est ainsi qu'on emploie les dissolutions de gomme-arabique dans les dévoiemens très-continus ; elle arrête l'évacuation, et fournit un aliment très-approprié à la foi-

Tome II. R

blesse de la machine. Elle est très-utile aussi à la fin des phthisies, etc.

Assaisonnemens.

Il y a long-temps que les hommes ne se contentent plus des alimens purs et simples, et qu'il les leur faut apprêtés de manières particulières, et doués de saveurs plus ou moins fortes, plus ou moins recherchées. C'est avec les assaisonnemens qu'on les rend plus agréables au goût, et quelquefois aussi plus utiles. Nous avons vu que le règne minéral en fournissoit un fort avantageux dans l'usage journalier, en ce qu'il favorise le commencement de fermentation nécessaire pour opérer le grand œuvre de la digestion; c'est le sel marin.

Le règne végétal fournit un grand nombre d'assaisonnemens : telles sont toutes les substances aromatiques, comme les poivres, la cannelle, le gingembre, etc., dont on fait souvent usage, ou pour mieux dire, dont on abuse souvent. Ces moyens sont utiles quand il faut réveiller l'estomac engourdi, quand ce viscère est dans la foiblesse et dans l'atonie; alors ils développent son énergie, l'obligent à réagir sur les substances qu'il contient, et donnent plus de forces aux sucs gastriques. C'est pourquoi on les met en usage au commencement des convalescences lentes, etc. Mais quand l'estomac est trop sec, qu'il est susceptible d'irritation et d'inflammation, quand la bile et les sucs gastriques sont trop âcres, alors ces moyens peuvent, par leur continuité, occasionner des fièvres inflammatoires, des fièvres bilieuses, des fièvres putrides.

Outre ces assaisonnemens, il y en a encore d'autres dont on abuse fréquemment, et non moins désavantageusement pour la santé ; ce sont le café, le thé, le chocolat.

Café.

Le café, *coffea Arabica*, L., est une espèce de jasmin qui croît sur-tout en Arabie. Les semences de cette plante contiennent un principe aromatique assez agréable ; mais, outre cela, elle fournissent à l'eau quelques autres principes, en conséquence de l'ustion et de la décoction qu'on leur fait subir. C'est principalement une huile empyreumatique très-stimulante, âcre et amère, qui donne beaucoup d'agitation au sang, éloigne le sommeil, et cause les veilles habituelles. Aussi beaucoup de personnes éprouvent, par l'usage de cette liqueur, une grande turgescence sanguine, le pouls devient très-développé, fréquent, elles ressentent une agitation générale, et le sommeil fuit loin d'elles. Cependant le café n'est point nuisible à tout le monde. Il convient à ceux qui sont d'un tempérament mou, lâche, humide, qui ont la fibre peu sensible, qui mangent beaucoup, et ont la digestion lente : c'est alors un digestif très-favorable. Au reste, il est à remarquer que l'usage habituel des semences brûlées, a beaucoup contribué à causer la fréquence actuelle des maladies vaporeuses, parce que le principe empyreumatique qui se développe pendant l'ustion, irrite singulièrement les nerfs.

Le café est aussi quelquefois employé en médecine ; on le croit propre, à cause de son

amertume, à aider la digestion, à suppléer aux
fonctions de la bile, et il est regardé aussi
comme vermifuge et fébrifuge. Il y a eu, en
effet, beaucoup d'exemples de fièvres intermittentes guéries par ce moyen. On en prend une
demi-once, une once ou une once et demie,
lorqu'il est brûlé, et on lui fait subir une forte
décoction dans cinq ou six onces d'eau, que
l'on fait réduire à moitié. Cette dose se prend
en une fois, une heure et demie ou deux heures
avant l'accès. Cette pratique réussit dans quelques cas ; mais très-souvent le quinquina est
meilleur, et il doit toujours précéder l'usage du
café comme fébrifuge. L'infusion de cette semence peut aussi arrêter les vomissemens produits par les forts purgatifs.

Thé.

Le thé, *thea bohea*, n'est point ordinairement usité en médecine. J'ai cependant entendu
dire à un grand praticien qu'il avoit guéri par
ce moyen beaucoup de maladies nerveuses,
même l'épilepsie, et que c'étoit le meilleur
anti-épileptique que l'on pût employer. Dans
ces cas il prescrivoit à ses malades l'usage d'un
thé fortement chargé, pour unique boisson.
Mais il n'y a pas encore sur cela un assez grand
nombre d'observations, pour pouvoir décider.
Ce qu'il y a de certain, c'est que si l'usage d'un
thé très-chargé a quelquefois guéri quelques
accès spasmodiques et épileptiques, l'infusion
trop foible de cette plante long-temps continuée
fait beaucoup de mal. C'est sur-tout dans les
pays septentrionaux, comme en Hollande, en

Angleterre, en Allemagne, que l'on peut observer les inconvéniens de cet abus. Il rend les
tempéramens mous et pituiteux, le sang devient aqueux, disposé à la dissolution scorbutique ; et c'est peut-être pour cela que les maladies vaporeuses sont encore plus fréquentes
dans ces contrées que chez nous. L'estomac
et les intestins devenant très-relâchés, les digestions se font mal, les sucs sont mal élaborés,
les nerfs trop à nu, deviennent trop sensibles,
et de cette double cause proviennent les maladies nerveuses. Cet usage produit aussi la sécheresse, le marasme, la leucophlegmatie, la
bouffissure, la fausse graisse, et souvent l'hydropisie.

Chocolat.

Le chocolat est une boisson préparée avec
le cacao, qui est la semence du *theobroma
cacao*, L. Ces semences sont émulsives, c'est-
à-dire, qu'elles contiennent un principe mucilagineux, un principe aqueux et un principe
huileux. Celui-ci, qui est le plus abondant des
trois, est épais, consistant, et paroît sous forme
de beurre. Le cacao est très-peu nourrissant,
parce que le principe nutritif y est en très-
petite quantité, et que le principe butyreux
domine. Ainsi il sembleroit que le chocolat est
plutôt émollient que nourrissant, et que s'il
paroît avoir cette dernière propriété, c'est qu'il
charge et leste beaucoup les premières voies.
C'est pour cette raison que beaucoup de personnes ne peuvent le supporter, le rejettent,
ou éprouvent des indigestions et des defauts

R iij

d'appétit, parce que c'est pour elles une fausse
nourriture. Cependant c'est, en général, un
moyen excellent quand il faut rendre peu-à-
peu les forces épuisées à la suite des maladies
longues, nourrir des convalescens très-maigres,
qui sont dans une espèce de marasme avec une
petite fièvre lente; quand des évacuations abondantes ont précédé ou accompagnent ces convalescences, à la fin des diarrhées et des dysenteries qui ont laissé·un principe d'irritation;
dans le cas de diabètes, de sueurs coliquatives;
à la suite des empoisonnemens; quand l'estomac et les intestins ont été le siége de quelque
maladie, et qu'il reste une légèreirritation, un peu
de phlogose: dans les suppurations intérieures,
sur-tout pulmonaires; enfin, toutes les fois qu'il
faut un aliment léger, émollient et astringent.

On distingue le chocolat, en chocolat de
santé, chocolat à la vanille, chocolat d'Espagne ou chocolat royal. 1°. Celui de santé se fait
avec les caraques ou semences de cacao et le
sucre, qui est nécessaire pour dissoudre davantage l'huile, et la rendre plus miscible à l'eau.
Le nom de ce chocolat est très-impropre; l'huile
qu'il contient est trop consistante et se dissout
difficilement dans nos humeurs, de sorte qu'il
est pesant, et cause beaucoup d'indigestions.
2°. Le chocolat à la vanille prend son nom de
la substance avec laquelle on l'aromatise; il est
plus tonique, se digère plus promptement et
plus complètement, et doit être préféré au chocolat de santé. La vanille est la gousse de l'*épi-
dendrum vanilla*, L. Elle contient un principe
aromatique très-doux, propre à calmer le genre

nerveux, et à donner plus de ton aux membranes ; c'est un des meilleurs toniques et stomachiques de la médecine. 3°. Le chocolat royal
contient, outre la vanille, du gingembre, de la
cannelle, quelquefois du poivre et autres aro-
mats très-actifs et en grande quantité. Il est
aisé de voir que ce chocolat est très-fort, très-
échauffant, et que l'usage habituel en seroit
dangereux ; qu'ainsi des trois espèces, on doit,
en général, préférer celui à la vanille.

Toutes les fois que le chocolat ne donne pas
d'appétit, et qu'il charge l'estomac, il est nuisible. Il ne convient point aux gens trop gras,
aux tempéramens lâches, pituiteux, chez lesquels les humeurs sont disposées à l'épaississement. Mais il est utile aux tempéramens maigres, à ceux qui ont les humeurs peu consistantes, ou qui sont dans une foiblesse momen-
tanée ; c'est alors un excellent aliment.

Sucre.

Le sucre est un sel essentiel qu'on trouve
dans les racines de carotte, de panais, de
poirée blanche et rouge, dans le suc de bou-
leau, d'érable, etc., et principalement dans
une espèce de roseau nommé *saccharum offi-
cinarum*, L. On a beaucoup disputé sur les
usages médicaux et diététiques du sucre. On a
dit qu'il pouvoit occasionner des maladies inflammatoires, putrides, le scorbut, la phthisie,
et qu'il attaquoit les dents, mais tout cela à
tort. C'est un très-bon apéritif et incisif, un
excellent expectorant, qu'on doit employer
R iv

dans les maladies de poitrine; on emploie alors
la cassonade, qui est un bon nourrissant. Rivière
rapporte avoir guéri une phthisie pulmonaire
confirmée, par le moyen du sucre rosat, qui est
de l'eau-rose rendue consistante par le moyen
du sucre. Ce sel, en nature, a quelquefois suffi
pour évacuer le foyer d'une vomique, et favoriser l'expectoration du pus contenu dans le
poumon. C'est aussi un bon diurétique; et j'ai
entendu dire à M. Garnier, qui avoit exercé
la médecine à la Guadeloupe, qu'il avoit guéri
beaucoup d'hydropisies par ce moyen, et lui-
même en étoit un exemple vivant. Il avoit eu
une hydropisie de poitrine, de bas-ventre, et
une leucophlegmatie générale qui l'avoit réduit
à la dernière extrémité. Alors il se mit, pour
tout aliment, à l'usage de la moscouade, qui
est vraiment nourrissante, plus que le sucre
raffiné, et en mangea plusieurs livres par jour;
ce qu'ayant continué pendant huit à dix mois,
il fut parfaitement guéri. Par la suite, il est re-
passé à la Guadeloupe, où il est mort, parce
que la cause de l'hydropisie étoit un skirre ir-
résoluble au foie.

Le sucre est encore un excellent digestif, en
ce qu'il rend le produit de la digestion moins
septique, et éloigne la putridité; et on le
donne en assez grande quantité comme un
bon anti-septique dans quelques espèces de
fièvres putrides. Ainsi ce moyen, contre lequel
on a tant crié, est un excellent médicament,
et souvent un assaisonnement précieux.

Tels sont les principaux alimens et assaisonnemens que fournit le règne végétal. Ce règne

nous fournit aussi, comme nous l'avons vu, une grande quantité de médicamens, et sous ce rapport il est encore beaucoup plus riche que le règne minéral, puisqu'il n'y a presque pas d'indication à laquelle il ne puisse satisfaire.

1°. Il contient beaucoup d'évacuans. Les émétiques sont l'ellébore noire et blanc, la racine et les feuilles d'asarum, la scille et l'ipécacuanha, qui, comme émétique et comme atténuant, a une vertu spécifique contre les dysenteries glaireuses et muqueuses : propriété qui lui est inhérente, et qu'il ne partage point avec les autres. L'ellébore noir et blanc et la scille, sont rarement employés comme émétiques.

Les purgatifs sont très-nombreux : parmi les racines, la rhubarbe, le jalap, le méchoacan, le turbith, l'iris, le rhapontic, l'asarum, la bryone, le cyclamen, le polypode de chêne et la cuscute ; ces deux-ci ne purgent point : parmi les feuilles, la gratiole, le cabaret et le séné, plus usité dans les villes que les deux précédens : parmi les fleurs, celles de pêcher, de pommier, de violettes : parmi les fruits, les myrobolans, qui cependant ne purgent point, la coloquinte, les baies de nerprun, et le sirop qu'on en prépare : parmi les sucs, la gomme gutte, la scammonée, le jalap, l'aloès, la manne, etc. Ainsi le règne végétal est plus riche que le minéral en purgatifs. Il y en a d'ailleurs d'appropriés aux différentes indications, de doux, de moyens et de drastiques. Les doux sont les follicules de séné, la casse, la manne, les tamarins : les moyens, les feuilles de séné, la rhubarbe, le jalap, le méchoacan, le turbith; les drastiques, la scammonée, la gomme gutte, la bryone, l'aloès, le sirop de nerprun, la coloquinte. Le règne minéral n'a que des purgatifs moyens, il n'en a point de doux et de drastiques, au moins qui soient aussi sûrs que ceux du règne végétal. Les anciens ne connoissoient guère d'émétiques que l'ellébore, la gratiole, la soldanelle, et nous avons vu qu'ils agissoient souvent d'une manière trop violente; au lieu que nous avons l'ipécacuanha, qui convient dans presque toutes les circonstances, sur-tout quand il faut faire vomir d'une manière douce, et quand il y a glaires, pituite, état dysentérique glaireux.

Les sudorifiques sont si nombreux, que la meilleure mémoire auroit de la peine à les retenir. Nous avons vu, qu'en général, la vertu sudorifique résidoit dans un principe très-mobile, dans l'huile essentielle, et que toutes les plantes qui en contenoient, étoient sudorifiques, comme presque toutes les corymbifères et les ombellifères. Les anciens connoissoient nos sudorifiques, et étoient aussi riches que nous sous ce rapport; mais ils n'avoient point de sudorifiques résineux, proprement dits, comme la squine, la salsepareille, le gayac et le sassafras, qui sont très précieux pour remplir certaines indications. Nous avons vu aussi qu'il falloit exclure des sudorifiques le santal rouge, le santal blanc, le buis, le bois de rose, etc.

Les diurétiques sont aussi en assez grand nombre, comme le colchique, les feuilles des

borraginées, la pariétaire, la herniole, le cerfeuil, etc. Il y en a qui ont la propriété singu-
lière, non pas d'exciter le cours des urines,
mais de calmer les douleurs néphrétiques; tels
sont le pareira-brava, l'uva-ursi, l'arbutus buxi-
folio, qui peut le remplacer, et , à ce qu'on dit,
le bois néphrétique. Le règne minéral a aussi
d'excellens diurétiques, comme les sels neutres,
sur-tout le nitre, et les acides minéraux, quand
on les donne très-étendus. Mais le règne végétal
en a de forts, comme le colchique, le suc de
cerfeuil, etc; de moyens, comme les racines
apéritives, etc.; de doux ou froids, comme la
pariétaire, la herniole, le suc des borraginées,
les semences émulsives et mucilagineuses, et
même le vinaigre, qui est aussi un excellent diurétique quand il est très-étendu.

Le règne végétal est encore très-riche en emménagogues. Il comprend parmi les feuilles, l'armoise, l'aurone, l'absinthe, là plupart des autres
corymbifères, quelques ombellifères, etc; parmi
les fleurs, les stigmates du safran; parmi les sucs,
la gomme ammoniaque, l'opopanax, le bdellium, le galbanum, le sagapenum, et sur-tout
l'assa-fœtida, etc. Le règne minéral n'a qu'un
emménagogue, c'est le mars et ses préparations:
il est vrai qu'il est excellent, mais il ne convient
pas dans toutes les circonstances; au lieu que
le règne végétal en a pour toutes les indications.
Les anciens connoissoient tous ces emménagogues.

Les expectorans sont aussi en assez grand
nombre, et variés pour les différens cas. Il y en
a de béchiques, comme toutes les substances

mucilagineuses, les racines et les feuilles des
malvacées, la gomme arabique, les figues, les
raisins de Corinthe, les dattes, les jujubes, les
sebestes, ect. ; de moyens, qui agissent sans
échauffer, comme les borraginées et les chicoracées; de forts, comme l'arum, la scille, le
polygala de Virginie, etc.; de sorte que le règne
végétal est encore plus riche en expectorans que
le minéral.

Les errhins sont la racine d'ellébore blanc,
les feuilles de bétoine, la racine et les feuilles
d'asarum, les fleurs de muguet, etc. On pourroit
beaucoup multiplier cette classe. Le règne minéral, au contraire, n'en a presque pas, les sels
métalliques les plus caustiques peuvent à peine
produire l'éternuement; il n'y a guère que le
soufre, les acides minéraux, et sur-tout l'acide
sulfureux volatil qui soient dans ce cas.

Quant aux sialagogues, il n'y a point de médicament végétal qui, donné à l'intérieur, ait
cette propriété. Ceux qui en sont pourvus, n'a-
gissent qu'extérieurement, et par une vertu irritante générale, telle est la pyrèthre, etc. Au
lieu que le règne minéral a vraiment un siala-
gogue, savoir le mercure.

Ainsi, sous le rapport des évacuans, nous
sommes beaucoup plus riches que les anciens,
et quelquefois plus heureux qu'eux en pratique
à cause de cela. Ils auroient été beaucoup plus
loin, sans doute, avec notre arsenal médical;
et le grand Hippocrate, souvent spectateur et
contemplateur de la mort, faute de moyens, eût
été plus heureux, et nous eût donné des traitemens plus complets. Il faut avouer aussi que

nous avons beaucoup d'obligation au Nouveau-Monde, qui nous donne le polygala de Virginie, l'ipécacuanha, les sudorifiques résineux, etc.

Nous avons divisé les altérans en ceux qui regardent les solides, et en ceux qui regardent les fluides. Les premiers sont les toniques, les astringens, les émolliens, et les anti-spasmodiques.

Les toniques végétaux sont on ne peut pas plus nombreux et variés : parmi les racines, le gingembre, le galanga, le curcuma, le contrayerva, le souchet, ect. ; parmi les écorces, les différentes espèces de cannelle, dont celle de Ceylan est la meilleure, l'écorce de Winter, etc. ; parmi les feuilles, toutes celles des labiées; parmi les fruits, l'écorce d'orange, de citron, etc.; parmi les semences, toutes celles des ombellifères; parmi les sucs, toutes les substances balsamiques, le baume de Copahu, de Tolu, de Canada, du Pérou, de la Mecque, etc., la résine élémi, la gomme copal, etc.

Les astringens ne diffèrent des toniques, qu'en ce qu'ils manquent du principe éthéré dans lequel réside la propriété aromatique, tonique et irritante. Ils ont la vertu de resserrer davantage les mailles des fibres, et de s'opposer aux évacuations séreuses qui ont lieu par le relâchement des membranes. Telles sont les racines de tormentille et de bistorte, les feuilles de plantain et d'ortie, l'écorce de chêne, de câprier, de tamarisc, les nèfles, le sang-dragon, le cachou, le suc d'acacia, d'hypociste, etc. Le règne minéral n'a de tonique que le fer ; il a quelques astringens, mais le règne végétal en a davantage et de plus variés.

Les émolliens végétaux sont très nombreux, et doivent tous leur propriété à une substance muqueuse. Telles sont les racines des orchis, des malvacées, de grande consoude, de cynoglosse, etc., les feuilles des borraginées, des lactucées, des chicoracées, de la mauve, du bouillon-blanc, etc. ; tous les fruits pectoraux, et presque tous les fruits bien mûrs. Le règne minéral n'a d'émolliens que l'eau.

Les anti-spasmodiques sont encore beaucoup plus nombreux que dans le règne minéral, qui n'a que l'akali volatil et les fleurs de zinc ; encore le premier appartient-il plutôt au règne animal et végétal, puisque les individus de ces deux règnes, décomposés par la putréfaction, en fournissent. Nous avons dans le règne végétal les racines de valériane, de pivoine, le gui de chêne, les feuilles d'oranger, les fleurs de tilleul et d'orange, le camphre, le benjoin et l'opium.

Les incisifs et apéritifs sont les racines des forts purgatifs données à doses fractionnées, l'arum, la carotte, le cerfeuil, la ciguë, l'arnica, tous les fruits, surtout ceux qui sont aigrelets, comme la cerise, la groseille, la framboise, la fraise, et principalement le raisin, la gomme ammoniaque, l'assa-fœtida, etc.

Sous le rapport des spécifiques, le règne végétal l'emporte encore sur le minéral. Celui-ci a contre les vers l'étain, et surtout le mercure et ses préparations. Mais les anthelminthiques du règne végétal sont encore plus décidés, telle est la racine de fougère contre le tœnia, les forts amers et les forts purgatifs. Le règne mi-

néral a un spécifique contre les maladies vénériennes : c'est le mercure, qui ne connoît pas
encore d'egal , qui convient dans presque toutes
les circonstances, et guérit ces maladies comme
miraculeusement. Le règne végétal a, dit-on ,
beaucoup d'anti-vénériens ; mais , comme nous
l'avons vu, aucun ne mérite spécifiquement ce
nom , seulement les sudorifiques combinés avec
les préparations mercurielles sont utiles dans
quelques cas particuliers. Il y a un anti-vénérien
moderne, composé de feuilles de séné et de
racines amères, et qui est de la façon de M.
Mittié ; mais les effets n'ont point répondu à
l'annonce pompeuse qu'il en avoit faite ; car
plusieurs malades, soumis à ce traitement pendant plusieurs semaines, n'en ont ressenti aucun
soulagement. Le règne minéral a un spécifique
contre la morsure de la vipère, c'est l'alkali volatil , et le règne végétal en a aussi un contre
la morsure du serpent à sonnettes, que l'alkali
volatil ne guérit pas ; c'est le polygala de Virginie. Le règne minéral a des spécifiques contre
la gale, savoir, le soufre , le mercure et leurs
préparations ; le règne végétal en a aussi , mais
qui ne sont pas aussi efficaces : ce sont les sudorifiques, les chicoracées, les dépuratifs, les
amers, et pour l'extérieur, la dentelaire , etc.
Le règne minéral a un spécifique contre la rage,
non pas quand elle est confirmée, mais quand
la morsure est récente , que les symptômes ne
sont pas encore développés, ou qu'ils ne font que
commencer : c'est le mercure. Le règne végétal en a aussi , mais qui ne sont pas aussi décidés ; ce sont les anti-spasmodiques , la racine

de valériane, le camphre, l'opium, etc., qui,
à certaine dose, ne manquent cependant pas
de succès. Le règne végétal a des moyens particuliers contre la goutte; ce sont les amers et
les sudorifiques résineux, surtout la résine de
gayac : il n'y a point d'amers dans le règne minéral, c'est une différence que la nature a mise
entre ces règnes.

Ainsi le règne minéral a des spécifiques qui
lui appartiennent et que n'a point le règne végétal : celui-ci en a aussi qui lui sont propres,
tels sont le quinquina, les anti-scorbutiques crucifères, etc. Le règne végétal a encore les narcotiques, qui ne sont propres qu'à lui : ce sont
ces moyens qui ont la vertu de calmer efficacement la douleur, d'engourdir la sensibilité et
l'irritabilité, et d'amener le sommeil; on n'en
trouve aucun dans le règne minéral.

Ces mêmes narcotiques, donnés à haute dose,
forment une classe particulière de poisons qui
n'appartient qu'au règne végétal. Nous avons vu
qu'on a voulu en introduire de très-dangereux
dans la pratique, mais que leur administration
exigeoit la plus grande prudence. Ce règne a
aussi les poisons amers qui lui sont particuliers.
Le règne minéral a des poisons irritans qui
trouvent dans le règne végétal leurs semblables
quant à la manière d'agir, aux symptômes et
au traitement. Mais les acides, et le vinaigre
en particulier, sont l'antidote des poisons narcotiques, et même des poisons irritans du règne
végétal, au lieu qu'ils ne réussissent pas aussi
bien dans ceux du règne minéral, excepté dans
l'empoisonnement par l'arsenic, dans lequel le
vinaigre

vinaigre a quelquefois produit de bons effets.
Nous avons vu que le vinaigre étoit un
moyen très-précieux du règne végétal; qu'il
étoit anti-septique, anti-spasmodique, sudorifique, légèrement apéritif et incisif, et propre
à énerver l'énergie de la plupart des végétaux.
Le règne minéral a aussi des acides qui, quand
ils sont très-étendus, remplissent quelques indications du vinaigre; mais ils ne sont point aussi
utiles contre les poisons narcotiques, ils ne sont
pas non plus anti-spasmodiques, apéritifs, ni
sudorifiques. D'un autre côté, lorsqu'ils ne
sont point très-étendus, ils sont beaucoup plus
astringens que le vinaigre, et on doit les lui préférer dans les maladies putrides qui ont lieu avec
colliquation.

Enfin, la richesse du règne végétal est telle,
que l'on est très-souvent embarrassé sur le choix;
ce règne est infiniment utile en médecine, et
on peut encore en augmenter l'utilité en unis-
sant les médicamens qu'il nous donne avec ceux
du règne minéral, et ceux de notre continent,
avec ceux que nous fournit le nouveau-monde.

RÈGNE ANIMAL.

L'EXPOSITION du règne animal demande un autre ordre que celui du règne végétal, c'est pourquoi nous diviserons les individus de ce règne, 1°. en ceux qui sont utiles en médecine quant à la totalité; 2°. en ceux qui ne servent que dans quelques-unes de leurs parties, soit solides soit fluides.

Parmi les animaux qui servent dans leur totalité, on compte:

1°. Les Cantharides. *Cantharides.*

Ces insectes font en génér , en France, la base des vésicatoires. On les suffoque par l'odeur du vinaigre, ou en les plongeant dans cette liqueur; ensuite on les expose au soleil pour les dessécher, et on les pulvérise. On a de plus employé les cantharides à l'intérieur; c'est un moyen très-irritant et très-stimulant, qui dirige principalement son action sur les voies urinaires; c'est pourquoi on les a mis en usage dans plusieurs maladies des reins, des uretères et de la vessie. Elles ne conviennent point quand il y a la plus légère affection inflammatoire, sécheresse, disposition à trop de sensibilité; car quand on les applique à l'extérieur en trop grande quantité, et qu'en même-temps les voies urinaires sont affectées d'inflammation, elles l'augmentent, ainsi que les douleurs, et on est obligé de les discontinuer et de recourir aux moyens mucilagineux; et même dans

plusieurs maladies aiguës où les vésicatoires
seroient nécessaires, on est obligé de s'en abstenir à cause de cela. Si, les ayant donné, il
survient éréthisme et irritation des voies urinaires, il faut employer les boissons émollientes,
sur-tout celle de graine de lin, les émulsions,
et le camphre, qui énerve spécifiquement le virus
de la cantharide.

Ainsi les cantharides ne peuvent être employées à l'intérieur que quand les maladies
des voies urinaires dépendent de matières pituiteuses, glaireuses, qu'elles ont lieu chez des
sujets peu irritables, qu'il y a laxité dans
les membranes, paralysie par foiblesse, suppression ou rétention d'urine par foiblesse ou
atonie de la vessie; alors elles augmentent beaucoup le cours des urines, et c'est un des meilleurs
diurétiques, employé avec succès dans quelque
cas d'hydropisie ascite.

On fait encore usage des cantharides pour
arrêter un écoulement par l'urètre, qui dure
trop long-temps, comme les gonorrhées bénignes et véroliques, quand le flux est très-
abondant, très-continu et très-ancien, qu'il
est entretenu par beaucoup de relâchement et
qu'on craint un trop grand affoiblissement. Les
Anglois en font alors souvent usage. On ne
donne point à l'intérieur les cantharides en poudre, quoiqu'Hippocrate les ait ainsi administrées,
leur impression seroit trop vive, exciteroit de
l'éréthisme et de l'inflammation. Mais on les
donne en teinture, que l'on prépare ainsi : on
prend deux gros de poudre de cantharides,
on les fait digérer pendant vingt-quatre heures

dans une chopine d'esprit-de-vin , et on filtre.
Cette teinture est très-âcre et très-irritante, et
j'ai vu quelquefois qu'à légère dose , elle occasionnoit des vomissemens, des coliques et quelquefois des flux dyssentériques. Mais quand la
dose est très-légère , qu'on la donne dans un
véhicule approprié , ces accidens n'ont point
lieu. Elle se donne à la dose de huit, dix ou
douze gouttes dans une pinte de tisane de graine
de lin , ou autre boisson mucilagineuse , comme
une tisane d'orge assez chargée , ou celle de
guimauve, etc. On augmente ensuite peu-à-peu
la dose de cette teinture jusqu'à vingt, vingt-quatre
gouttes ou un demi-gros.

A l'extérieur, quelques médecins François et
sur-tout les Anglois emploient beaucoup la teinture de cantharides contre les paralysies. On
frotte la partie affectée avec une flanelle qui
en est imbibée. Il faut frotter long-tems et
d'une manière douce. Alors cette teinture réduite, pour ainsi dire, en vapeurs, passe jusqu'au tissu musculaire et nerveux , divise la
matière qui étoit la cause de la paralysie, donne
du ton et de la sensibilité aux parties affoiblies ,
et je l'ai employée dans ces circonstances avec
succès. On jette environ dix-huit, vingt ou trente
gouttes de cette teinture sur une flanelle un peu
échauffée , et on frictionne la partie paralysée,
ou l'origine des nerfs qui y vont , deux, trois
ou quatre fois par jour. On fait aussi de pa-
reilles frictions sur la région hypogastrique ,
dans l'atonie de la vessie, et c'est alors un excellent moyen. On les emploie encore contre
les affections rhumatisantes lentes et chroniques.

par une matière glaireuse et pituiteuse. Ces frictions seroient aussi très-bonnes sur les parties attaquées de goutte lente et froide. Mais il faut observer de frotter jusqu'à parfaite siccité, sans quoi ce qui resteroit sur la peau, occasionneroit des ampoules comme les vésicatoires. Ces frictions avec la teinture de cantharides peuvent se faire par-tout, même sur la tête, excepté les yeux et les lèvres. On les fait sur la tête dans les affections rhumatisantes du péricrâne, dans les paralysies qui ont leur cause dans le cerveau, dans quelques hydrocéphales. On les fait sur la colonne épinière dans le cas de paralysie et de rachitis. Hippocrate employoit ces frictions dans le cas de paralysie de la vessie, et donnoit à l'intérieur les cantharides en poudre pour arrêter les très-anciens dévoiemens, et aujourd'hui on craindroit de les donner de cette manière.

L'usage des cantharides augmente les appétits vénériens, et beaucoup s'en servent pour solliciter leurs forces épuisées. Elles n'agissent dans cette circonstance que par irritation, occasionnent quelquefois des priapismes considérables, des fureurs vénériennes très-difficiles à calmer, et il ne manque pas d'exemples de gens morts au milieu de ces jouissances forcées, et tout récemment deux personnes, à Paris, sont mortes de cette manière. Les courtisanes, pour exciter ceux qui les vont voir, leur en font prendre en boissons ou en bonbons, c'est pourquoi il faut s'en méfier. Quand on a pris une trop haute dose de cantharides, il survient des accidens très-graves. Ceux qui les pulvérisent chez

les apothicaires, éprouvent aussi, quand **ils n'y
prennent pas garde**, des maux de gorge, une
irritation dans tout l'œsophage, menace de
suffocation subite, hémopthisie, souvent ténesme, colique, espèce de dyssenterie, difficulté et
douleur en urinant, quelquefois rétention d'u-
rine douloureuse, différentes maladies des voies
urinaires.

Les cantharides pulvérisées exhalent une vapeur très-âcre, qui est la cause de tous ces
accidens, soit sur les organes de la respiration
et de la déglutition, etc., soit en particulier sur
les voies urinaires, où elles se portent spécifiquement.

On remédie aux mauvais effets des cantharides par les émulsions, les mucilagineux, les
boissons camphrées et nitrées, à dose légère
d'abord, ensuite à dose plus considérable; et
quand les douleurs sont vives, il faut les bains
tièdes long-tems continués, et les tisanes
émulsionnées et mucilagineuses en grande quantité.

2°. Les Cloportes, *mille pedes*, *aselli*.

Ces insectes étoient connus et employés des
anciens, sur-tout ceux des caves, qui sont peu
noirâtres, et contiennent une assez grande quantité d'un principe volatil très-prompt à s'ex-
haler, raison qui leur a fait attribuer les propriétés
qu'on leur assigne à présent. On les regarde
comme un bon diurétique, un excellent apéritif et incisif, très-utile dans la plupart des
hydropisies, des jaunisses anciennes, des en-

gorgemens du foie et de la rate , dans le rachitis, et dans quelques maladies de poitrine,
comme l'asthme. Malgré ces usages multipliés ,
et les éloges des praticiens , je ne crois pas
qu'ils aient véritablement ces propriétés , et nous
avons beaucoup de moyens végétaux et minéraux qui sont bien meilleurs. Au reste , les
cloportes ne sont point dangereux. On les emploie tout entiers à la dose de vingt , trente ,
quarante, soixante , cent ou cent-cinquante ,
dans une pinte et demie de décoction apéritive appropriée. On les donne plus souvent
en poudre dans des bols particuliers , ou dans
du bouillon à la dose de douze , quinze , vingt
grains ou un demi-gros et plus sans risque. Quelques-uns ont une autre manière de les employer :
ils prennent des cloportes vivans , les pilent au
nombre de quarante , soixante , cent ou cent-
cinquante , et ils en étendent le suc dans deux
ou trois bouillons appropriés , qu'on prend dans
la matinée. Si je les employois , je préférerois
nière manière.

3°. Les Fourmis , *formicæ.*

Les fourmis ont été regardées par les anciens
comme très-utiles en médecine. Aujourd'hui on
les emploie rarement. Elles contiennent un esprit
acide tout développé , et exhalent une vapeur
acide assez forte. C'est à cause de cela qu'on
les a cru incisives, apéritives, diurétiques , utiles
dans quelques hydropisies ; mais aujourd'hui on
ne les emploie plus.

Les fourmis écrasées et mises dans la cornue,

S iv

donnent une eau distillée très-acide, qu'on a
nommée *eau de magnanimité*, parce qu'on l'a
cru très-cordiale et propre à inspirer le cou-
rage. Mais cette propriété n'est qu'imaginaire,
et les fourmis ne sont presque plus d'usage aujourd'hui.

4°. La Vipère, *vipera*.

La vipère est rangée avec raison parmi les
animaux venimeux; son nom seul inspire de
l'horreur. Elle est dangereuse par une humeur
contenue dans une petite vésicule placée au
bas de deux dents mobiles et creuses. Cette
liqueur n'est point venimeuse dans toutes les
circonstances, car on peut l'avaler quand l'animal est mort. Rhédi et Charas l'ont avalée
quand l'animal étoit encore vivant, et sans aucun accident; il est certain que ce poison ne
nuit que quand l'animal lui-même en fureur le
lance dans le torrent de la circulation, et l'on
sait que les morsures de tous les animaux en
fureur sont dangereuses et souvent mortelles.
Le poison de la vipère agit sur-tout sur le genre
nerveux; il débute par des convulsions particulières qui deviennent bientôt générales à l'intérieur comme à l'extérieur, et ce sont ces convulsions intérieures qui produisent la jaunisse qui
ne tarde pas à paroître, les vomissemens, les
palpitations, le resserrement étonnant de la
gorge et de la poitrine, etc. Le venin introduit dans les humeurs, produit au bout de deux
ou trois jours une colliquation putride, les malades rendent le sang par tous les canaux ex-

crétoires, et meurent avec les signes d'une fièvre putride maligne.

L'antidote de ce poison animal a été long-tems ignoré : on employoit les sudorifiques, qui sont quelquefois utiles, mais souvent inefficaces. Dans une herborisation que faisoit M. Bernard de Jussieu, un étudiant en médecine fut mordu par une vipère ; il lui fit faire usage de l'eau de luce à l'intérieur et à l'extérieur, et le guérit ainsi. A l'extérieur, on en frotte la partie piquée, et à l'intérieur, on en donne six, huit ou dix gouttes dans un verre d'eau de tilleul, de mille-pertuis, de muguet, etc.; on prend un verre de boisson de trois heures en trois heures ; au bout de la troisième ou quatrième prise, les accidens tombent, et après trente-six heures, deux ou trois jours, au plus-tard, le malade a recou-vré une parfaite santé. On peut employer de même l'alkali volatil; cependant l'eau de luce est préférable, parce qu'elle contient de l'huile essentielle de succin, qui est un très-bon anti-spasmodique. Non-seulement cet antidote réus-sit au commencement des accidens, mais en-core après plusieurs heures, quelques jours, et même quand la colliquation putride est annon-cée. Ainsi c'est un moyen vraiment spécifique qui ne partage sa vertu avec aucun autre, car les sudorifiques sont inefficaces; d'ailleurs l'alkali volatil et l'eau de luce sont eux-mêmes sudo-rifiques.

La vipère est d'un grand usage en médecine, comme médicament. On dépouille l'animal, on coupe la tête et la queue, et on ôte les en-trailles, pour ne se servir que de la chair, qui

est très-animalisée, donne en peu de temps un
sel volatil très-abondant, et est ainsi très-in-
cisive, résolutive, atténuante, très-sudorifique,
et par son principe gélatineux, très-nourris-
sante, en donnnant du ton. On emploie la chair
de vipère quand il y a foiblesse, atonie, quand
les forces sont très-épuisées, et qu'il est pourtant nécessaire de porter à la peau ; quand il
faut discuter une humeur intérieure ou cuta-
née, chez les gens épuisés par une longue maladie, par de grandes évacuations; alors les
bouillons de vipère sont excellens. Ils le sont
aussi dans la vieillesse avancée, quand il faut
soutenir les forces. En effet, la chair de vipère
est très-tonique et cordiale, jusqu'au point
même d'être aphrodisiaque ; et voici une observation récente que je tiens d'un très-grand praticien. Un vieillard de quatre-vingt-dix-neuf
ans étoit au lit de la mort, où la grande foiblesse et l'extrême vieillesse l'avoient conduit.
Pour le soutenir, on lui donnoit des bouillons
de vipère, ce qui lui redonna des forces, au
point qu'il demandoit des femmes. Ainsi les
bouillons de vipère sont un excellent corroborant et tonique, très-utiles après des évacuations très-abondantes, à la suite des longues
maladies, dans les convalescences qui traînent
en longueur. On les emploie aussi avec succès
dans les paralysies par foiblesse générale, défaut de sensibilité et d'irritabilité, et dans celles
qui dépendent d'une matière âcre et ténue,
portée sur les nerfs et les membranes. On en
fait aussi beaucoup d'usage dans les maladies
de peau anciennes, comme la gale, les dartres,

la lèpre même, et dans les affections rhumatisantes froides. Pour ces bouillons, on prend une vipère préparée comme ci-dessus, on la met dans deux ou trois pintes d'eau, avec la moitié d'un poulet, et encore mieux d'un vieux coq, on fait bouillir le tout fortement avec quelques plantes apéritives, comme la bourrache, la buglosse, le cresson; on fait réduire à une pinte, dont on fait trois bouillons. On commence par n'en prendre qu'un seul par jour, ensuite on en prend deux, enfin on en prend trois. J'ai vu prendre trois de ces bouillons dans la matinée, à une heure de distance l'un de l'autre. Ils produisent une grande chaleur, les malades sentent beaucoup d'irritation, de démangeaison, sont très-secoués; ainsi il n'est point étonnant que ce soit un moyen vraiment efficace.

Il y a d'autres préparations de la vipère, qui sont très-inférieures aux bouillons; savoir, un vin, un sirop, des trochisques, une poudre, et un sel qui n'est que de l'alkali volatil. Le vin se prépare en faisant bouillir la vipère dans le vin, ou mieux, en y faisant long-temps digérer sa poudre; ce vin se prend à la dose de sept ou huit onces par jour. Le sirop se prépare en faisant bouillir la vipère dans l'eau, et donnant ensuite à cette eau une consistance sirupeuse, par le moyen du sucre, de la cassonade ou du miel. Il entre aussi dans ce sirop d'autres ingrédiens, et il se donne avec assez de succès: la dose est depuis deux gros jusqu'à une demi-once.

Les trochisques se font avec la poudre de

vipère et le baume de la Mecque ; la dose est
de deux ou trois gros, une demi-once ou une
once par jour.

La poudre de vipère se donne depuis un demi-
gros jusqu'à deux gros par jour.

Le sel se donne comme l'alkali volatil.

5°. La cochenille, *coccinilla*.

C'est un petit insecte d'Amérique , qui vit
sur les plantes nommées *raquette* , *figuier
d'Inde* , *opuntia*.

La cochenille a été employée comme tonique, sudorifique, apéritive, diurétique, incisive, mais à tort. Aujourd'hui on l'emploie
très-rarement. On la donnoit en poudre , et
sur - tout en teinture , par sa digestion dans
l'esprit-de-vin , qui avoit alors plus de vertu que
la cochenille. Il y a quelques préparations pharmaceutiques du codex de Paris , dans lesquelles
entre la cochenille ; mais à présent les apothicaires ne l'y mettent plus, et ils ont raison.

On l'emploie en teinture : elle donne une
couleur rouge d'un excellent teint.

6°. Le kermès , *kermès*.

Cet insecte , un peu analogue à la cochenille, est fort commun en Italie , en Espagne
et dans les provinces méridionales de France, etc.,
sur plusieurs arbres , comme l'érable, l'orme,
le tilleul , et sur-tout le petit chêne , *ilex, quer-
cus coccifera* , L. Le kermès est employé dans
les arts par sa couleur rouge ; mais en méde-

cine, ses usages sont très-bornés, ou pour mieux
dire nuls.

On prépare un sirop de kermès, qu'on donne
depuis une once jusqu'à deux, dans une potion
convenable, qu'on prend par cuillerée. On prépare aussi une confection alkermès, mais qui ne
doit ses propriétés qu'aux ingrédiens toniques
qui y entrent : la dose est depuis un scrupule
jusqu'à une once.

PARTIES DES ANIMAUX QUI NE SERVENT POINT DANS LEUR TOTALITÉ.

1°. Le Lait, *lac.*

LE lait est une liqueur animale, fournie
principalement par les femelles des animaux,
car il y a des observations de mâles qui en ont
quelquefois donné. C'est le premier aliment des
animaux et de l'homme, qui s'en nourrit dans
le sein de sa mère et dans la première enfance.
C'est une nourriture analogue à la foiblesse
de ses organes, à l'irritabilité considérable de
cet âge, et à la nature douce et bénigne de ses
humeurs.

Le lait est différent, à raison des différentes
espèces d'animaux qui le fournissent, à raison
de leur âge, de leur tempérament particulier,
et des alimens dont ils se nourrissent. Mais ces
différences ne sont que des modifications particulières, qui ne touchent point aux caractères
constitutifs du lait.

Le lait peut être regardé comme une émulsion animale, contenant un principe huileux, rendu miscible à l'eau par une matière gélatineuse.

Quand le lait se décompose spontanément ou par art, il offre trois parties bien distinctes, une légère qui surnage : c'est la partie qu'on nomme *crême*, ou *partie butyreuse,* parce que c'est avec elle qu'on fait le beurre ; une autre beaucoup plus pesante, et tombant au fond : c'est la partie caséeuse ; enfin, une intermédiaire, fluide : c'est la sérosité du lait, *serum lactis,* petit-lait.

La chimie a examiné chacune de ces substances en particulier ; elle a vu que la partie la plus légère étoit une huile qui, privée d'humidité et de toute partie caséeuse, prend le nom de *beurre ;* que la partie caséeuse étoit une substance gélatineuse nourricière ; car quand le lait est privé de cette partie, il n'est plus aliment : c'est en elle que réside la partie gélatino-animale ; enfin, le petit-lait offre des sels particuliers, un sur-tout, nommé *sucre* ou *sel essentiel de lait*, qui n'a pas encore bien été examiné, et c'est à ce sel que l'on doit le goût saccharin du lait ; il contient aussi d'autres sels, comme le sel fébrifuge de Sylvius, et de l'alkali minéral tout formé.

Le sucre de lait se donne dans des tisanes, des bouillons, etc., depuis dix-huit ou vingt-cinq grains, jusqu'à deux ou fix gros ou une once par jour, pour une pinte de boisson appropriée ; mais cette préparation n'a pas grande vertu.

La moindre quantité d'acide végétal ou minéral peut cailler ou coaguler le lait ; aussi est-ce un moyen qu'on emploie pour obtenir le petit-lait, comme nous le verrons bientôt.

En faisant évaporer le lait au bain-marie, toutes ses parties se confondent les unes avec les autres, à l'exception de la partie séreuse dans laquelle elles étoient ; et c'est ce qu'on nomme *franchipane* ou *extrait de lait* : si l'on redissout cette franchipane dans de l'eau pure, celle-ci se charge alors de la matière mucoso-sucrée du sel de lait et des autres substances salines que peut contenir le lait, sans presque rien dissoudre des parties butyreuse et caséeuses ; ensuite on filtre cette liqueur, que l'on nomme *petit-lait d'Hoffmann.*

Le fromage s'obtient en écrémant le lait, le faisant ensuite cailler et égoutter. Le beurre se fait en battant long-temps la crême du lait. La consistance du beurre est dûe à un acide si bien combiné, qu'il n'est point sensible quand le beurre est récent ; mais lorsqu'il vieillit, cet acide se développe, et c'est là la cause de la rancidité qu'acquiert le beurre. L'action du feu réduit aussi en vapeurs cet acide, qui alors est d'une âcreté, telle qu'il excite les larmes et la toux. C'est aussi pour cette raison que le beurre qui n'est pas très-frais, qui est rance, frit, roussi, trouble souvent la digestion.

Usages du lait.

Le lait est la première nourriture des animaux ; elle est celle d'un âge plus avancé quand

les organes, par leur grande délicatesse, foiblesse et sensibilité , le rapprochent de l'enfance. Il l'est aussi après de longues maladies,
quand on a été obligé de saigner souvent, quand
il y a un organe particulièrement affoibli; dans
les maladies inflammatoires, quand l'inflammation est dissipée, mais qu'il reste encore une
impression un peu vive, comme dans les rhumatismes aigus, les pleurésies et péripneumonies inflammatoires, les paraphrénésies, les inflammations de bas-ventre, etc. Alors le lait
se donne pour hâter la convalescence; dans les
poisons irritans , lorsque les symptômes étant
tombés, il faut seulement nourrir; car par l'action de ces poisons, les premières voies sont
affectées d'une grande foiblesse et d'une grande
sensibilité, que des alimens plus solides augmenteroient encore.

Comme aliment, le lait se prescrit aux gens
qui ont éprouvé de grandes évacuations, quand
les intestins ont perdu leur ressort, leur élasti-
cité, leur énergie, cas où les alimens plus solides ne conviennent point, comme à la suite
de longues diarrhées, sur-tout de dysenteries; à
ceux qui sont affoiblis par les plaisirs vénériens.
Il y a des gens mal conformés, comme les rachitiques et les bossus, chez lesquels les organes
de la respiration sont trop gênés, les alimens
solides passent difficilement et occasionnent de
l'oppression ; le lait, chez ces personnes, est
une nourriture très-avantageuse. J'en connois
qui ne prennent que cet aliment, parce que de
plus solides les incommodent, et qui s'en trouvent bien.

Le

Le lait est très-employé dans les suppurations internes; cependant cette pratique mérite beaucoup d'attention.

Quand la suppuration est très avancée, qu'il y a colliquation humorale, que la fièvre lente est continue, le lait ne convient pas. Aussi beaucoup de pulmoniques, mis au lait indiscrettement dans ces circonstances, sont obligés de le quitter, sinon la mort est plus prompte, et a lieu avec coliques, diarrhées, sueurs colliquatives. Mais quand la suppuration commence, que le pus n'est pas encore bien formé, qu'il y a type inflammatoire, phthisie pulmonaire avec chaleur, irritation de poitrine et de la peau, alors le lait est un excellent moyen. La diète laiteuse a même guéri des personnes chez lesquelles la phthisie étoit avancée. Dans la suppuration des voies urinaires, le lait n'est point aussi avantageux que dans les suppurations des autres organes, à moins qu'il ne soit coupé avec l'eau de chaux.

Dans le rhumatisme aigu, où il y a inflammation de quelques membranes musculaires, des ligamens, où les douleurs sont très-fortes, le pouls très-repoussant, où il faut un traitement anti-phlogistique et une diète rigoureuse, quand les symptômes sont tombés, que la fièvre est presque nulle, que les alimens solides irritans et les boissons irritantes feroient revenir les douleurs avec une nouvelle intensité, la diète laiteuse, comme unique nourriture, est très-utile.

Le lait est encore très-bon dans la goutte, non dans celle qui est pituiteuse, froide et molle,

mais dans celle qui est aiguë, vive, douloureuse, qui a lieu chez un sujet de fibre roide,
tendue et sèche, il eloigne l'intensité des accès,
les accès eux-mêmes; et il y a des observations de personnes guéries par la diète laiteuse
scrupuleusement observée.

Le lait est encore utile quand une humeur
âcre dartreuse, érysipélateuse, etc., irrite les
organes intérieurs ou se porte à la peau. Je
connois des personnes qui ont été guéries de
cette manière par l'usage long-temps continué
du lait comme unique nourriture, et des bains.

Le lait n'est pas moins utile dans le cas de
sécheresse générale, qui a lieu par la continuité
de quelques évacuations, et dans le marasme
sans foyer de suppuration intérieure.

Le lait est excellent aussi dans beaucoup
de maladies nerveuses, surtout quand l'estomac
est affecté de crampes et de mouvemens spasmodiques: alors il calme les accidens, et fournit
une nourriture douce et émolliente; quand
l'estomac est rétréci dans son corps, et surtout
quand il l'est dans ses extrémités, où il faut
peu d'alimens, surtout à-la-fois, et où il faut
qu'ils soient doux. Il convient dans le cas de
poisons irritans minéraux ou végétaux : on le
donne alors sur-le-champ en grande quantité;
il agit comme émollient, relâchant, inviscant.

Le lait ne convient point dans les maladies
d'engorgement, et il seroit dangereux dans
le scorbut; il est bon dans les maladies vénériennes, non pour faire la base du traitement,
mais pour préparer et accompagner l'usage des
remèdes convenables, surtout quand on fait

usage des préparations salines mercurielles; on éloigne par son moyen les crispations, l'éréthisme, l'épaississement des membranes, qui seroit la suite de cet usage : aussi ceux qui font prendre le sublimé corrosif, conseillent en même-temps l'usage du lait : quand la douce-amère est unie avec le lait, elle réussit mieux, et cause moins d'accidens.

Dans l'usage du lait, il faut avoir égard aux tempéramens, aux précautions requises avant, pendant et après, et à l'espèce de lait qui convient.

1°. Quant aux tempéramens, il y a sur cet article beaucoup de caprices et de bizarreries. Il y en a beaucoup qui supportent bien l'usage du lait, quoiqu'ils n'y paroissent pas propres; d'autres, qui y paroissent propres, sont souvent bientôt obligés de l'interrompre : cela dépend d'une constitution intérieure qu'on ne peut deviner; cependant, en général, on peut dire qu'il faut éloigner le lait des gens bilieux, de ceux qui sont pituiteux, glaireux, sujets à des empâtemens et engorgemens particuliers: le lait, en empâtant et inviscant, augmenteroit ces engorgemens; le lait passe beaucoup mieux chez les tempéramens secs et sanguins.

2°. Quant aux différentes espèces de lait, il est bon d'apprécier leur valeur suivant les diverses circonstances.

1°. Le lait de chèvre est beaucoup plus tonique que les autres, en raison des alimens dont se nourrit cet animal; il est séreux, peu butyreux, peu caséeux : on doit le préférer quand il faut nourrir très-peu, quand on craint

T ij

qu'un lait plus solide n'amène des indigestions,
des diarrhées, et quand en même-temps il faut
soutenir le ton et l'augmenter.

2°. *Le lait d'ânesse* est aussi plus séreux
que les autres ; son sucre essentiel est plus
ab ndant, et c'est l'espèce de lait que l'on pré-
fér dans la capitale.

3 . *Le lait de femme* ressemble beaucoup
à celui d'ânesse , et il est utile dans bien des
cas , comme dans les phthisies pulmonaires,
dans les épuisemens par les travaux, ou autre
cause quelconque. Il est utile alors de le prendre à la source même ; mais il est à craindre
que le vase n'excite des tentations dont l'effet
seroit suivi d'une plus grande foiblesse , c'est
ce qui fait qu'on est souvent obligé de discontinuer; alors on le remplace par le lait d'ânesse.

4°. *Le lait de vache , de brebis* ou *de ju-
ment ,* est beaucoup plus butyreux et caséeux
que les autres , et il exige beaucoup plus de
force pour être digéré. Quelques personnes le
trouvent lourd , glaireux , disent-elles. Il contient moins de sucre essentiel , moins de sérosité et plus de substance nourricière que les
autres. Lorsqu'il est nécessaire de faire usage
du lait , on pourroit commencer par un qui
soit léger et tonique, comme celui de chèvre
ou d'ânesse , et venir ensuite au lait de vache
quand on a besoin de nourrir davantage.

3°. Quant aux précautions nécessaires dans
l'administration du lait , on recommande d'aider
l'action du lait, et de faciliter son passage par

l'exercice à pied et surtout à cheval. Sydenham regardoit le lait et l'équitation comme des moyens spécifiques au commencement de la phthisie pulmonaire. On recommande aussi, pendant l'usage du lait, d'éloigner les autres nourritures qui, pendant la digestion, le feroient cailler plus complettement qu'il ne faut, et s'opposeroient à sa digestion parfaite ; cependant, comme on ne peut tout de suite sevrer les malades de toute autre nourriture, on conseille de prendre d'abord le lait seulement le matin, de faire ensuite un dîner et un souper légers ; après quelques semaines, on prend le lait à déjeûner et à souper ; enfin, quelque temps après on en fait son unique nourriture. Les malades répugnent d'abord à l'usage du lait, mais quand ils y sont habitués, ils l'aiment de préférence aux autres alimens, et on a peine ensuite à les faire revenir aux nourritures plus solides.

On conseille pendant l'usage du lait, de bannir les viandes noires, et de ne faire usage que des douces et légères, comme celles des jeunes animaux. On recommande aussi beaucoup l'usage des végétaux, surtout des farineux, car ceux tirés des plantes potagères, en donnant plus d'acidité au lait, le cailleroient trop complettement : il faut éloigner les fruits, surtout ceux qui sont acides ; on tolère les doux qui sont bien mûrs : il faut interdire les boissons fermentées et spiritueuses. Quand, par l'habitude qu'on a du vin, on ne peut le quitter tout d'un coup, il faut le couper avec de l'eau par degré, jusqu'à le quitter tout-à-fait. Une bierre légère, peu fermentée, un cidre léger sont bons; mais l'eau seule est beaucoup meilleure.

Quand le lait ne passe pas, il occasionne indigestion, pesanteur, diarrhée; il y a des aigreurs, des rapports nidoreux; alors il faut le couper avec un quart d'eau, si c'est un lait trop consistant, ou mieux d'une légère infusion théiforme aromatique, comme de véronique, de thé, de menthe, de sauge, d'hyssope, etc.; ou avec un demi-quart d'eau de chaux, qui s'oppose aux aigreurs et en facilite la digestion; ou on y met quelque terre absorbante, comme la poudre de magnésie, d'yeux d'écrevisses, etc. On le coupe aussi quelquefois avec les eaux ferrugineuses ou sulphureuses, selon les circonstances.

Avant de commencer l'usage du lait, il faut purger, afin que les premières voies soient nettes de toute saburre. Pendant son usage, il faudra donner quelques légers purgatifs, surtout la magnésie avec quelque sel neutre, comme le sel d'epsom, etc. Cependant, quand le lait passe bien, quand la langue n'est point chargée, qu'il n'y a point de devoiement, il faut s'abstenir de ces purgatifs intermédiaires qui, mal placés, dérangent l'estomac, et lui ôtent la disposition qu'il avoit à bien digérer le lait.

Le petit lait, *serum lactis.*

Le petit lait est, comme nous l'avons déjà dit, la partie aqueuse qui sert de véhicule aux principes constitutifs du lait.

On peut obtenir le petit lait par la coagulation artificielle du lait, ou en abandonnant ce dernier au mouvement de fermentation qui lui est propre, et qui le fait tourner à l'acide, ce qui est suffisant pour le cailler ; car tous les acides sont capables de le coaguler. Mais on ne met point en usage ce procédé, parce qu'il donne à toutes ses parties une acidité désagréable qu'il faut éviter : il résulte de-là que pour préparer le petit lait convenablement, il suffira de mettre dans du lait récent une petite quantité d'acide, et de l'exposer à un degré de chaleur convenable ; ainsi pour l'avoir, par exemple, d'une pinte de lait, on jettera dans celui-ci quinze ou dix-huit grains de présure qu'on aura auparavant délayée et mêlée avec trois ou quatre cuillerées d'eau ; par ce procédé, le petit lait n'est pas parfaitement clair, il est même blanchâtre, parce qu'il contient encore un peu des parties graisseuses et caséeuses, et de plus des sels particuliers, savoir, le sucre de lait de l'alkali minéral tout formé, et selon quelques-uns aussi de l'alkali végétal, et une espèce de sel à base terreuse. Mais quand il est bien clarifié, il ne contient que ces sels, point de parties butyreuses ni caséeuses, et il est très-clair et d'une couleur verdâtre. Quand on veut clarifier exactement le petit lait, on prend douze ou quinze grains de crême de tartre et un blanc d'œuf ; on les fouette avec un verre de petit lait, ensuite on les mêle avec le reste du petit lait, et on fait jetter au tout quelques bouillons : le blanc d'œuf, en cuisant, se coagule et enveloppe la partie caséeuse qui se trouve elle-même coagulée par

T iv

la crême de tartre. Lorsque le petit lait est parfaitement clair, on le retire de dessus le feu, et on le filtre à travers le papier gris. Au défaut de la crême de tartre et de la présure (on nomme ainsi la portion de lait caillé qui se trouve dans l'estomac des veaux qui n'ont pas encore mangé), on peut se servir des fleurs de plusieurs chardons, du *gallium* ou caille-lait, et de celles de l'artichaut appelé chardonnette; ces moyens sont préférables à tous égards, au vinaigre et à l'alun, dont quelques-uns se servent pour cailler le lait.

Le petit lait est un excellent émollient, relâchant, incisif et apéritif, non très-fort et très-actif, mais par sa continuité il dégorge, désempâte les viscères et fond des humeurs très-épaisses : il est souvent utile et quelquefois dangereux. Il est dangereux au commencement des maladies très-inflammatoires; cependant c'est une pratique bannale de l'employer alors, mais c'est à tort; car il agit toujours avec un peu de force, à raison des sels qu'il contient; il irrite un peu et augmente l'éréthisme déja trop considérable; mais après les saignées nécessaires, après les boissons émollientes et relâchantes, quand la détente commence à avoir lieu, alors le petit lait aide la résolution de la matière inflammatoire, rafraîchit, est anti-septique, facilite la liberté du ventre et le cours des urines. Ce moyen est actuellement très-employé dans ces circonstances; mais il n'y a guère que depuis le commencement de ce siècle, car avant il étoit très-négligé : c'est surtout dans les maladies aiguës, putrides, qu'on en fait usage, surtout

quand elles sont bilieuses, où il faut détruire
la viscosité bilieuse, délayer l'acrimonie de cette
humeur, empêcher qu'elle ne s'exalte, faciliter
son évacuation, ce que le petit lait fait principalement par les intestins et les voies urinaires;
cependant, quand ces maladies putrides ont lieu
avec une dissolution avancée, quand le sang
s'épanche par les différens couloirs et qu'il y a
pétéchies, alors le petit lait seroit nuisible, à
moins qu'il ne fût très-fortement acidulé, et
c'est ainsi qu'alors l'employoient *Sydenham*
et surtout *Huxham*, qui le préparoit aussi
quelquefois avec des vins toniques et aromatiques, comme le vin d'Espagne, de Canarie, etc.

Non-seulement le petit lait est utile dans les
maladies aiguës, mais il l'est aussi dans les maladies chroniques, comme dans la plupart des
affections cutanées, la gale, surtout les dartres,
où on en conseille l'usage pendant un certain
temps; car le principal atelier des maladies
cutanées, principalement dartreuses, est
souvent dans le foie; c'est une matière
bilieuse, visqueuse et âcre qui, passée dans
les secondes voies, est portée par la circulation vers la peau, et y excite de la démangeaison,
de l'irritation et forme dartre, ect. Le petit
lait fond l'engorgement du foie, résout la viscosité bilieuse, et facilite son évacuation par les
selles et les voies urinaires. Le petit lait est
employé aussi dans les engorgemens des viscères du bas-ventre, même considérables; on
préfère alors celui qui est préparé avec le lait
du mois de mai, parce que dans cette saison
les végétaux, en plus grande vigueur, donnent

une sève plus active, plus pénétrante et plus incisive, et c'est pourquoi les sucs des plantes de ce temps sont préferés à ceux des mêmes plantes d'une saison plus avancée. Le petit lait est un des meilleurs moyens pour fondre les pierres cystiques : il a fondu des matières bilieuses qui formoient des concrétions pierreuses, et il a été utile très-souvent dans les jaunisses opiniâtres, dans des engorgemens particuliers du mésentère, et dans beaucoup de maladies des voies urinaires, pour détendre, relâcher, inciser la matière inflammatoire et les viscosités glaireuses qui empâtent ces organes; mais c'est surtout le petit lait clarifié qui est utile dans ces circonstances; car quand il ne l'est point, il contient une matière caséeuse et butyreuse susceptible elle-même d'engorger et qui dégoûte le malade. Cependant, quand un sujet traîne avec une maladie un peu longue, qu'il faut soutenir un peu les forces, alors le petit lait non clarifié est meilleur, ou bien on donne le lait coupé avec deux tiers d'eau, ce que les anciens appeloient *hydogala*.

En Angleterre, en Hollande, on donne dans les maladies aiguës inflammatoires une bierre très-légère, qui nourrit un peu et est antiseptique.

Le petit lait clarifié se donne au commencement des maladies aiguës, après que l'effet inflammatoire est tombé.

Le petit lait ne se donne pas toujours seul, mais on l'unit souvent avec d'autres moyens selon les différentes indications. Dans les maladies aiguës quelquefois on y dissout du nitre,

de la crême de tartre, ou on y met quelque
acide minéral ou végétal, comme l'esprit de
vitriol, le vinaigre, la crême de tartre; souvent
aussi dans les maladies aiguës on y met la
manne, la casse et surtout les tamarins, quand
il faut un moyen rafraîchissant, anti-septique
et qui évacue les matières bilieuses qu'il a
fondues; ainsi, dans les maladies putrides on
peut mettre une once et demie de tamarins
dans une pinte de petit lait, et c'est ce qu'on
nomme *serum lactis tamarindinatum*. Très-
souvent on met dans le petit lait des moyens
plus apéritifs et très-incisifs, comme la crême
de tartre, la terre foliée, le nitre et plus rarement les autres sels neutres végétaux ou minéraux; cependant on pourroit de même employer le sel de glauber, le sel d'epsom, de
seignette, le sel végétal, etc.

Quelquefois aussi on fait entrer dans le petit
lait les sucs anti-scorbutiques et dépurans,
comme les sucs chicoracés, ceux de fumeterre,
de bourrache, de buglosse, etc., et quelquefois
des sucs plus apéritifs, comme celui de cerfeuil,
de raifort, etc.

Le Castoreum, la Civette et le Musc.

Ces trois substances se ressemblent assez.
Toutes trois se tirent de poches de différens
animaux, situées entre l'anus et les parties gé-
nitales : le castoreum, du castor; la civette, de
la gazelle, espèce de chèvre; et le musc, d'une
espèce de fouine. Ces trois substances se rapprochent encore par leur odeur désagréable,

qui ne devient gracieuse que quand elles sont
unies avec l'ambre ou autres aromates. Ce
sont des sucs gommo-résineux. L'eau tire une
partie de leurs principes, le vin encore plus, et
l'esprit-de-vin davantage. Outre cela, ils contiennent un principe volatil, qui est dépositaire
de leur odeur et de leurs vertus.

Ces trois substances sont toniques, sudorifiques et sur-tout anti-spasmodiques ; cette dernière vertu est bien prouvée, mais, comme telles,
elles ne peuvent pas être employées dans toutes
les circonstances ; par exemple, chez les femmes,
où les odeurs fortes suffisent pour amener des
accès hystériques, et où les anti-spasmodiques
puans, comme l'assa-fœtida, etc., réussissent
mieux. Mais chez les hommes, les anti-spasmodiques sont utiles, sur-tout dans les fièvres malignes nerveuses accompagnées de grande foiblesse, à la fin des fièvres lentes nerveuses.

On préfère le musc pour arrêter les effets du
virus rabique, où les autres anti-spasmodiques ne
sont pas aussi bons Ces substances se donnent en
poudre à la dose de 3, 4, 6 ou 8 grains par jour. Le
musc, dans la rage, se prescrit depuis 12 ou 24
grains, jusqu'à une demi-once ou une once.

Ces médicamens se vendent très-cher, et sont
ruineux quand on les continue. On les donne
plus souvent en teinture, c'est-à-dire, digérés
dans l'esprit-de-vin; par exemple, on prend un
scrupule ou un demi-gros de musc, on le fait
dissoudre dans un demi-septier d'esprit-de-vin.
Cette teinture ne se donne point seule, mais
dans quelque potion appropriée, à la dose de
20 ou 30 gouttes et plus.

Les juleps musqués, *julepia moschata*, se préparent avec cette teinture, quelque eau distillée aromatique, quelque sirop aromatique, et différens toniques et sudorifiques.

La civette n'est point autant d'usage que les deux autres, parce que ses principes ne sont point aussi exaltés. A l'extérieur, le musc est très-fortifiant et tonique ; il rassure le genre nerveux et arrête les mouvemens convulsifs. L'expérience la plus constatée prouve que ces sucs portent à l'amour ; leur odeur suffit pour cela, mais encore plus quand on les prend à l'intérieur.

Ambre gris.

L'ambre gris est un suc sur la nature duquel les naturalistes ne sont pas d'accord. Les uns veulent que ce soit une substance bitumineuse appartenante au règne minéral ; d'autres le regardent comme un produit du règne végétal ; d'autres enfin, avec plus de raison, pensent qu'il est fourni par quelque individu du règne animal. Ce qui paroît le prouver, c'est qu'on n'en trouve point de fossile, et qu'il donne, par l'analyse, une huile essentielle très-ressemblante à celle du castoreum, du musc et de la civette. Il est probable que nous le devons à quelques poissons de mer (1), sur-tout à ceux qui fréquentent les mers des Indes orientales,

(1) L'ambre gris est l'excrément solide de la baleine, *physeter macrocephalus*, L. qui fournit le blanc de baleine. Les becs-de-sèche qu'on y trouve, sont les restes indigestes de la sèche dont cette baleine fait sa nourriture constante. SCHWEDIAVER, *Trans. phil. ann. 1783, tom. lxxiij.*

sur les bords desquelles on le trouve en grande quantité.

L'ambre est d'un gris cendré, avec quelques taches blanches ; il paroît gras au tact, s'enflamme aisément et se fond au feu. Seul, il est peu odorant, mais son odeur s'exalte quand il est mêlé avec d'autres substances odorantes, comme le musc, etc. Il ne se dissout point dans l'eau, et jamais entièrement dans l'esprit-de-vin, avec lequel il forme les teintures ambrées qui sont très-accréditées.

C'est un bon anti-spasmodique chaud dans quelques cas d'épilepsie, de mouvemens convulsifs de l'estomac, des intestins, ou de quelque membre. On l'emploie sur-tout dans les maladies convulsives aiguës, comme les fièvres putrides ou malignes qui ont lieu avec grande foiblesse, convulsions et soubresauts des tendons ; mais il n'est pas bon dans les maladies hystériques, il ne fait qu'en augmenter les accès ; et les substances fétides, comme l'assa-fœtida, le bdellium, le sagapenum, l'opopanax, la sabine, la rhue, etc., sont bien plus utiles contre les accès hystériques, que celles qui ont une odeur agréable.

L'ambre gris est un bon céphalique, et propre à guérir quelques maux de tête habituels. Dans ce cas, on le prend à l'intérieur à petite dose, et on le respire par le nez ; cependant son odeur suffit quelquefois pour exciter des douleurs de tête, qui ne cèdent qu'au changement de place, et aux acides végétaux. Il est employé dans les pays où on le trouve en grande quantité, pour chasser la tristesse, inspirer la gaieté, et c'est un excellent létifiant. Les Indiens, qui en font beaucoup d'usage, parviennent la plupart à une longue vieillesse sans infirmités : on dit aussi qu'il conserve la mémoire, et la rend plus active et plus soutenue. Enfin, il est regardé comme un bon aphrodisiaque, très-propre à exciter l'appétit vénérien, à augmenter le plaisir de la jouissance, et c'est le secret de beaucoup de voluptueux.

L'ambre gris se donne en substance depuis quatre grains jusqu'à douze, et on l'unit avec le musc qui, comme il a été déja dit, exalte son principe odorant dans lequel réside sa vertu anti-spasmodique. La teinture se fait avec un gros de suc, qu'on fait digérer dans une demi-ouce d'esprit-ardent de roses, et autant d'esprit-de-vin tartarisé. On peut prendre par jour 12 gouttes ou un scrupule de cette teinture, étendue dans une potion convenable, qu'on prend par cuillerée. On l'emploie aussi à l'extérieur en frictions, sur les parties attaquées de spasmes, de convulsions ou de tics particuliers.

Le bézoard.

Il a été un temps où l'on regardoit cette substance comme le médicament le plus précieux, très-utile dans beaucoup de circonstances.

On distingue le bézoard en oriental ou naturel, et en occidental ou artificiel. Le premier, que beaucoup estiment plus que l'autre, se trouve dans l'estomac de quelques animaux, sur-tout des ruminans. C'est une concrétion dont le noyau

principal est ordinairement formé par des poils
unis entre eux au moyen des sucs gastriques,
et autour se ramassent, par couches concen-
triques, quelques substances aromatiques toniques, qui servent d'alimens à ces animaux.
Ainsi cette concrétion, loin d'être utile, seroit
nuisible.

Le bézoard factice se fait avec différentes
substances aromatiques, anti-spasmodiques, etc.;
le musc et le castoreum y entrent. Il est très-
corroborant, diaphorétique, propre à arrêter
les convulsions, et certainement meilleur que
le bézoard naturel; d'ailleurs ni l'un ni l'autre
ne sont plus guère d'usage. On ne les donnoit
point en poudre, mais digérés dans le vin ou
l'esprit-de-vin. Le vin, ainsi préparé, se prend
pur; mais la teinture, comme celle de musc.

Les yeux d'écrevisses, ou mieux, les pierres d'écrevisses : *Oculi, vel lapides cancrorum.*

Ce sont des concrétions qu'on trouve dans
l'estomac des écrevisses, et qui, d'après plusieurs historiens naturalistes, sont formées par
les débris de l'estomac qui change de membrane.

Examinés chimiquement, les yeux d'écrevisses sont une terre calcaire qui, comme
toutes les autres, est anti-acide, en calmant
différens accidens occasionnés par la présence
des acides, comme des vomissemens, des aigreurs, des défauts d'appétit, des coliques, des
convulsions.

convulsions. Ils sont toniques, anti-spasmodiques, anti-acides, très-utiles sur-tout pour l'enfance, les femmes enceintes et les nourrices, où les maladies par les acides sont plus communes.

Les terres calcaires animales sont préférées aux terres calcaires minérales, parce que la terre des premières est plus atténuée, et moins disposée à former des concrétions dans l'estomac.

Les pierres d'écrevisses se donnent en poudre à la dose d'un demi-gros ou un gros dans des bols, et mieux, à la même dose dans quelque potion de cinq ou six onces faite avec quelque eau distillée aromatique, comme de menthe poivrée, son sirop, et quelques autres ingrédiens toniques, anti-spasmodiques et vermifuges.

On les donne rarement en poudre dans quelque électuaire, parce qu'on craint qu'il n'en résulte dans l'estomac des concrétions qui deviendroient causes de maladies.

Les yeux d'écrevisses sont très-estimés pour arrêter les hoquets et les vomissemens de spasme et d'irritation, mais non ceux qui dépendent d'un défaut d'organisation. On prend alors eau de menthe poivrée cinq ou six onces; yeux d'écrevisses un demi-gros ou un gros; suc de limon une once; liqueur d'Hoffmann et de Sydenham de chacune vingt gouttes.

Le fiel ou la bile.

Le fiel ou la bile cystique de la plupart des animaux est très-amère, très-apéritive et incisive; et

Tome II. V

telle a été l'intention de la nature pour qu'elle
aidât la digestion, s'opposât au développement
des vers, de l'air, et à la formation des nids
vermineux, divisât les humeurs glaireuses et
muqu uses qui pourroient s'amasser dans les
premières voies, et entretînt la liberté des intestins. Aussi, quand la bile manque, ou qu'elle
a trop peu d'énergie, la digestion est languis-
sante, il y a des vents, constipation, les premières voies se remplissent de glaires. C'est
pourquoi le fiel est un bon apéritif, incisif,
vermifuge, propre à rétablir la liberté de l'évacuation intestinale. On préfère pour cela le fiel
de bœuf ou de taureau. Il y a actuellement à
Paris un praticien qui l'emploie dans toutes
ses ordonnances. On en fait usage dans les jaunisses, dans les engorgemens des viscères du
bas-ventre, dans les empâtemens glaireux de
ces viscères et des premières voies. On ne le
donne point en potion, il seroit trop amer,
mais en opiat, ou en bol avec quelque substance appropriée, à la dose d'un scrupule, un
demi-gros ou un gros par jour en plusieurs
prises.

Le blanc de Baleine.

C'est à tort qu'on a pris cette substance pour
la semence de la baleine, d'où on l'a appelée
sperma ceti. C'est une liqueur particulière qui
se sépare du cerveau de l'animal, et se trouve
renfermée dans un canal osseux, qui va de la
tête à la queue de la baleine et du cachalot.
Examiné chimiquement, le blanc de baleine

est une véritable huile. Aussi c'est un excellent émollient, inviscant, un bon expectorant béchique, utile dans les péripneumonies inflammatoires putrides, au commencement des péripneumonies catarrhales inflammatoires, dans les anciens dévoiemens avec irritation, dans les dysenteries, sur-tout au commencement. Ou il est employé comme excipient, ou il entre dans quelque potion sous forme de looch. Comme excipient, on y incorpore l'ipécacuanha, le kermès minéral, la scille, l'arum, etc., à la fin des fluxions de poitrine catarrhales, dans l'asthme humide, pour aider l'expectoration d'une manière décidée. Alors on prend de blanc de Baleine un gros, d'ipécacuanha ou de scille, ou d'arum, deux ou trois grains pour huit prises, une prise de deux heures en deux heures. C'est ainsi qu'on prépare presque toujours les bols d'ipécacuanha avec l'extrait d'aunée, etc.

Comme émollient huileux, le blanc de baleine entre dans les loochs, dans le cas de péripneumonie inflammatoire. On prend de blanc de baleine un ou deux gros, on le triture avec un peu de sucre ou de gomme adragant pour le rendre miscible à l'eau; on l'étend dans cinq ou six onces d'eau, d'infusion ou de décoction aqueuse quelconque, avec la gomme adragant un demi-gros, ou un gros, pour le rendre encore plus miscible à l'eau. On fait souvent entrer dans ces loochs le kermès, la scille, l'ipécacuanha, etc.

La colle de peau d'âne.

C'est un suc graisseux qu'on retire du tissu cellulaire de la peau du zèbre ou âne sauvage. Il nous arrive de l'Inde et de la Chine, où on le prépare.

C'est un excellent astringent doux, le plus favorable que la médecine connoisse pour arrêter les anciens dévoiemens, s'opposer aux dysenteries, au diabetès, sur-tout aux hémorrhagies sanguines, et en particulier aux hémopthisies. Je l'ai vu souvent employé, et toujours avec succès, et j'ai guéri, en très-peu de temps avec cette substance, des hémopthisies qui étoient rebelles à tous les autres moyens. On ne la donne point sous forme de bol, mais en décoction à la dose d'un ou deux gros, bouillis dans deux pintes d'eau, réduites à une, pour boisson ordinaire. On peut la donner aussi dans ce qu'il faut de chocolat pour le déjeûner, à la dose d'un gros ou un gros et demi, et je l'ai souvent donné de cette manière.

C'est un remède qui n'est point dégoûtant, et qui arrête efficacement les hémorrhagies, sur-tout les hémopthisies. (Nous avons vu ailleurs que toutes les substances mucilagineuses, gommeuses et graisseuses, sont vraiment astringentes).

L'Ichthyocolle, *ichthyocolla*.

C'est un suc huileux, qu'on retire de la peau des membranes intérieures, et sur-tout de l'épiploon de la baleine, du cachalot et autres gros poissons. On l'emploie très-rarement en médecine; on pourroit cependant s'en servir en qualité d'astringent, comme de la colle de peau d'âne et de la même manière.

Le corail, *corallium*.

Le corail a été long-temps regardé comme une plante marine ; mais dernièrement on a trouvé que c'étoit l'ouvrage de petits polypes de mer, un polypier. L'analyse chimique prouve aussi que c'est une substance animale; car on peut la réduire en une vraie gelée animale, et sa substance terreuse est la même que celle des parties solides des autres animaux. On a regardé le corail comme un bon tonique et absorbant; mais il l'est moins que la magnésie et la poudre d'yeux d'écrevisses, et aujourd'hui il est rarement employé.

Le corail rouge étoit regardé principalement comme tonique, parce qu'en effet sa couleur est due à un principe martial. On donnoit les coraux en poudre, en bol, en électuaire, en potion, ou leur sel, ou leur teinture. Aujourd'hui on ne les emploie plus; il n'y a plus que les dentistes qui s'en servent pour ôter le tartre des dents, et alors le corail n'agit que comme corps un peu rude.

Coralline de Corse.

La coralline, *corallina officinalis*, L., *helminthochorton*, est une substance animale

V iij

faite en forme de mousse par des polypes qui
habitent les rochers de la mer. Les Grecs en
connoissoient la propriété ; mais l'usage s'en
est ensuite perdu, et ne s'est conservé que dans
une colonie Grecque en Corse. Les habitans
de cette île en font prendre habituellement aux
enfans du premier âge, de sorte que les maladies vermineuses sont très-rares chez eux. Il n'y
a guère que vingt ou trente ans qu'on a commencé à l'employer ici, et elle est en grande
vogue depuis douze ou quinze.

La coralline a un goût amer et un peu salé :
par une forte décoction, on en tire une gelée
aussi épaisse et aussi consistante que celle de
corne-de-cerf. C'est un remède presque toujours
sûr, non contre le tœnia, mais contre les lombrics. On la donne ou en poudre, ou en gelée ;
en poudre, la dose est pour les enfans d'un
demi-gros ou un gros, et pour les adultes de
deux gros et plus, sans crainte, en plusieurs
prises, dans la première cuillerée de soupe, ou
tout autre véhicule. En décoction, on en met
depuis un gros jusqu'à deux ou trois gros dans
deux pintes d'eau, qu'on fait réduire à trois
demi-setiers : cette boisson est un excellent
anthelminthique, mais il est difficile d'y assu-
jétir les enfans ; c'est pourquoi on préfère la
leur donner en poudre. La gelée, ou extrait,
étant aromatisée avec le sucre de citron, etc.,
est très-agréable : la dose est d'un demi-gros
jusqu'à deux gros dans la journée, et c'est un
excellent vermifuge. Enfin , la coralline se
donne aussi quelquefois en lavement.

Les écailles d'huitres, *ostreorum conchæ*.

Ces écailles sont une substance animale solide, composée en grande partie d'une matière terreuse calcaire, et qui remplit les mêmes indications que les yeux d'écrevisses. On fait avec elles une eau de chaux qui a été très-estimée comme lithontriptique par Mademoiselle Stephens, MM. With, Roux, Jaquin, etc. Mais aujourd'hui elle ne l'est pas plus que l'eau de chaux ordinaire.

La gomme laque, *gummi lacca*.

C'est une production animale, formée par une espèce de fourmis ailées des Indes, qui viennent déposer cette matière sur de petits bâtons fichés en terre exprès, ce qui fait la *laque en bâton*; ensuite on la liquéfie par la chaleur, et on la met sous forme de lame, ce qui fait la *laque plate*.

La laque est une matière cérumineuse et résineuse, employée comme tonique, fortifiante, astringente, et elle l'est vraiment, surtout en teinture, dont on met un demi-gros ou un gros dans une potion appropriée. Aujourd'hui son usage à l'intérieur est rare; à l'extérieur on s'en sert pour déterger et mondifier les plaies. Les dentistes l'emploient pour raffermir les gencives, et elle entre dans les gargarismes anti-scorbutiques : elle est en effet anti-scorbutique, elle resserre les gencives et s'oppose à leur putridité.......

V iv

La corne de cerf.

C'est une substance très-solide qui, par une décoction très-forte, se réduit en une espèce de bouillie, ce qu'elle a de commun avec toutes les substances osseuses des animaux. J'ai goûté d'une gelée très-agréable faite avec des os humains. Cette partie gélatineuse de la corne de cerf est très-atténuée et divisée ; c'est un suc nourricier très-utile quand il faut nourrir beaucoup sans fatiguer, sans occasionner d'indigestion, en resserrant davantage les pores et les mailles du tissu cellulaire, et donner plus de corps aux humeurs, comme chez les gens épuisés par une diarrhée continuelle, par des sueurs colliquatives, à la fin des phthisies, dans les dévoiemens très-anciens. On emploie de préférence la râpure de corne de cerf ; mais les forces digestives n'ont point assez d'énergie pour en extraire le suc nourricier. La gelée qu'on retire de la corne de cerf par une forte décoction, s'emploie dans les bouillons pour leur donner plus de corps et de vertu nutritive. On met un gros ou un gros et demi de cette gelée dans un bouillon ordinaire : on l'emploie aussi pour donner plus de consistance et de vertu nutritive à beaucoup de gelées animales et végétales ; c'est ainsi qu'il en entre un peu dans les gelées de veau, de groseille, de framboise, etc. Elle entre aussi dans la *décoction blanche* faite avec la mie de pain, qui fournit une grande quantité de suc presque gélatineux, la gomme arabique, la corne de cerf, le sucre

et l'eau de fleurs d'orange ; on emploie la
décoction blanche dans les anciens dévoiemens,
où il faut nourrir en donnant des forces; dans
la phthisie, quand les humeurs ont perdu leur
consistance ; dans les colliquations considérables, dans le scorbut; alors on y joint le sirop
anti-scorbutique, et c'est une nourriture assez
appropriée pour le dernier terme du scorbut.

Les poumons de veau, ou mou de veau.

Ces parties donnent un suc gélatineux qui
n'est point très-fort ni très-consistant, mais
qui, comme toutes les substances gélatineuses,
diminuent l'irritation, enveloppent la matière
irritante et nourrit légèrement. On en prescrit
une très-légère décoction dans les maladies inflammatoires, et ils entrent dans la plupart
des bouillons béchiques. On prend un quarteron
ou une demi-livre de poumon de veau qu'on
fait bouillir dans deux pintes d'eau réduites à
une, avec quelques fruits béchiques, les semences émulsives, quelques plantes pectorales;
on passe pour trois bouillons à prendre d'heure
en heure, contre les toux âcres, de coqueluche, d'irritation ou de suppuration de poitrine :
ces bouillons sont utiles quand il faut détendre,
relâcher, diminuer l'éréthisme, et envelopper
une humeur très-âcre et irritante.

La fraise de veau.

C'est le mésentère de l'animal. Par une forte
décoction, elle donne un suc huileux très-émol-

lient. L'épiploon donne aussi dans la décoction une substance graisseuse très-abondante, qui diminue l'irritation des intestins, resserre un peu les mailles intestinales : ces décoctions sont très-employées dans les dévoiemens anciens. M. de Haën dit que l'*omentum* de la brebis est un des moyens qui lui a le plus réussi dans les anciens dévoiemens et les diarrhées colliquatives.

La graisse de mouton, ou le suif.

C'est un remède de bonne-femme et de quelques charlatans, très-employé en lavement dans les campagnes, et très-utile dans les anciens dévoiemens, dans quelques dysenteries, à la fin, et non au commencement. On prend une ou deux onces de suif pour un lavement.

Il agit comme une substance graisseuse qui bouche les mailles, les resserre un peu, et s'oppose ainsi aux flux séreux.

Le pied d'élan, *ungula alcis*.

C'est la corne des pieds de derrière d'une espèce de cerf du Nord.

On l'a prétendu excellent pour guérir l'épilepsie, parce que, dit-on, quand cet animal est très-fatigué par la course, il tombe dans une espèce d'épilepsie dont il se guérit en rongeant un peu de cette corne, ou passant son pied derrière l'oreille. Quelques-uns prétendent avoir par son moyen guéri des épilepsies, cela peut-être vrai ; comme substance calcaire et absorbante, le pied d'Elan a pu guérir des épilepsies provenantes d'acides qui, quelquefois, sont cause de cette maladie et de convulsions, ce qui n'est pas très-rare dans l'enfance.

Les écailles de limaçon.

Par une longue décoction, elles se réduisent en une substance gélatineuse. Desséchées par un feu gradué, on les réduit en poudre, qu'on emploie comme une substance calcaire dont elles remplissent les indications.

Le limaçon, *limaces*.

On emploie aussi le limaçon entier; il est très-gélatineux dans toute son organisation; cette gelée est très-aqueuse, et très-employée depuis le berceau de la médecine contre les maladies de la poitrine; mais comme elle est très-glaireuse, elle est dégoûtante, et on a peine à s'y assujettir. C'est pourquoi on casse le limaçon, on le fait dégorger dans l'eau, alors on l'emploie pour donner aux bouillons plus de corps et d'onctuosité; ou bien quand on l'a fait dégorger, on le broie, et on le réduit en une espèce de suc, dont on met une demi-once ou une once dans un bouillon approprié. Ces bouillons sont très-estimés dans les maladies de poitrine, et c'est une nourriture qui leur est bonne: on met six, huit, douze limaçons dans chaque bouillon.

Les grenouilles, *ranæ*.

La grenouille est un animal mucilagineux et glaireux; ses cuisses s'emploient comme un médicament alimenteux, très-utile aux gens épuisés par les travaux, ou par des évacuations, et surtout dans les maladies de poitrine. On les emploie ou en bouillon, ou en sirop, ou bien on fait usage de leur suc. On fait aussi un sirop de limaçon; pour cela on verse le suc dans l'eau, et on lui donne une consistance sirupeuse avec le sucre.

La tortue, *testudo*.

On emploie l'écaille et la chair de tortue, celle surtout du Rhône ou de Lyon. L'écaille pulvérisée s'emploie comme les terres calcaires; la chair est d'usage dans les maladies de peau, surtout les dartres, contre les maladies de poitrine et les très-anciens dévoiemens. On prend de cette chair une demi-livre ou une livre pour en faire du bouillon avec le veau et le poulet : ces bouillons nourrissans donnent du ton, en astreignant et s'opposant à la continuité des évacuations.

Le phosphore, *phosphorus*.

Il a été employé comme un excellent antinerveux, pour renforcer les nerfs, et comme un très-bon diurétique et sudorifique; les praticiens ne l'emploient plus : on le donnoit en poudre dans quelque potion à la dose de quatre, cinq ou huit grains; mais il n'est plus d'usage.

L'huile animale de dippel.

C'est une huile retirée du crâne humain, et
rectifiée jusqu'à huit, dix et quatorze fois :
cette huile est très-volatile et d'une odeur très-
forte ; on la regarde comme un bon sudorifique, un bon résolutif pour les matières mor-
bifiques très-mobiles. On la recommande aussi
comme un excellent anti-spasmodique et anti-
épileptique : on a guéri beaucoup d'épilepsies
par son moyen ; c'est ce que j'ai entendu dire
à MM. Rouelle et d'Arcet. Il paroît que par
sa grande mobilité et son principe secouant,
elle peut changer le type nerveux, chasser
une matière âcre et ténue déposée sur les
gaînes nerveuses, et qui causoit l'épilepsie. Au
reste, non-seulement toutes les huiles animales,
mais encore toutes les huiles végétales, par un
grand nombre de rectifications , pourroient
devenir mobiles et légères comme celle-ci, et
avoir les mêmes vertus. On a préféré celle du
crâne humain, parce que c'est l'enveloppe du
principe commun des sensations ; mais ce sont
de vieilles erreurs qui ne subsistent plus : ces
huiles sont excellentes contre les maladies nerveuses et l'épilepsie ; on les étend dans une
potion appropriée de quatre ou cinq onces,
à la dose de dix, douze, vingt ou vingt-
quatre gouttes au plus, dont on prend une
cuillerée d'heure en heure ou de deux heures
en deux heures.

Le miel, *mel.*

C'est un suc qui, selon les botanistes, se trouve dans le nectaire des fleurs ; l'abeille va l'en détacher, l'incorpore pour ainsi dire dans sa substance, et par une élaboration particulière, le change en un suc approchant du caractère animal, de sorte qu'il paroît tenir au règne végétal et au règne animal : on pourroit s'en servir comme d'un aliment, mais qui seroit peu nourrissant si on le continuoit long-temps, et qui ne pourroit être utile sous ce rapport que dans quelques circonstances particulières et de peu de durée.

Comme médicament, le miel est regardé comme un excellent relâchant, un assez bon émollient, un incisif doux et expectorant : on l'emploie dans les rhumes qui tiennent aux catharres, dans le cas d'humeur âcre et ténue ; alors il invisque, humecte, relâche les fibres, et évacue l'humeur invisquée ; il est d'usage aussi dans les constipations longues : il relâche les intestins, divise la matière fécale, et procure quelques selles : on l'emploie encore dans quelques maladies inflammatoires, non quand l'effet inflammatoire est considérable, que la première impétuosité existe encore, mais après la détente, quand il faut diviser la viscosité inflammatoire et évacuer les humeurs putrides, dans le cas de fièvres putrides et bilieuses. Les anciens se servoient beaucoup du miel dans les maladies inflammatoires ; ils composoient avec lui l'hydromel (c'est du miel et de l'eau), dont ils usoient comme d'un moyen relâchant, détendant, rafraîchissant, diminuant la putridité (c'est en effet un bon anti-putride) et procurant quelques selles d'une manière convenable. Aujourd'hui, nous avons pour remplir les mêmes indications, des moyens plus sûrs et plus prompts, comme la casse, la manne, les tamarins, les fruits pectoraux, etc.; au lieu que les anciens ne connoissoient que les purgatifs forts : c'est pourquoi ils redoutoient de purger au commencement des maladies aiguës : *initio morborum acutorum , materia non movenda est.* Hipp. Mais comme nous avons des moyens doux qui agissent, pour ainsi dire, en rafraîchissant, cette règle est moins générale et moins sévère parmi nous. Les anciens se servoient aussi du miel dans la plupart des plaies, dans les ulcères de mauvais caractère; mais aujourd'hui nous avons des moyens qu'on lui doit préférer; c'est pourquoi le miel n'est point aussi usité qu'autrefois. En pharmacie, on s'en sert pour édulcorer des substances âcres, comme le colchique et la scille ; et avant que le sucre fût aussi commun qu'il l'est, on se servoit du miel pour préparer les *robs, les sirops, les confitures,* etc.; mais le sucre pour tout cela est à préférer : d'ailleurs il y a beaucoup d'analogie entre ces deux substances, par leurs rapports mutuels chimiques et médicinaux.

Les bitumes, *bitumina.*

Ce sont des matières huileuses, inflammables, d'une odeur forte, et qu'on trouve dans le sein de la terre, tantôt sous forme solide, tantôt sous forme fluide.

Si nous avons attendu à parler ici de ces substances, c'est que la plupart des historiens naturalistes ne sont pas encore d'accord dans quel règne on doit les placer : mais cependant il est plus vrai de dire, avec quelques-uns, que ce n'est qu'un résultat de matières animales et végétales décomposées dans l'intérieur de la terre ; en effet, ils ne paroissent pas appartenir au règne minéral, car on sait qu'il n'y a aucun corps de nature minérale qui puisse fournir une quantité quelconque d'huile ; on imite aussi les bitumes en combinant des acides minéraux avec des huiles végétales : ils diffèrent aussi des substances résineuses par leur indissolubilité dans l'esprit-de-vin, et par leur odeur forte et leur solidité plus considérable que celles des résines dont l'odeur est en général aromatique ; ils donnent par la distillation du phlegme, un acide sulphureux volatil, un sel volatil, acide et concret (surtout le succin), une huile noire et épaisse ; enfin le résidu charbonneux qui reste dans la cornue, fournit de l'alkali volatil : le charbon de terre est celui qui en fournit davantage.

Les bitumes se distinguent en *secs* et en *fluides*. Les bitumes secs sont le succin, appelé aussi karabé ou ambre jaune, que nous avons examiné ailleurs ; l'asphalte ou bitume de Judée ; le jayet, jais ou ambre noir, et le charbon de terre, ces trois derniers ne sont point d'usage en médecine : il n'y a qu'un bitume fluide, c'est le pétrole, *petroleum oleum petræ,*

qu'on

qu'on distingue en blanc et en noir. Il y en a une source de noir à Gabian, près Béziers en Languedoc, dont l'odeur approche assez de celle de l'huile animale de Dippel.

Les pétroles ont passé pour de bons stomachiques, toniques et anti-spasmodiques ; aujourd'hui ils sont peu d'usage, parce que nous avons d'autres moyens meilleurs. On les donnoit à la dose de douze, vingt ou vingt-quatre gouttes, dans des potions, dans des bols, ou dans des électuaires.

Mais on s'en sert dans plusieurs arts : avec le succin sur-tout, on compose un très-bon et très-beau vernis à l'huile; on fait encore avec les bitumes solides, des bijoux et des ornemens: le jayet noir, par exemple, sert à faire des boutons, des colliers et des pendans d'oreilles de deuil, etc.

RÉCAPITULATION DU RÈGNE ANIMAL.

Le règne animal, d'après ce que nous avons vu, est peu riche en médicamens : mais nous avons dit qu'il contenoit beaucoup de *substances alimenteuses* destinées à l'homme, et il paroît que c'est le règne qui fournit de préférence la nourriture qui nous convient. Le suc nourricier qui y abonde est appelé gélatineux ou lymphatique, qui est le caractère de la substance nourricière et du règne animal : cette substance nutritive ne se trouve pas dans le règne minéral, et peu dans le végétal, excepté les fromentacées, qui contiennent un suc analogue au suc lymphatique animal ; mais la nourriture animale deviendroit préjudiciable, si elle n'étoit point corrigée ; car les animaux qui ne vivent que de cette nourriture, et surtout l'homme, deviennent sujets à différentes maladies, comme des fièvres putrides, une dissolution colliquative complète ; et il est démontré nécessaire de corriger ce régime par le régime végétal, ce qui est prouvé par la structure de nos organes digestifs, qui tiennent le milieu entre ceux des frugivores et ceux des carnivores. La nourriture fournie par les végétaux seuls, ne seroit point assez abondante, les humeurs deviendroient trop glaireuses, n'auroient point assez d'activité, et les maladies de pituite seroient très-fréquentes ; mais ceux qui se nourrissent seulement d'animaux, sont très-sujets aux maladies inflammatoires et putrides, et leurs humeurs passent facilement à la dissolution. Il y a pourtant une substance animale qui sert uniquement de nourriture dans certaines circonstances ; c'est le lait, espèce d'émulsion animale qui ne convient guère qu'à l'enfance, à un âge très-avancé, ou quand la foiblesse des autres âges les rapproche de l'état de l'enfance : cependant il y a des pays où on s'en nourrit uniquement ; mais cet usage est contre nature, et il en résulte quelques maladies particulières, ce qu'on remarque surtout chez les habitans des montagnes, qui sont gras, épais ; leurs humeurs ont beaucoup de viscosité, et ils sont très-disposés aux écrouelles. Il y a encore une autre substance animale qui tient le milieu entre les deux règnes, et qui pourroit servir d'aliment dans quelques circonstances : c'est le miel.

Le règne animal n'offre point d'émétiques, si on en excepte ses substances vénéneuses ; il n'a point non plus de purgatifs, et guère de diurétiques : cependant il y en a un qui mérite la confiance dans des circonstances particulières ; ce sont les cantharides, non en poudre, mais en teinture étendue dans un véhicule convenable, utile seulement quand il y a beaucoup de relâchement des voies urinaires, matière très-pituiteuse qui les farcit, et s'oppose à la sécrétion ou à l'excrétion des urines, dans la paralysie des mêmes organes par atonie, dans les hydropisies produites et entretenues par un grand relâchement.

Le règne animal n'a pas non plus de véri-

X ij

tables sudorifiques, à moins qu'on n'y comprenne
l'alkali volatil, que tous les animaux produisent
par la putréfaction, et les individus de ce règne
se putréfient très-promptement, beaucoup plus
vîte que les végétaux : tout cela a engagé quelques auteurs à ranger l'alkali volatil dans le
règne animal ; or, l'on sait que c'est un bon
diaphorétique, et un des plus puissans sudorifiques.

Le règne animal ne contient pas non plus
d'expectorans, si ce n'est le miel.

Il n'a point de sialagogues ni de sternutatoires ; ainsi la classe des évacuans de ce
règne est très-resserrée.

La classe des altérans n'est guère plus
nombreuse. Il y a peu de toniques et de stomachiques, et point qui soient employés comme
tels.

Il y a des astringens, non pas de ceux qui
agissent par stipticité, mais par condensation
des humeurs ; la matière gélatineuse et lymphatique agit ainsi quand elle est concentrée
et peu délayée : elle arrête les évacuations sur-
tout séreuses, et donne un peu plus de densité
aux fibres : telle est la gelée de corne de cerf,
qui est si utile comme astringente, la colle
de peau d'âne, quand on veut un condensant
de nos humeurs qui arrête les flux séreux et
sanguins, surtout les hémoptysies. Toutes les
susbtances gélatineuses animales retirées par
une forte décoction, peuvent remplir aussi
cette indication.

Le règne animal contient aussi des anti-
spasmodiques qui sont puissans, et peut-être

les meilleurs que nous connoissions ; c'est le
castoreum , la civette , et sur-tout le musc. Ces
moyens agissent vraiment sur le genre nerveux,
calment son irritation; ils agissent en donnant
du ton , en élevant les forces. Cependant ils ne
conviennent pas dans tous les cas ; car souvent
il faut arrêter les convulsions, et en même
temps relâcher, détendre, rafraîchir : alors on
emploie les semences émulsives , la racine de
nénuphar , sur-tout son sirop , les narcotiques,
l'opium et ses préparations; ils fixent l'ataxie nerveuse , et en même temps détendent et relâchent. Mais quand les convulsions ont lieu par
foiblesse , comme dans quelques espèces de
fièvres malignes nerveuses, alors les anti-spasmodiques animaux sont très-bons. Ces mêmes
anti-spasmodiques ne conviennent point chez
les femmes, pour la plupart , leur odeur seule
suffit souvent pour rappeler les accès hystériques, et les anti-spasmodiques puants leur conviennent mieux.

Le règne animal contient beaucoup d'émolliens et de rafraîchissans. En effet, la substance
lymphatique qui forme , pour ainsi dire , le
cachet du règne animal , est rafraîchissante et
émolliente quand elle est étendue. Ainsi employée dans les maladies inflammatoires, comme
l'eau de veau , de poulet , et toutes les eaux
légèrement imprégnées du principe lymphatique , détendent , diminuent l'acrimonie humorale, facilitent les évacuations qui étoient
arrêtées par le type inflammatoire , comme
dans les fièvres putrides, bilieuses , et les fièvres inflammatoires quelconques. Ces eaux de

X iij

viennent encore plus rafraîchissantes et en même
temps calmantes, quand on y fait entrer les semences émulsives : ainsi on prend la moitié
d'un poulet maigre ou très-dégraissé ; on met
dedans des semences émulsives, et on fait je-
t*r quelques bouillons : cette eau de poulet est
très rafraîchissante et calmante, sur-tout dans
les maladies inflammatoires qui menacent ou
sont accompagnées de délire. Quand on veut
que cette eau soit plus émolliente, on fait subir
une décoction plus forte; elle devient même
alors légèrement astringente.

Le règne animal n'a point d'incisifs ni d'apéritifs, si ce n'est les cantharides, que quelques-
uns regardent comme telles dans le cas de matières glaireuses et pituiteuses des voies urinaires. Mais le règne végétal en a de plus multipliés et de plus appropriés.

Le règne animal a très-peu de spécifiques.
Il n'y a guère que l'alkali volatil, si on le range
dans cette classe. Il est regardé, avec raison,
comme l'antidote de plusieurs poisons, sur-
tout animaux, comme de la vipère, des guêpes,
des animaux enragés, etc.

Le règne animal contient des poisons, c'est-
à-dire, des substances qui, à très-petite dose,
causent de très-grands ravages, et quelquefois la
mort.

Nous avons vu que le règne minéral avoit
des poisons irritans, et un astringent qui lui
est propre ; c'est le plomb : que le règne végétal avoit aussi des poisons irritans, et de plus,
des poisons amers et des poisons narcotiques
qui n'appartiennent qu'à ce règne. Le règne

animal a aussi un poison irritant ; c'est la cantharide. Le traitement est le même que pour
les poisons irritans des règnes végétal et minéral, c'est-à-dire, les émolliens, les rafraîchissans,
les délayans; outre cela, le camphre, d'abord à
petite dose dans les émulsions, et à haute dose
à la fin : ce moyen énerve spécifiquement le
venin des cantharides. Mais de plus le règne
animal, comme les deux autres, a des poisons
qui lui appartiennent, poisons qui ne sont point
tels quand on les prend à l'intérieur; car Rhedi
et Charas ont avalé impunément le poison de
la vipère, qui est peut-être le plus subtil des
poisons animaux. Il en est de même du virus
rabique ; mais quand ces poisons sont introduits
par l'animal lui-même en colère, dans le torrent
de la circulation, ils excitent de grands accidens, et même la mort, si on n'y remédie promptement. Ils agissent d'abord sur le genre nerveux, occasionnent des convulsions, des vapeurs, des fureurs extraordinaires ; mais bientôt
leur action se porte sur les humeurs, et les
amène à une colliquation putride assez prompte;
les malades rendent par tous les canaux excrétoires un sang d'une odeur infecte. Ces poisons
sont contagieux, ce qui est encore particulier
aux poisons de ce règne, car ceux des deux
autres ne le sont pas. Ceux du règne animal
ont un spécifique qui paroît leur appartenir ;
c'est l'alkali volatil, qui, même dans la rage,
donné de bonne heure, pourroit éloigner les accidens; quelques faits le prouvent : mais quand
elle est confirmée, il n'y a aucun moyen connu
qui puisse arrêter ses effets. (Nous avons vu
X iv

ailleurs que le mercure étoit très-utile aussi dès le commencement, pour arrêter les accès de rage, assoupir, énerver, et pour ainsi dire détruire son venin.)

On pourroit compter aussi parmi les poisons animaux, la peste, le virus vérolique; et c'est parce que l'alkali volatil est l'antidote des poisons animaux, qu'on a proposé de s'en servir dans les maladies vénériennes; mais l'expérience n'a pas encore suffisamment confirmé cette théorie.

*RÉCAPITULATION DES TROIS REGNES,
et Observations sur leurs meilleurs moyens
curatifs , sur l'utilité de chaque règne ,
et sur les caractères médicinaux et chimiques qui distinguent les individus des
trois règnes les uns d'avec les autres.*

CHAQUE règne qui fournit des substances à
la matière médicale, a des caractères médicinaux et chimiques particuliers.

1°. Catactères médicinaux.

Le règne minéral a quelques émétiques, des
purgatifs, des diurétiques chauds et froids, des
sudorifiques, des expectorans, des sialagogues,
sur-tout le mercure, et beaucoup d'altérans.

Le règne végétal, sous ces différens rapports ,
est beaucoup plus riche que le minéral, parce
qu'il a des moyens plus nombreux , et appropriés aux diverses circonstances. Mais il ne faudroit pas croire pour cela qu'on pût se passer
du règne minéral , et s'en tenir seulement au
végétal , qui ne peut pas seul remplir toutes
les indications. C'est ainsi que dans ce règne,
quoiqu'en dise le charlatanisme, rien ne peut
remplacer le mercure dans les maladies vénériennes, où il est vraiment spécifique ; c'est
d'ailleurs aussi un moyen excellent contre la
rage , les maladies écrouelleuses, et le destruc-
teur comme spécifique de quelques insectes.
Le règne minéral a de plus un bon tonique,

approprié particulièrement aux maladies des
femmes, quand la suppression du flux menstruel
est causée par l'inertie, la froideur, la langueur
des humeurs ; c'est le fer et ses préparations.
Le même règne a aussi ses préparations antimoniales, utiles dans les maladies d'engorgement, qui fournissent un excellent expectorant
et un excellent émétique, le tartre stibié. Il
a aussi une ressource presque assurée contre le
virus psorique ; c'est le soufre et ses préparations. Il a encore un absorbant précieux ;
c'est la magnésie. Ainsi ce règne est nécessaire en médecine : sans lui, il y a des indications qu'on ne pourroit pas remplir, sur-
tout contre les maladies vénériennes. Mais aussi,
souvent on est obligé d'avoir recours au règne
végétal, même pour les émétiques dans quelques cas. C'est ainsi que l'ipécacuanha est à
préférer au tartre stibié dans le cas de dysenterie qui est produite par un amas glaireux,
âcre, irritant le canal intestinal, et rendant
l'excrétion des selles difficile et douloureuse :
l'ipécacuanha est spécifique dans ce cas, quoi
qu'en aient dit les auteurs. Sous le rapport des
purgatifs, le règne végétal est beaucoup plus
riche que le minéral, dont les purgatifs ne
conviennent que dans quelques circonstances,
au lieu que le végétal en a pour différentes
indications, de doux, de moyens et de drastiques ou forts. Le règne végétal a des diurétiques et des sudorifiques en grand nombre, de
très-bons expectorans ; et un qui est comme
spécifique, c'est le polygala de Virginie. Il a
des sternutatoires, et en assez grande quantité.

Il est aussi très-riche en emménagogues. Il a
encore des moyens très-nombreux sous le rapport des altérans, et il en a de spécifiques
contre les vers, les vents, les maladies scorbutiques, les fièvres intermittentes, etc.; et
contre les poisons narcotiques, c'est le vinaigre,
qui énerve, arrête et détruit leurs effets.

Le règne animal est très-peu riche en médicamens ; cependant il en a de précieux, sur-
tout les anti-spasmodiques, qui sont préférables aux autres dans quelques circonstances,
comme dans les maladies nerveuses lentes, où
il faut arrêter les convulsions, et en même
temps relâcher. Mais il est sur-tout précieux par
son principe lymphatique, si utile dans l'économie journalière et dans beaucoup de circonstances médicales, comme quand il faut nourrir
lentement dans le cas d'épuisement par de longues évacuations, la jouissance des plaisirs, etc.;
alors le lait est un moyen que le règne végétal ne sauroit remplacer. Quand il faut une nourriture un peu plus forte et astringente, le règne
animal offre alors la gelée de corne-de-cerf, la
décoction blanche, si utile dans beaucoup de
cas. Ainsi ce règne est aussi très-important,
d'où on peut conclure que les trois règnes sont
nécessaires au médecin; que cependant, si un
des trois mérite la préférence, c'est le règne
végétal, qui a des moyens multipliés et appropriés à la plupart des indications.

2°. Caractères chimiques.

Dans le règne minéral, tout est pur, âcre ; rien de masqué : il n'y a point d'huile, de graisse, de principe essentiel, de mucilage, de lymphe ; rien d'émollient, rien qui puisse remplacer la déperdition de nos humeurs.

Le règne végétal paroît contenir de toutes les substances de la nature, des terres calcaires et argileuses, du soufre dans les crucifères, dans la plupart des racines jaunes amères, comme dans la patience, la gentiane, l'aunée, etc.; des sels du règne minéral introduits dans les plantes par le mouvement de végétation, comme du nitre, du sel de Glauber, du tartre vitriolé, de l'alkali fixe végétal et minéral; mais point d'alkali volatil, qui ne paroît pas être une substance naturelle, mais le produit de la putréfaction, et qui appartient ainsi, non au règne minéral, mais au règne végétal, et encore plus au règne animal.

Le règne végétal contient encore des substances métalliques, comme du fer, et en assez grande quantité; car toutes les plantes fortement teintes en rouge lui doivent leur couleur. Outre ces parties communes au règne minéral, le règne végétal contient encore des substances qui lui sont propres : tel est le principe mucilagineux, qui approche beaucoup du principe lymphatique, excepté que celui-ci est plus travaillé; car il l'est au dernier point, et au-delà, il entreroit en putréfaction. Le principe mucilagineux, par sa grande atténuation, et abandonné à lui-même, est susceptible aussi d'entrer en putréfaction. Le règne végétal contient encore des substances qui le caractérisent, ce sont les huiles essentielles, qui lui appartiennent comme spécifiquement. Il contient de plus des huiles grasses, des substances gommeuses, balsamiques, résineuses, et une partie fibreuse, qui forme aussi en grande partie le caractère de ce règne.

Le règne animal a des caractères qui le distinguent également : il a, comme le règne végétal, une susbtance fibreuse, mais qui est moins dure, plus lâche et plus susceptible de la fermentation putride. Comme le règne végétal, il a des huiles essentielles, mais en très-petite quantité. Le castoreum, la civette, le musc, ont une partie volatile et éthérée. L'huile grasse, dans le règne animal, est différemment modifiée que celle du règne végétal : elle est plus épaisse, plus consistante, parce que l'acide y est beaucoup plus développé, comme le blanc de baleine, etc. Le même règne contient aussi une partie résineuse ; le castoreum, la civette, le musc sont résineux : il contient aussi des parties gommeuses, mais ces deux derniers principes sont rares dans le règne animal, et ne se trouvent que dans quelques-unes de ses productions. On vient de découvrir que ce règne contient du soufre, qu'on en trouve une assez grande quantité dans la fiente des animaux ruminans, sur-tout du bœuf et du cheval. Le règne animal contient encore une terre, qui forme comme son caractère essentiel ; c'est la terre calcaire, qui est la base des par-

ties solides des animaux. On range ordinairement cette substance dans le règne minéral;
cependant les historiens naturalistes ont avancé
et prouvé qu'elle étoit les débris du règne
animal. Ce même règne a aussi un suc qui lui est
particulier : c'est le principe lymphatique qui
fait le lien des humeurs et le ciment des parties solides, principe qu'on ne trouve point
dans le règne minéral, très-peu dans le végétal, excepté dans les fromentacées.

F I N.

DES FORMULES,

ET DE L'ART DE FORMULER.

IL ne suffit pas de connoître les médicamens ;
il faut encore savoir les unir, les mélanger ensemble, et les prescrire convenablement pour
l'apothicaire et le malade : c'est ce qu'on appelle *l'art de formuler.*

Quelques-uns appellent aussi formuler, faire
ou composer les formules des remèdes ou des
ordonnances des médecins. Ainsi on doit entendre par formule, la forme ou la manière
de prescrire à l'apothicaire les médicamens
qu'il doit préparer ; ou bien encore, si l'on veut,
la manière de dispenser les drogues, tant simples que composées, relativement à leur consistance, à leur quantité et à leurs qualités.

On doit entendre par ordonnance, ce que
prescrit le médecin, soit pour le régime de
vivre, soit pour les remèdes, ou même l'écrit
par lequel le médecin ordonne quelque chose.

Beaucoup d'auteurs ont donné des règles sur
l'art de formuler ; mais l'essentiel est de savoir
bien toute la matière médicale ; et d'ailleurs,
rien ne donne plus d'aisance à ce sujet que la
pratique. Cependant il y a sur cela des choses
qu'on ne doit point ignorer, dont nous allons
parler. En général, dans les formules, il y a
une base, un adjuvant ou auxiliaire, un correctif, et enfin un excipient.

1°. *La base* est le médicament le plus propre

à remplir l'Indication qu'on se propose ; elle
est quelquefois composée , comme quand on
réunit plusieurs drogues qui ont les mêmes vertus, et à-peu-près aux mêmes doses.

2°. *L'adjuvant* ou *auxiliaire* est celui qui
aide l'action de la base ; il est aussi nommé
stimulant, dans les formules où les médicamens sont peu actifs. L'adjuvant a la même
vertu que la base , et il sert souvent pour diminuer le volume de la base du remède dont
le malade est dégoûté.

3°. *Le correctif* est celui qui empêche qu'un
médicament n'agisse d'une manière trop violente ; il s'emploie aussi quelquefois dans la
vue d'ôter à certaines drogues ce qu'elles peuvent avoir de désagréable au goût ou à l'o-
dorat.

4°. Enfin, *l'excipient* est celui qui reçoit les
autres ingrédiens, qui leur donne la forme ou la
consistance convenable ; il porte aussi le nom
de *menstrue , de véhicule* ou *d'intermède*, suivant les circonstances. 1°. On l'appelle *menstrue* quand il dissout ou extrait certains principes des ingrédiens. Il y a des menstrues aqueux,
spiritueux , huileux et salins ; 2°. *véhicule ,*
quand il sert à faire passer plus facilement les
ingrédiens ; 3°. *intermède*, quand il sert à unir
ou à séparer quelques substances des ingrédiens
qui, sans cela , ne pourroient se joindre ensemble ou se désunir ; par exemple , les jaunes
d'œufs , les mucilages, etc. sont les intermèdes
de l'union de l'huile avec l'eau.

Ces quatre choses entrent , en général, dans
les

les formules, soit qu'elles soient sous forme fluide ou sous forme solide.

Il faut avoir attention, quand on fait une ordonnance, d'éviter toute espèce de louche, de doute ou d'embarras. On doit écrire la formule lisiblement, et mettre les noms de chaque drogue les uns au-dessous des autres, sans abréviations, à moins que ce ne soit les épithètes, si on le juge à propos. On écrit aussi au-dessous les uns des autres, 1°. la base de la formule, 2°. l'adjuvant, 3°. le correctif, 4°. enfin, l'excipient, dont on prescrit la quantité qui doit être employée, et celle qui doit rester, si c'est une décoction. Au bout de chaque ligne ou phrase, on met le caractère qui désigne la dose que l'on doit prendre de chaque substance que l'on prescrit.

Le modus faciendi, ou la façon de préparer le médicament, doit faire un alinéa ; de même que le *signetur*, ou la manière d'ordonner comment le malade fera usage du remède.

Quant à la façon de préparer les médicamens, on se contente souvent, au lieu d'un *modus* détaillé, de mettre seulement ces mots : *fiat secundum artem* (ou la première lettre de ces trois mots), c'est-à-dire, faites selon l'art, et cela suffit, (à moins que la préparation ne vous soit propre) parce que les apothicaires doivent savoir faire ces différens mélanges et assortimens.

On appelle *formules officinales*, celles qui prescrivent la manière de préparer les médicamens composés, que les apothicaires doivent avoir toujours prêts dans leurs boutiques ;

et les *formules magistrales* sont celles qui contiennent les remèdes que le médecin prescrit à mesure qu'ils sont nécessaires.

Les formules sont différentes, selon les indications qu'on se propose de remplir. Ainsi il y a des formules évacuantes, et il y en a d'altérantes; parmi les premières, il y en a d'émétiques, de purgatives, de diurétiques, etc.; et parmi les autres, d'atténuantes, d'émollientes, d'anti-spasmodiques, de toniques, etc.

DES FORMULES ÉVACUANTES.

FORMULES ÉMÉTIQUES.

ON peut faire vomir avec l'ipécacuanha ou le tartre stibié, et quelquefois avec l'oxymel scillitique, ou le kermès minéral.

1°. Avec l'ipécacuanha pour les adultes.

℞. *Ipécacuanha*, ... 12 grains:
étendez dans d'eau à-peu-près 3 onces.
que le malade prendra en une prise.

Cependant, en général, on a raison de diviser les vomitifs en plusieurs prises, parce que la foiblesse du sujet peut exiger, ainsi que d'autres circonstances, que l'on arrête le vomissement. Ainsi :

℞. *Ipécacuanha*, ... 18 grains.
Etendez dans d'eau .... 6 onces,

à partager en deux prises, pour prendre chacune à trois quarts d'heure, ou une heure de distance l'une de l'autre.

Pour l'enfance.

℞. *Ipécacuanha*, ... 6 grains.
    Etendez dans d'eau . . . . . . 2 onces,

dont on prendra une cuillerée de demi-heure en demi-heure. Cette potion émétique convient à l'enfance, depuis deux ans jusqu'à six ou huit. On arrête la prise quand les vomissemens deviennent continus, fatigans, etc.

Pour le premier âge, c'est-à-dire, depuis quatre mois, six mois, jusqu'à un an.

℞. *Ipécacuanha*, ... 2 grains.
    Etendez dans d'eau ou de véhi-
    cule agréable, ... 2 onces.

On prendra une cuillerée à café ou à bouche de cette potion d'heure en heure. Une ou deux cuillerées font ordinairement vomir suffisamment. Mais en général, quand on donne l'ipécacuanha seul, souvent au lieu de faire vomir, il n'excite que des nausées ou peu de vomissemens; c'est pourquoi on y joint le tartre stibié. Ainsi :

Ipécacuanha avec le tartre stibié, pour
les adultes

℞. *Ipécacuanha,* . . . . 18 grains.
    Tartre stibié, ... 1 grain.
    Etendez dans d'eau, . . . 6 onces.

pour deux prises. En général, cette manière réussit, et c'est la meilleure d'administrer l'ipécacuanha.

Avec le tartre stibié seul pour les adultes.

℥. *Tartre stibié ,* . . . . 3 grains.

Etendez dans trois verres d'eau, et prenez chacun à trois quarts d'heure ou une heure de distance l'un de l'autre. Quand le premier ou deuxième verre a suffisamment fait vomir, on ne prend pas le reste. Telle est, en général, la dose du tartre stibié pour les adultes; quelquefois elle ne suffit pas, alors on ajoute un quatrième grain.

Pour l'enfance, on donne un grain dans un verre d'eau, et on en fait prendre par cuillerée, jusqu'à ce que le vomissement soit suffisant. Dans l'âge le plus tendre, on en donne un demi grain ou un quart de grain, trituré dans douze ou quinze grains de sucre : on étend le tout dans un verre d'eau, et on donne une cuillerée à café de demi-heure en demi-heure jusqu'à parfait vomissement.

Potion vomitive avec l'oxymel scillitique.

L'oxymel scillitique est quelquefois utile comme vomitif dans le premier âge, sur-tout pour la coqueluche des enfans, et dans l'asthme humide des adultes.

Pour les adultes.

℥. *Oxymel scillitique ,* 1 once et demie.

Ipécacuanha , ... 10 grains.
*Etendez dans d'eau , ou d'autre vé-
hicule* , ... 4 onces.

On prend une cuillerée de cette potion d'heure
en heure. Elle fait très-bien vomir, et de plus,
atténue les humeurs glaireuses et muqueuses
avant de les évacuer.

Pour le premier âge.

♃. *Oxymel scillitique* , une demi-once,
ou une once au plus,
Etendez dans d'excipient , . . . 3 onces.

On prend une cuillerée d'heure en heure ; après
la deuxième ou troisième prise, il survient des
vomissemens assez considérables.

Potion vomitive avec le kermès minéral, pour tous les âges.

Le kermès minéral est peu employé
comme vomitif dans ce pays-ci, mais beaucoup
en Angleterre , en Hollande, etc. Il évacue
après avoir atténué et divisé.

♃. *Kermès minéral*, ... 2 grains.
Oxymel scillitique , ... une once.
Ipécacuanha , ... 6 grains.
Etendez dans de véhicule , . . . 3 onces.

Cette potion réussit dans tous les âges. Dans
l'enfance, on en donne une cuillerée à café à
la fois, étendue dans un autre véhicule. Dans
un âge plus avancé on rapproche les cuillerées.

Y iij

Potion vomitive cordiale.

Quelquefois on a besoin de faire vomir, mais on craint que la suite du vomissement ne soit dangereuse , à cause de la grande foiblesse du malade ; alors il faut en même temps réveiller ou rassurer les forces , en donnant une potion vomitive cordiale : ainsi :

> ♃. *Eau de mélisse simple , ou mieux de Menthe poivrée ,* . . . . 6 onces.
>
> *Tartre stibié ,* . . . . un grain.
>
> *Ipécacuanha ,* . . . . 10 grains.
>
> *Thériaque ,* . . un demi-gros ou un gros.

Un peu de quelque sirop aromatique , comme celui d'hysope, sur-tout celui de menthe.

Cette potion fait vomir en réveillant l'action et l'énergie de l'estomac et des autres viscères , pour lequel effet on a mis un excipient cordial.

Quand le genre nerveux est très-sensible , et qu'on craint que les secousses du vomissement n'amènent des convulsions, alors il faut se servir d'un excipient aromatique ou légèrement anti-spasmodique.

Potion vomitive anti-spasmodique.

> ♃. *Eau de fleurs de tilleul , ou décoction de feuilles d'oranger ,* . 3 ou 4 onces.
>
> *Tartre stibié ,* . . . . 1 grain.
>
> *Ipécacuanha , ,* . . . . 10 grains.
>
> *Liqueur d'Hoffmann ,* . 15 ou 20 gouttes.
>
> *Laudanum liquide ,* . 10 ou 12 gouttes.

On peut, si l'on veut, simplement aromatiser avec un peu d'eau de fleurs d'orange. Cette potion fait vomir, et empêche que les secousses n'amènent une affection nerveuse considérable.

Potion vomitive emménagogue et anti-spasmodique.

Quand la suppression des règles est la suite d'indigestion, il faut quelquefois faire vomir, et souvent les secousses du vomitif rappellent les règles.

Il n'est pas nécessaire que la suppression vienne d'indigestion pour employer ce moyen : quand un accès nerveux, cause de règles supprimées, s'est porté à l'estomac, et qu'il y excite des nausées et des vomissemens, on donne le vomitif dans une potion emménagogue et anti-spasmodique. Voici celle que je viens de donner avec succès à une jeune dame qui étoit dans ce cas-ci :

℞. *Eau de menthe,* . . . . 4 onces.
* *Tartre stibié,* . . . . 3 grains.
Oxymel scillitique, . . une demi-once.
Liqueur d'Hoffmann, . . . 3o gouttes.
Elixir de propriété de Paracelse,
. . . . 24 gouttes.
Huile essentielle de rhue } ãã 6 gouttes.
et de sabine. . . . . }

Cette potion est émétique, et en même temps elle relâche l'estomac et les autres organes, et pousse beaucoup à la matrice.

Y iv

En général, les formules émétiques se prescrivent sous forme liquide, parce que les ingrédiens qui les composent seroient trop irritans, s'ils n'étoient point délayés. Cependant quand l'inertie de l'estomac est considérable, qu'il y a apathie générale, comme dans l'apoplexie, ou quand on revient de l'asphyxie, on est obligé de donner les vomitifs en bols. Alors :

Bols vomitifs.

℞. *Ipécacuanha,* ...... 10 ou 12 grains.
Tartre stibié, ... 1 grain.
Poudre de scille, ... 3 ou 4 grains.
Incorporez dans rob de sureau ou d'extrait d'aunée, ... 1 demi-gros.

Partagez en quatre bols, dont chacun sera pris à une demi-heure de distance l'un de l'autre. Mais en général, il est rare de donner les vomitifs sous forme solide; et même lorsque cette manière est indiquée, on préfère de les donner sous forme fluide, les animant avec quelques substances toniques, aromatiques, avec l'alkali volatil ou le sel concret d'Angleterre.

Anti-émétiques.

Quant aux moyens d'arrêter les vomissemens chroniques, forcés ou violens, nous n'en dirons rien ici, parce que nous en avons déja parlé dans le règne végétal, à l'article des émétiques, où nous avons donné, entre autres, les potions anti-émétiques de Rivière et de De Haën.

FORMULES PURGATIVES.

Nous avons distingué les purgatifs en trois espèces. 1°. En doux, minoratifs ou eccoprotiques. 2°. En moyens ou cathartiques. 3°. En forts, résineux, ou drastiques.

Ces différens purgatifs peuvent être prescrits sous forme solide ou sous forme fluide. Lorsqu'on veut purger doucement, on préfère de prescrire sous forme liquide, parce qu'alors les purgatifs agissent moins fortement sur l'estomac.

L'excipient est en général l'eau; cependant autrefois on prenoit, pour cela, la décoction de polypode de chêne ou de cuscute.

Purgatifs doux, minoratifs ou eccoprotiques.

℞. *Polypode de chêne,* } ãã une demi-once.
Cuscute, ... }
Faites bouillir dans d'eau, 8 onces.
Et réduire à . . . . 4 onces.
Dissolvez-y manne, ... 2 onces.
Pulpe de casse, ... une once.

Souvent les tamarins entrent dans ces formules.

℞. *Tamarins,* . . . . . . une once et demie.
Manne, ... une once et demie.
Pulpe de casse, ... une once.
Eau, ... 4 onces.

Ces potions purgatives sont noires, nauséabondes, dégoûtantes ; mais on les préfère lorsqu'il faut purger d'une manière très-douce et sans aucune irritation.

Ainsi donc, dans les formules purgatives minoratives il y a, 1°. un excipient qui est l'eau, ou une légère infusion de bourrache, de chicorée, ou une légère décoction de polypode de chêne ou de chiendent et de réglisse ; mais celle de polypode n'est plus d'usage aujourd'hui. 2°. Une base, qui est presque toujours la manne, la casse, les tamarins, et cette base est en général composée. 3°. Assez souvent on y fait entrer quelque correctif propre à bien faire passer ces minoratifs, et à empêcher les flatuosités qui les accompagnent assez souvent : pour cela on prend pour excipient une décoction amère, une légère infusion carminative ; ou bien on aromatise avec un peu d'eau de fleurs d'orange, de suc de citron, de zeste de citron ; alors ces potions sont moins dégoûtantes et moins flatueuses. Quelquefois il faut faciliter le passage de ces potions purgatives avec quelque substance saline, comme de sel d'Epsom, un gros, ou de sel de Glauber, un gros, ou de crême de tartre un demi-gros, et en général avec sel végétal, un demi-gros ; et c'est un adjuvant qui facilite les évacuations, et qui est aussi correctif, en ce qu'il empêche que la manne, etc., ne fatiguent autant l'estomac, et n'occasionnent autant de flatuosité : on peut donner aussi les purgatifs doux sous forme sèche ou d'électuaire.

Électuaire purgatif minoratif.

On prend alors la casse cuite, qui n'est autre chose que la pulpe de casse à laquelle on a fait subir une décoction pour la dépurer; on y ajoute un peu de sirop de violette, ou de l'eau de fleurs d'orange : c'est un purgatif qui ressemble à des confitures, et qui n'est point désagréable. La dose est d'une once, une once et demie ou deux onces, c'est-à-dire, une cuillerée à bouche en se couchant, autant au milieu de la nuit, si on se réveille, et autant le matin: de cette manière on est purgé doucement.

On donne aussi la marmelade de Tronchin, ou plutôt de Fernel, faite avec manne, pulpe de casse, huile d'amandes-douces, de chaque une once : on malaxe ensemble et on aromatise avec le zeste de citron, ou l'eau de fleurs d'orange. On prend de cette marmelade une cuillerée d'heure en heure : elle opère ordinairement après la quatrième ou cinquième cuillerée.

Quelquefois aussi on se sert de la manne seule pour purger en bols, en y joignant quelque poudre purgative. Ainsi :

Bols purgatifs minoratifs.

♃. *Manne*, ... demi-once.
  Ipécacuanha en poudre, . deux grains.

pour faire vingt bols à prendre cinq à la fois d'heure en heure. Mais de cette manière la manne est plutôt l'excipient que la base.

Souvent aussi on se sert de l'*huile* pour purger, sur-tout chez les enfans; on l'aromatise

avec un peu de suc de citron , et elle devient
en même-temps anthelmintique. Ainsi on prend
trois onces de bonne huile d'olive ou d'amandes-douces, dont on boit une cuillerée de demi-
heure en demi-heure ; mais une huile qui est
encore plus purgative, qui n'est pas plus désagréable, et qui est très-appropriée dans beaucoup de circonstances, c'est l'huile de palma-
christi , qui est aujourd'hui très-usitée pour
l'enfance. Il y a aussi pour la première enfance
des purgatifs composés, comme le sirop de
fleurs de pêcher, de chicorée simple, de chicorée composé, de pommes.

On peut prendre de l'un ou de l'autre de
ces sirops une once, que l'on étend dans trois
onces d'excipient , dont on fait prendre une
cuillerée de demi-heure en demi-heure.

Purgatifs moyens ou Cathartiques.

On fait en général la base de ces purgatifs
avec les follicules de séné , les feuilles de séné ,
de rhubarbe , les sels neutres et même le jalap.

Formules.

♃. *Feuilles de séné*, . 1 gros et demi ou 2 gros.
   Faites légèrement bouillir à vaisseau ouvert
      dans d'eau , ... quatre onces.
   Dissolvez ensuite, Manne , . . 2 onces.
   Pulpe de casse , ... 1 gros.

On ajoute de sel de glauber ou d'epsom ,
ou végétal ou de seignette. . . . 1 ou 2 gros.
   On peut employer, si l'on veut, pour faire
l'excipient, *Follicules de séné* , ... 2 gros

au lieu des feuilles de séné. Ici l'excipient qui est animé, est en même-temps base, c'est l'infusion de feuilles de séné.

L'adjuvant sont la manne et la casse ; et les sels neutres sont en même-temps adjuvans et correctifs.

On met souvent dans ces purgations catharti-ques, une once de sirop de chicorée, composé ou de pomme, ou quelque électuaire comme le dia-prun, surtout solutif, le diaphœnix, et quelquefois le jalap à la dose de huit, dix ou douze grains.

On emploie souvent aussi la rhubarbe à la dose d'un gros, qu'on fait infuser dans quatre onces d'eau ; on met en même-temps la manne, la pulpe de casse et le sels ci-dessus. Alors ces purgatifs ont pour excipient une infusion de rhubarbe ; pour base et adjuvant, la manne, la casse, les tamarins ; pour correctifs et ad-juvants, les sels neutres : quelquefois on y ajoute un sirop ou un électuaire, et quelquefois le jalap en substance.

Rarement on donne les purgatifs cathartiques sous forme solide. Quand cela arrive, ils ont ordinairement pour base un purgatif simple ou composé.

Bols purgatifs cathartiques.

℞. *Manne* ou *pulpe de Casse* , . . demi-once.
    ou un des électuaires purgatifs ci-dessus,
    ou de confection hamec. . . . . 1 gros.
Jalap en poudre , ... 10 ou 12 grains.
Rhubarbe en poudre , 24 gr. ou demi-gros.
Sel de glauber ou végétal ou de seignette pulvérisé ; . . . . demi-gros.

Partagez en douze, quinze ou vingt bols, dont on prendra le quart de demi-heure en demi-heure, pour avoir un effet purgatif moyen; mais il est rare de prescrire ces purgatifs sous forme solide.

Purgatifs forts, résineux ou drastiques.

Quand on veut purger fortement, on préfère ordinairement les formules sèches; cependant souvent aussi on les donne fluides; alors pour excipient:

℞. *Feuilles de séné*, ... 3 gros.

Faites légèrement bouillir à vaisseau ouvert *dans d'eau*. . . . . 4 onces.

Ajoutez quelque purgatif doux, comme la manne, la pulpe de casse; pour correctif, un sel neutre.

Jalap. . . . . 20 ou 24 grains.

On ajoute aussi quelque électuaire fortement purgatif, sur-tout le sirop de pomme elléboré, ou de *Confection hamec*, 1 gros et demi ou 2 gros.

Mais les purgatifs drastiques se donnent de préférence en bols. La base alors est la résine de jalap, la gomme gutte, l'aloès, quelque substance minérale, comme le mercure doux. Ainsi pour excipient:

Bols purgatifs drastiques.

℞. *Confection hamec*, ... 1 gros.
Incorporez résine de Jalap, . . 6 grains.
Résine de Scammonée, 4 ou 6 grains.
Gomme gutte, ... 2 ou 4 grains.

Divisez en douze bols, pour en prendre quatre de deux heures en deux heures. De cette manière on est sûr d'exciter les selles d'une manière forte ; cependant l'effet de ces purgatifs sous forme sèche, est plus lent que sous forme fluide; aussi on prend les quatre premiers bols ci-dessus en se couchant à dix ou à onze heures du soir, quatre autres au milieu de la nuit, et les quatre derniers le matin.

On fait souvent entrer dans ces purgatifs drastiques le mercure doux et l'aloès. On préfère toujours pour excipient la confection hamec.

℥. *Confection hamec*, demi-gros ou 1 gros.
 Mercure doux, ... 8 grains.
 Aloès, ... 4 grains.
 Résine de scammonée, ... 6 grains.

Partagez en douze bols, pour en prendre quatre de deux heures en deux heures.

Ces purgatifs forts peuvent être énervés par quelque correctif, et devenir presque purgatifs, doux ; c'est ainsi qu'on les emploie quand il ne faut pas purger fortement. Ainsi :

℥. *Résine de scammonée*, ... 6 grains.
 Résine de jalap, ... 4 grains.
 Gomme gutte, ... 2 grains.

Triturez avec du sucre, ou un alkali fixe, ou un sel neutre, qui alors devient un très-bon correctif; étendez ces substances triturées dans trois ou quatre onces d'émulsion; ensuite ajoutez de sirop de violette une demi-once ou une once ; on prend le tout en une seule prise.

Cette médecine n'est point dégoûtante, ni répugnante ; mais elle ne conviendroit pas s'il falloit purger doucement.

On peut aussi préparer cette potion d'une autre manière : on triture les substances ci-dessus dans un jaune d'œuf, ce qui forme une espèce d'émulsion qu'on étend dans un verre d'orgeat ou d'émulsion quelconque. Cette potion convient assez bien dans la première enfance, aux femmes enceintes et en couche, à ceux qui éprouvent beaucoup de répugnance pour les autres médecines.

Ainsi nous voyons que dans ces différentes formules purgatives, il y a une base simple ou composée ; on sait que la base est composée quand il entre dans la même formule plusieurs ingrédiens de même force, comme quand la manne, la casse, les tamarins entrent dans la même médecine ; ou la résine de jalap avec la gomme gutte, la scammonée, l'aloès, etc. Nous voyons qu'il entre aussi dans les formules purgatives quelque adjuvant, quelque correctif, comme le sucre, les sels neutres, les émulsions, qui sont les correctifs des substances résineuses purgatives ; les infusions amères et les carminatives le sont des purgatifs cathartiques et des doux.

On a cru, pendant un certain temps, que la racine de scrophulaire étoit le correctif des feuilles de séné, mais à tort.

FORMULES

FORMULES DIURÉTIQUES.

Nous avons distingué les diurétiques, 1°. en froids, 2°. en moyens, 3°. en chauds.

1°. Diurétiques froids.

Quand on veut exciter les urines sans irriter en rafraîchissant, la meilleure formule est l'eau prise en grande quantité ; c'est un excellent diurétique froid : cependant il faut qu'elle soit un peu mucilagineuse, comme une légère décoction d'orge, de graine de lin, c'est un excellent diurétique froid et tempérant. Ainsi,

> ♃. *Orge mondé*, ... 1 gros.
> *Graine de lin*, ... 1 ou 2 gros.

Renfermez dans un nouet, et faites bouillir dans une pinte et demie d'eau et réduire à une pinte.

On anime quelquefois cette décoction avec le nitre, qu'on y joint alors à la dose de douze, quinze, vingt ou trente grains, au plus, car il est d'autant plus diurétique qu'on le donne à plus petite dose. On peut aussi y ajouter les acides végétaux ou minéraux, comme la moitié d'un citron, douze ou quinze gouttes d'esprit de vitriol, et encore mieux d'esprit de nitre, surtout dulcifié, quinze, vingt ou trente gouttes au plus.

Les émulsions sont aussi d'excellens diurétiques froids.

Tome II. Z

2°. Diurétiques moyens.

Lorsque l'on veut faciliter ou augmenter le cours des urines en excitant un peu le ton des solides, en divisant un peu les matières, alors il faut employer quelques apéritifs. Ainsi,

♃. *Racines de fraisier*, . .
         d'arrête - bœuf,   }   ãã demi-once.
         de chausse-trappe,

Faites bouillir dans deux pintes d'eau
     réduites à une : ajoutez *nitre*, 20 ou 24 grains.

Oxymel scillitique , ... demi-once.
ou *Oxymel colchique* , ... 1 gros.

On pourroit employer de même les autres racines apéritives.

3°. Diurétiques forts ou chauds.

Pour faire une formule d'un diurétique fort, on peut prendre quelques-unes des racines apéritives ci-dessus, ou celle de persil, de saxifrage, de livêche, etc.

♃. *De trois* ou *quatre de ces racines*
     de chacune , ... demi-once.
     Racine de raifort ou *d'aunée* , . . 2 gros.

Faites bouillir dans deux pintes d'eau réduites à une, ensuite ajoutez :

Nitre , ... 20 grains.
Oxymel scillitiqne , ... demi-once.
Oxymel colchique , ... 1 ou 2 gros.
ou *Teinture de cantharides* , 30, 36 gouttes, ou demi-gros.

Quelquefois aussi on prescrit un julep diurétique. Un julep est une potion assez rapprochée et agréable à prendre ; pour base on prend
une eau diurétique comme celle de pariétaire,
d'oseille, d'alleluia, qui sont d'excellens diurétiques froids, ou l'eau de laitue. Ainsi,

♃. *Eau de laitue*, ... 4 ou 6 gros.
Liqueur anodyne nitreuse, . . 20 gouttes.
Nitre, ... 8 ou 12 grains.

Ajoutez un peu de camphre, quelque sirop
acide, comme de limon, d'épine-vinette, etc.;
souvent pour excipient de ces juleps diurétiques, on prend l'eau de baies d'alkékenge
ou leur décoction, dont on prend 5 ou 6 onces.

Formules emménagogues.

Les emménagogues peuvent se donner en
infusion, potion, décoction, etc. Ainsi une
simple infusion d'armoise ou d'absynthe est un
excellent emménagogue. Quand on craint que
ce moyen ne soit trop chaud, et qu'on en veut
un moins actif et qui réussisse aussi bien,
on prend une pincée de safran et de camomille
romaine, qu'on fait bouillir dans une pinte d'eau
à vaisseau fermé : cette infusion seule est un
excellent emménagogue ; mais quand on ne
craint point d'irriter ni d'échauffer, on fait
infuser une poignée d'armoise, une demi-poignée
de matricaire et un peu de fleurs de camomille
romaine : cette infusion est un bon emménagogue.

Z ij

Quand on veut un emménagogue plus décidé, on ajoute avec l'armoise, la matricaire, l'absynthe, deux pincées de feuilles de sabine et un quart de poignée de feuilles de rhue, ce qui fait un apozème fortement emménagogue. Mais ces boissons sont désagréables ; c'est pourquoi quand il faut un emménagogue fort, on préfère de le donner en potion ou en bols. Ainsi pour excipient,

℞. *Eau distillée d'armoise,* . . . . 6 onces.

> *Huile essentielle de rhue* } ãã 6 ou 8 gout.
> *et de sabine,* . . . . . }

un sirop approprié, comme de sirop

> *D'armoise composé.* . . . . 1 once.

On joint quelquefois à ces potions quelques anti-spasmodiques, comme la teinture fétide, qui est préparée avec l'assa-fœtida : on en donne dix ou douze gouttes. On prend une cuillerée de cette potion de deux heures en deux heures.

Les forts emménagogues se donnent aussi de préférence en bols, qui sont préparés en général avec les préparations martiales, les substances gommo-résineuses, et quelques poudres toniques. Ainsi,

Bols emménagogues.

℞. *Éthiops martial,* . . . 1 scrupule.

Poudre de gentiane, . . . 8 ou 10 grains.

Aloès, ... 3 ou 4 grains.

Assa-fœtida ou gomme ammoniaque,
ou Oppopanax, . . . demi-gros.

On y ajoute quelque sirop approprié , comme celui d'armoise , et on anime ces bols avec quelque huile essentielle emménagogue , comme celle de rhue ou de sabine , à la dose de huit grains. On fait de tout cela à peu-près vingt-quatre bols, dont on prend deux de quatre heures en quatre heures, ce qui fait six par jour , car *la journée médicale* n'est que de douze heures.

Souvent la suppression des règles est suivie , accompagnée ou causée par des accidens nerveux , des fièvres d'accès ou une suite d'indigestion ; alors il faut combiner les anti-spasmodiques , les fébrifuges et les émétiques avec les emménagogues , comme nous l'avons dit en traitant des maladies des femmes.

Potion emménagogue anti-spasmodique.

♃. *Eau distillée d'armoise* , ... 5 onces.

Eau de fleurs d'orange , . . . demi-once.

Huile essentielle de rhue , *et de Sabine* , . . . } ãa 6 gouttes.

Sirop de fleurs d'orange, ... 1 once.

Cette potion calme le genre nerveux , excite et entretient l'évacuation utérine.

Autre.

♃. *Eau d'armoise,* . . . . . . 5 onces.

Teinture d'assa-fœtida , . . demi-gros.

de castoreum , ... 3o gouttes.

Huile essentielle de rhue, *et de Sabine* , . . . } ãa 8 gouttes.

Liqueur d'Hoffmann, ... demi-gros.

Sirop d'armoise composé, ... 1 once.

Potion emménagogue, fébrifuge et anti-spasmodique.

2/. *Kina,* . . . . 1 once.

Faites bouillir dans quatorze onces d'eau, et réduire à six onces ; passez et ajoutez :

Laudanum liquide de Sydenham, 24 gout.

Liqueur d'Hoffmann, ... 48 gouttes.

Huile essentielle de Sabine, . . 20 gouttes.

Sirop d'armoise, ... 1 once.

On prend cette potion par cuillerée de deux heures en deux heures; et lorsqu'on est à peu-près au retour de l'accès, on presse les cuillerées, et on en prend de demi-heure en demi-heure : par-là on contredit l'accès nerveux, qui fait que beaucoup de fièvres d'accès ne peuvent être guéries que par les forts anti-spasmodiques donnés vers l'accès ; par-là on rappelle l'évacuation menstruelle, où au moins on entretient la sensibilité du côté de la matrice, et aux époques successives les règles reparaîtront probablement.

FORMULES SUDORIFIQUES.

En général, les sudorifiques se donnent sous forme fluide, parce que l'abondance du véhicule même excite les sueurs. Nous avons distingué les sudorifiques, 1°. en légers, 2°. en moyens, 3°. en forts.

1°. Sudorifiques légers et moyens.

On prend quelque plante aromatique pour en faire une infusion théïforme, que l'on boit tiède et abondamment, surtout dans le lit. Ainsi

℞. *Fleurs de sureau.* . . . . . 1 ou 2 pincées.

Eau. . . . . une pinte.

Faites une infusion théïforme à vaisseau fermé, et passez.

Quand on répugne à une boisson abondante, ou quand la déglutition est difficile, on donne les sudorifiques en potion. Ainsi,

℞ D'une eau aromatique, comme de *mélisse,*
de menthe, de la vande, de fleurs de su-
reau, de thym, de serpolet, etc. 6 onces.

Alkali volatil. . . . . . . 24 gouttes.

ou *d'esprit de Mindererus.* demi-gros.

Thériaque, ou orviétan, ou mitrhidaté,
ou autre confection tonique. demi-gros.

Sirop diacode. . . . . . 2 gros ou demi-once.

Cette potion agit sûrement et d'une manière douce, et on l'emploie souvent dans les petites vérole quand il y a mal de gorge, qu'on ne peut avaler beaucoup, et qu'il faut soutenir un peu les forces et l'éruption.

2°. Sudorifiques forts.

Quand on veut faire suer fortement, on emploie les bois sudorifiques, comme la squine,

Z iv

la salsepareille, le gayac, le sassafras, la bardane, l'aunée, la livêche, etc. Ainsi,

℞. *De chacun des bois sudorifiques.* 1 once.

Faites bouillir dans quatre pintes d'eau réduites à deux ; sur la fin de la décoction, faites infuser quelques plantes aromatiques ; ainsi de deux ou trois de ces plantes prenez une demi-poignée.

Fleurs de sureau. . . . . 2 ou 3 pincées.

Sur chaque verre ajoutez :

Alkali volatil, . . . 8 ou 10 gouttes.

Cette boisson est fortement sudorifique quand on la boit tiède, surtout dans un lit chaud et une chambre un peu échauffée.

Bols sudorifiques.

Quelquefois il faut faire suer avec des sudorifiques sous forme sèche : alors la base est presque toujours le sel volatil concret, et l'excipient, le rob de sureau, ou l'extrait de genièvre, et on ajoute quelque poudre sudorifique, comme celle de résine de gayac.

℞. *Sel volatil concret,* . . . 24 grains.

Résine de gayac en poudre, . . 24 grains.

Rob de sureau, ... 1 gros.

Sirop de menthe, ce qu'il en faut pour faire du tout douze bols à prendre trois à-la-fois de deux heures en deux heures. C'est un excellent sudorifique pour quelques circonstances. Au lieu de poudre de résine de gayac, on peut employer

celle de safran, de gentiane, etc. ; et au lieu de
rob de sureau, on peut se servir d'extrait de genièvre, de thériaque, etc. ; enfin, de tout autre
sirop aromatique, comme celui d'hysope, etc. ;
à la place de celui de menthe.

FORMULES EXPECTORANTES.

Nous avons aussi distingué les expectorans,
1°. en doux, 2°. en moyens, 3°. en forts ou
atténuans.

1°. Expectorans doux.

Ces expectorans sont préparés en général avec
les substances mucilagineuses, gommeuses,
huileuses, comme quelques racines et feuilles
mucilagineuses, quelques fleurs pectorales et
quelques substances animales, qui fournissent
par la décoction une matière gélatineuse de
peu de consistance, le miel, etc. ; point de
substances minérales, car ce règne n'a point
d'expectorans doux. Ainsi, pour une

Tisane béchique.

℞. *Racine de guimauve,* . . . demi-once.

Faites bouillir dans une pinte et demie d'eau,
et réduire à une pinte ; à la fin de la décoction,
mettez infuser les fleurs pectorales, qui sont
celles de tussilage, de violettes, de coquelicot,
et un peu de fleurs de sureau ; après une demi-
heure d'infusion on passe, et on ajoute de miel
une once ou une once et demie. On met aussi

quelquefois dans ces tisanes du chiendent et de la réglisse.

Les potions béchiques portent le nom de Loochs : c'est une préparation onctueuse, dans laquelle l'eau est rendue miscible à l'huile par le moyen de quelque mucilage : ils sont composés en général avec quelques substances huileuses et mucilagineuses. Ainsi,

> ♃. Eau ou légère infusion de *chiendent*, *de*
>   *capillaires*, *de réglisse*, etc. . 4 onces.
>   *Huile d'amandes-douces*. . . . . . 1 gros.
>   *Gomme arabique*, *ou mieux*
>   *Gomme adragant.*⎫
>   *Blanc de baleine.*⎭ aã 1 gr. ou 1 gr. et demi.

On ajoute un sirop approprié, comme celui de guimauve; ou plus incisif, comme celui de capillaires, ou plus aromatique, comme celui de menthe, d'hysope, et sur-tout celui d'érysimum.

On peut faire aussi ces loochs sans eau.

> ♃. *Huile d'olive ou d'amandes-douces*,
>   . . . . 3 ou 4 onces.
>   *Sirop de guimauve*, une demi-once.
>   *Souvent sirop diacode*, une demi-once.

Celui-ci rend ces loochs beaucoup plus expectorans. Ces potions sont très-usitées dans les pleurésies, péripneumonies, etc. après les saignées.

On fait aussi souvent des apozèmes béchiques. (L'apozème diffère de la tisane, en ce que celle-ci ne contient guère que deux ou trois substances au plus, au lieu que l'autre en

contient davantage); on y fait entrer les racines de guimauve, de scorsonnère, quelques
feuilles béchiques, comme de poirée, de laitue,
de jeune chicorée, ou de bourrache et de buglosse, les fleurs pectorales, les fruits pectoraux, comme les sébestes, les dattes, les jujubes, les figues, les raisins de Corinthe; quelquefois des semences farineuses, comme l'orge
mondé, ou mieux perlé, ou un peu de graine
de lin; quelques sucs gommeux, comme la
gomme arabique et la gomme adragant, le
miel.

℞. *Racine de guimauve,*
Scorsonnère, ... $\Big\}$ ãã une demi-once.

Faites bouillir dans une pinte et demie d'eau,
réduite à une pinte; ajoutez trois ou quatre
feuilles de bourrache et de poirée, deux figues,
une datte, un quart de poignée de raisins de
Corinthe; faites réduire le tout à une pinte;
passez, et ajoutez une once de sirop approprié
ou de miel.

Souvent on fait entrer dans ces apozèmes
des feuilles légèrement incisives, comme celles
de capillaires, mieux, de marrube, d'hysope, etc.
Pour les pauvres, on emploie les figues et les
raisins de Corinthe de préférence aux dattes
et autres fruits pectoraux, qui sont trop chers
pour cette classe.

On donne très-rarement les béchiques sous
forme de bols, de pilules et autres manières
sèches.

2°. Expectorans moyens.

Ces expectorans se prescrivent aussi sous forme de tisanes, d'apozèmes, de potions, etc.

Apozème expectorant moyen.

℞. *Racines d'aunée,* ⎱ ãã une demi-once.
De livêche, ... ⎰

Faites bouillir à vaisseau fermé dans une pinte et demie d'eau, et réduire à une pinte : ajoutez quelques feuilles incisives, comme celles de bourrache, de buglosse, de pulmonaire, etc.; quelques feuilles aromatiques, comme de marrube blanc, d'origan, etc. : passez et ajoutez sirop d'érysimum ou oxymel scillitique, une once.

Potion expectorante moyenne.

Pour faire une pareille potion, on met dans les loochs et les potions huileuses ci-dessus, le kermès, l'ipécacuanha, la scille en poudre, l'oxymel scillitique. Ainsi,

℞. *Eau,* . . . . 4 onces.
Huile d'amandes douces, ou mieux, huile d'olive, parce que la première est souvent rance, . une once.
Gomme adragant, . . un gros et demi.
Kermès minéral, un ou deux grains.
Oxymel scillitique, une demi-once.

Autre, sans eau.

♃. *Huile d'olive* , . trois ou quatre onces.
Sirop de guimauve , .. une demi-once.
Oxymel scillitique , ... une once.
Scille en poudre , quatre ou six grains.
Ou kermès minéral , ou *ipécacuanha* ,
.... deux grains.

Les expectorans sont ici mitigés avec l'huile
et le sirop.

Bols expectorans moyens.

Quand on veut faire des bols expectorans
moyens, on prend pour excipient le beurre de
cacao, la manne, etc.

♃. *Beurre de cacao , ou blanc de ba-
leine* , ... un gros.
Manne , ... un gros et demi.
Ipécacuanha , ... deux grains.
Kermès minéral , ... un demi-grain.
Scille en poudre , ... deux grains.
Ou arum en poudre , 2, 3 ou 4 grains.

Partagez le tout en quatre bols, dont on prend
un le matin, un à midi, un six heures après,
et le dernier en se couchant. On se sert souvent, pour excipient de ces bols, de l'extrait
d'aunée, de bourrache, etc.
La manne seule, sous forme pilulaire, est un
assez bon expectorant, ainsi que le beurre de
cacao et le blanc de baleine ; mais ordinaire-

ment ils servent plutôt d'excipient à des expectorans plus actifs.

Sucs expectorans moyens.

℞. *Feuilles de bourrache,*⎫
Buglosse fraîches, ... ⎬ āā 3 ou 4 poig.

Feuilles de pariétaire,⎫
Et de jeune chicorée, . ⎬ āā une demi-poig.

On pile, et on a à-peu-près trois ou quatre onces de sucs. On peut prendre ces sucs à la dose de 8, 10 ou 12 onces par jour à la fin des pleurésies , des péripneumonies. On les rend quelquefois plus actifs avec la scille, le sirop d'érysimum ou un peu de kermès.

3°. Expectorans forts.

Ces expectorans se donnent peu en tisanes et en apozèmes, mais beaucoup en potions, et encore mieux en bols et en pilules. Cependant dans quelques circonstances on les donne en apozèmes, où l'on fait entrer les racines d'aunée, et mieux, celles de raifort ou d'arum.

Apozème expectorant fort.

℞. *Racine d'aunée,* ..... une demi-once.
de raifort, ... deux gros.
d'arum, ... un gros.

Faites bouillir à vaisseau fermé dans deux pintes d'eau, et réduire à moitié; à la fin de la décoction , ajoutez quelques feuilles incisives assez fortes, sur-tout tirées des anti-

scorbutiques, comme le cresson, le cochléaria;
passez et ajoutez :

> *Oxymel scillitique ,* ...... une once.

Cet apozème est un expectorant très-fort, dont
on fait la boisson ordinaire dans beaucoup de
catarrhes, l'hydropisie du poumon , celle de la
·poitrine. On pourroit aussi y faire entrer la racine de pyrèthre à la dose d'un scrupule,
mais on donne plus souvent les expectorans
forts en potion.

Potions expectorantes fortes.

℞. *Racine de raifort ,* ...... deux gros.
*Faites légèrement bouillir dans 6 onces
d'eau , jusqu'à ;la réduction à* 4 onces.

On peut prendre de même une décoction d'aunée ou de pyrèthre, ou d'arum; ensuite ajoutez :

> *Scille en poudre ,* .... 4 grains.
> *Arum en poudre ,* ..... 4 ou 6 grains.
> *Kermès minéral ,* .... 2 grains,

et un sirop approprié , sur-tout celui d'érysimum, ou mieux, l'oxymel scillitique. On prend
une cuillerée de cette potion de deux heures
en deux heures.

Autre , dans laquelle on fait entrer le polygala de Virginie.

℞. *Polygala de Virginie ,* ... 3 ou 4 gros.

Faites bouillir dans douze onces d'eau réduites
à six ; passez et ajoutez :

> *Kermès minéral ou ipécacuanha ,*
> .... 2 grains.
> Ou *Arum en poudre,* ..... 4 grains.

On y fait entrer assez souvent quelque substance
balsamique, comme le baume de Tolu, de la.
Mecque, et même la térébenthine. Ainsi ,

> *Sirop balsamique de Tolu,* une demi-once.
> *Oxymel scillitique,* .... une once.

On peut rendre le polygala de Virginie plus expectorant de la manière suivante :.

> ♃. *Polygala de Virginie,* ...... 3 gros.

Faites bouillir dans douze onces de vin, et réduire à six ; ajoutez :

> *Scille en poudre,* ..... 3 ou 4 grains.

Le baume de Tolu, et quelque sirop aromatique, comme celui d'hysope, de menthe, ou
de lavande : on prend une cuillerée de cette potion de trois en trois heures, ou de deux en
deux heures.

Bols expectorans forts.

Souvent les forts expectorans se donnent sous
forme de bols et de pilules. Alors on y fait entrer souvent quelque substance minérale, comme
le soufre, quelque préparation antimoniale, sur-
tout le kermès et le soufre doré ; quelquefois
aussi , mais rarement, quelque préparation mercurielle , et à l'ordinaire la poudre d'arum, de
scille,

scille, d'ipécacuanha, de polygala de Virginie.
Pour excipient de ces bols, on prend le miel
scillitique ou colchique, ou le sirop d'arum, ou
l'extrait d'aunée, ou de fumeterre, ou de bourrache, ou quelque expectorant béchique, comme
le miel, le blanc de baleine, le beurre de cacao, ou quelque suc gommo-résineux, sur-tout
la gomme ammoniaque :

℞. *Soufre*, ... 12 grains.

    Kermès minéral, ... 2 grains.

    Arum en poudre, .. } ᵃ̃ᵃ 6 grains.
    Scille en poudre, .. }

    Extrait d'aunée, ... 1 gros.

Sirop d'érysimum quantité suffisante pour préparer vingt bols, chaque bol du poids de 4, 5,
6 grains au plus. On prend deux de ces bols
le matin, deux à midi, et deux à six heures
du soir.

Autre.

℞. *Soufre doré d'antimoine*, .. 20 grains.

    Scille en poudre, ... } ᵃ̃ᵃ 8 grains.
    Arum en poudre, ... }

    Ipécacuanha, ... 4 grains.

    Gomme ammoniaque, .. 2 scrupules.

    Miel scillitique, ... une once,

ou quantité suffisante pour faire seize bols,
dont on prend quatre par jour.

Ainsi, en général, dans les formules expectorantes, il y a un excipient, une base simple ou
composée, quelquefois quelque adjuvant, quelquefois, mais rarement, quelque correctif.

Tome II.   A a

DES FORMULES ALTÉRANTES.

FORMULES TONIQUES ET STOMACHIQUES.

CES formules sont propres à donner du ton aux viscères, et sur-tout à l'estomac ; on les appelle aussi digestives. On peut donner les stomachiques en tisane, apozéme, potion, bols, etc. Les tisanes stomachiques sont en général peu employées, parce que la quantité de véhicule affoiblit l'estomac et les autres organes. Cependant, quand l'estomac n'est que peu affoibli, on fait usage de ces tisanes. Ainsi on prend une infusion de plantes aromatiques, sur-tout de menthe poivrée, de petite sauge, de germandrée, d'ivette, de sommités de petite centaurée ; ainsi on peut prendre le matin, deux ou trois verres de l'apozème suivant :

Aposème stomachique.

℟. *Feuilles de petite sauge,* ⎫ ãã 2 ou 3
       d'ivette, ... ⎭ pincées.

    Sommités de petite centaurée, 2 pincées.

Pour une infusion théiforme ; passez et édulcorez avec un peu de sucre, et quelquefois avec un peu de baume du Pérou ou de Copahu, une demi-once, délayé avant avec un peu de sucre. Cette boisson est assez recommandée pour les estomacs un peu froids et un peu glaireux, sur-tout quand il y a disposition à la goutte froide. Quand on veut un stomachique un peu

plus actif, on emploie la racine d'aunée, sur-
tout celle de gentiane, qui est un excellent
stomachique :

♃. *Racine d'aunée* , ... une demi-once.
         de gentiane , ... 2 gros.

Faites bouillir légèrement à vaisseau fermé,
dans une pinte d'eau, et réduire à trois demi-
septiers; à la fin de la décoction, mettez les
feuilles ci-dessus, les sommités de petite centaurée ou de stœchas, ou une bonne pincée
de fleurs de camomille romaine, sur-tout quand
il y a des flatuosités ; passez et édulcorez avec
quelque sirop aromatique, sur-tout celui de
menthe.

On y fait entrer aussi assez souvent les baies
de laurier, et sur-tout celles de genèvrier, qui
sont un très-bon tonique : on prend vingt-quatre
ou trente baies de genèvrier : on les concasse
un peu avant de les faire bouillir; ensuite on
leur fait subir une légère décoction avec un peu
de racine de gentiane, d'aunée, comme ci-
dessus.

Vins stomachiques.

On fait aussi beaucoup de cas des vins stomachiques. On les prépare par infusion, jamais par décoction. On prend vingt-quatre baies
de genèvrier, un gros de racine de gentiane,
autant d'une racine aromatique, comme celle
d'angélique, de serpentaire de Virginie, de gingembre, de zédoaire, ou de sommités de petite centaurée, etc. On fait infuser à froid dans
trois demi-septiers de vin, pendant douze, dix-

huit, vingt-quatre heures, et ensuite on passe. Ce vin est un très-bon stomachique ; on en prend un demi-verre matin et soir ; souvent aussi on y fait entrer de la limaille d'acier :

℥. *Limaille d'acier enfermée dans un nouet,* . . . . 5 onces.
Racine d'Aunée, . 2 gros ou demi-once.
de Raifort, ... 1 gros.
de Gingembre, ... 1 gros.
Quelques feuilles aromatiques, comme celles de Menthe, ... 2 pincées.
Celles de Romarin et sur-tout d'Absinthe, ... une demi-poignée.
Vin, sur-tout rouge, ... une pinte.

On fait infuser à froid pendant vingt-quatre heures, ensuite on passe.

Ce vin est un très-bon stomachique ; il est connu sous le nom de *vin énulé* et *chalybé.* Le raifort qui y entre est un bon stomachique, sur-tout quand l'estomac est foible par pituite, que cette racine atténue. On recommande aussi comme stomachique le vin d'absinthe. Autrefois on le faisoit en mettant l'absinthe dans le vin pendant qu'il fermentoit ; aujourd'hui on le fait par la simple infusion de cette plante, et on passe.

Potions stomachiques.

On fait aussi des potions stomachiques ; il n'y entre pas de préparations minérales, excepté celles du fer ; point de substances animales, mais beaucoup de végétales.

(Une potion est un médicament liquide qui se prend par cuillerées à des intervalles plus ou moins éloignés, comme d'heure en heure, de deux heures en deux heures, etc.)

On prend pour excipient une eau distillée aromatique, comme celle de mélisse, ou de menthe poivrée, qui est un très-bon stomachique :

℞. *Eau de Menthe poivrée,* . 4 ou 5 onces.
Poudre de Gentiane, . . . demi-gros.
Huile essentielle d'Anis, 8 ou 10 gouttes.

Broyées avant avec du sucre ou oléo-saccharum,

Confection Hyacinthe. . . . . 1 gros.

On ajoute quelque sirop approprié, comme celui de menthe, ou un sirop acide, comme celui de limon ou de grenade. Au-lieu de la poudre de gentiane, on peut employer celle de zédoaire, de *calamus aromaticus*, de serpentaire de Virginie, de gingembre, etc., et au-lieu de confection hyacinthe, un électuaire tonique quelconque, comme la thériaque, la confection alkermès; mais on préfère la confection hyacinthe, parce qu'elle contient des terres absorbantes propres à neutraliser les acides qui se développent ordinairement dans les foiblesses d'estomac.

Autre.

℞. *Eau de Menthe,* . . . . 5 onces.
Zédoaire, ... demi-gros.
Huile essentielle d'Anis broyée avec du sucre, ... 10 gouttes.

Confect on Hyacinthe ou *diascordium,*
. . . . demi-gros.
Sirop de Grenade ou *de Menthe,* demi-once.

On prend une cuillerée de cette potion de trois heures en trois heures.

Il y a de très-bonnes potions stomachiques quand les maladies de l'estomac se montrent sous forme de vomissement ou de hoquet. On y fait presque toujours entrer des terres absorbantes et des anti-spasmodiques, parce que avec la foiblesse de l'estomac, il y a souvent aussi état nerveux du viscère.

℞. *Eau de Menthe distillée,* . . . 6 onces.
Yeux d'Ecrevisses en poudre, demi-gros
Suc de Limon, une cuillerée ou une once.
*Liqueur d'*Hoffmann, ... 20 gouttes.
Gouttes de Sydenham, . . . 12 gouttes.
Sirop de Menthe, ... 1 once.

On prend une cuillerée de cette potion de trois heures en trois heures.

Il entre dans cette formule deux substances qui arrêtent comme spécifiquement les vomissemens et hoquets spasmodiques; savoir, les yeux d'écrevisses et un acide végétal.

Dans les potions ci-dessus, on pourroit faire entrer la teinture de mars ou le tartre martial soluble, à la dose d'un demi-gros, et aussi quelque élixir, comme le lilium de Paracelse, fait par la digestion de plusieurs chaux métalliques dans l'esprit-de-vin, qu'elles déphlegment et rendent plus fort; il se donne à la dose de vingt, vingt-quatre ou trente gouttes. On pourroit aussi faire entrer la même dose d'élixir de propriété, avec ou sans acides. Il se fait avec doses égales de mirrhe, d'aloès et de safran, mis en digestion dans l'esprit-de-vin.

Bols stomachiques.

On donne souvent les stomachiques en bols ou pilules. Il n'y entre pas de préparations minérales, excepté celles du fer, point de substances animales, mais beaucoup de végétales. Parmi les racines, la zédoaire, le gingembre, le curcuma, la serpentaire de Virginie, qui est une espèce d'aristoloche, le *calamus aromaticus*, le spica-nard, le contrayerva, la gentiane, l'angélique, etc. Les feuilles en poudre n'y entrent pas ordinairement. Parmi les fleurs, le safran, la camomille en poudre; parmi les fruits, l'extrait de baies de laurier et de genièvre en extrait pour excipient; parmi les sucs, le baume du Pérou, du Canada, de Copahu, de Tolu, la térébenthine, qui sont aussi de très-bons stomachiques et servent d'excipient; la mirrhe, qui est un excellent stomachique, quelquefois l'oliban et le mastic, mais rarement; quelquefois les gommes résines, comme l'opopanax, le sagapenum, la gomme ammoniaque, et sur-tout l'assa-fœtida comme excipient; des sirops toniques et stomachiques, comme celui de menthe, d'hysope, de Stœchas, l'élixir de propriété, les sucs amers, très-souvent employés comme stomachiques, sur-tout l'aloès.

A a iv

♃. *Poudre de Gentiane*, . . . 12 grains.
   de Zédoaire, . . . 12 grains.
   de Safran, ... 12 grains.
Baume de Copahu, · . . , · . .2 gros.
Elixir de propriété, ... 20 gouttes.
Sirop de Menthe, quantité suffisante pour
 faire 24 bols, dont on prend deux le
 matin, deux dans la première cuillerée
 de soupe, et deux en se couchant.

La gentiane, qui entre dans cette formule,
est un des meilleurs stomachiques ; le safran
est aussi un excellent stomachique, et de plus
calmant les douleurs de l'estomac, qui ont presque
toujours lieu avec la foiblesse de ce viscère.
On pourroit, pour excipient, prendre le baume
de Canada ou l'extrait d'aunée, qui est un
très-bon stomachique, ou de l'extrait de petite centaurée un gros. La rhubarbe entre souvent dans ces bols stomachiques avec le kina
et les terres absorbantes, qui sont là, non
comme toniques, mais comme corrigeant et
détruisant les aigreurs qui se développent dans
les foiblesses d'estomac.

♃. *Rhubarbe en poudre*, . . . 20 grains·
Kina en poudre, ... 24 grains.
Yeux d'Ecrevisses en poudre, 30 grains.
Ethiops martial, ... 16 grains.
Aloès en poudre, ... 12 grains.
Sommités de petite Centaurée en poudre,
. . . . 1 scrupule.
Extrait d'Aunée, ... 1 gros.

Sirop de Stæchas , .. quantité suffisante pour faire vingt bols à prendre , deux le matin , deux dans la première cuillerée de soupe, et deux en se couchant.

Souvent pour excipient on se sert de quelque confection, comme la thériaque, le diascordium, la confection hyacinthe, le mithridate, l'orviétan, etc.

FORMULES ÉMOLLIENTES, RELACHANTES, RAFRAICHÎSSANTES.

Le règne minéral n'offre d'émolliens que l'eau, qui de tous est le meilleur.

Il y a beaucoup d'émolliens dans le règne végétal, savoir, toutes les substances mucilagineuses très-étendues; quand elles sont très-rapprochées elles sont astringentes. Le règne animal en fournit aussi, savoir, la matière visqueuse et lymphatique quand elle est très-étendue. Le lait l'est à un haut degré, ainsi que le beurre et le petit-lait.

Dans une maladie inflammatoire, quand on veut détendre la fibre qui est dans un éréthisme trop considérable, et appaiser la soif qui a lieu en même temps dans ces maladies, on donne une légère décoction d'orge, de guimauve, des fruits pectoraux à très-petite dose. Ainsi,

℞. *Orge perlé enfermé dans un nouet ,*
.... une cuillerée.

Faites légèrement bouillir dans une pinte et demie d'eau, et réduire à une pinte ou à une pinte et demi-setier: on ajoute quelquefois un peu de graine de lin.

℞. *Racine de Guimauve*,..... demi-once.

Faites bouillir dans une pinte et demie d'eau, et réduire à une pinte et demi-setier; ajoutez un peu de réglisse et quelques brins de chiendent pour corriger le goût répugnant du mucilage.

Si l'on veut employer les fruits pectoraux,

℞. *Dattes*,................... 1 ou 2.
Figues,...................... 1.

Faites bouillir dans la même quantité d'eau jusqu'à la même réduction. Souvent aussi on donne les émulsions, et à large dose: on les prépare avec les semences émulsives, savoir, celles de melon, de potiron, de courge, de concombre, de laitue, d'endive et de pourpier.

℞. *Semences émulsives*, 3 gros ou demi-once.

Triturez dans un mortier, et jetez de temps en temps de l'eau ou une légère infusion de chiendent et de réglisse. Vous aurez une pinte d'émulsion pour une boisson ordinaire, très-rafraîchissante, tempérante, sur-tout dans les maladies inflammatoires bilieuses, la fièvre ardente, et dans les maladies inflammatoires des voies urinaires.

Dans les maladies putrides on emploie souvent des boissons étendues aigrelettes avec l'oseille, l'alleluia, un peu de laitue, d'endive, de jeune chicorée. Ainsi, on fait bouillir une pinte d'eau; au milieu de la décoction on jette,

Feuilles d'Oseille et d'Alleluia,......... } ãã demi-poi.

et quelques feuilles de laitue et de jeune chicorée ; retirez après quelques bouillons, laissez ensuite infuser et passez. Cette boisson est très-agréable ; pour la rendre plus laxative on y ajoute :

> *Tamarins ,* .... 1 gros.
> *Nitre,*................. 10 grains.
> ou *Crême de Tartre ,* .. 15 ou 20 grains.

Cette boisson est très-employée dans les fièvres bilieuses.

Quand on veut rafraîchir et donner en même-temps un peu plus de consistance aux humeurs, comme dans le cas de quelques fièvres putrides, on prend pour base la décoction de guimauve, d'orge, de graine de lin, de gomme arabique, etc. On y fait entrer les plantes aigrelettes ci-dessus, on passe, et on ajoute de l'esprit de vitriol, *ad gratam aciditatem*, c'est-à-dire, 20 ou 24 gouttes au plus, et 30 gouttes ou un demi-gros si la dissolution est considérable.

Potions rafraîchissantes, tempérantes et calmantes.

On donne souvent des potions émollientes, rafraîchissantes, tempérantes, calmantes, alors on préfère les potions huileuses ci-dessus, pour détendre, relâcher au commencement des maladies inflammatoires, sur-tout d'organe particulier, comme la pleurésie, la péripneumonie, la paraphrénésie, l'inflammation des viscères du bas-ventre, etc. Quelques praticiens se

sont récriés contre cet usage, mais à tort.
Dans les maladies inflammatoires générales, c'est-
à-dire, celles où il n'y a pas d'organe particulièrement affecté, les potions huileuses ne réussissent pas aussi bien.

> ♃. *Huile*, ... 4 ou 5 onces.
>   *Sirop de Guimauve*, ... demi-once·
>   *Diacode* , 1 gros ou 2 au plus.

Ces potions relâchent, détendent, sur-tout
après les saignées. On ajoute le sirop diacode,
principalement dans les maladies inflammatoires
de la tête. On donne aussi, dans les mêmes circonstances, les loochs ci-dessus. Voici une potion rafraîchissante et tempérante, très - employée.

> ♃. *Eau de Chicorée et sur-tout de Laitue*,
>   .... 5 ou 6 onces.
>   *Nitre*, ... 10 ou 12 grains.
>   *Un Sirop acide, comme celui d'Epine-
>   vinette , de Groseille , de Limon , etc.*
>   .... une once.

On peut aussi y faire entrer à petite dose
le *Sirop Diacode*, comme 1 ou deux gros·

On peut encore substituer l'esprit de vitriol
au nitre.

Souvent l'excipient de ces potions sont les
émulsions. Ainsi,

> ♃. *Emulsion*, ... 6 onces·
>   *Sirop de Nénuphar* , ... une once·
>   *Diacode* , ... 2 gros·
>   *Nitre*, ... 8 ou 10 grains·

Le sirop tempérant, sur-tout de nénuphar, entre dans cette formule, particulièrement dans les maladies inflammatoires de la tête. On n'y fait point entrer le sirop acide, parce qu'il feroit coaguler l'émulsion.

Quelques-uns font entrer dans ces potions la poudre tempérante de Stahl; tant de praticiens l'emploient, que l'on seroit tenté de croire qu'elle est vraiment efficace. Cependant les ingrédiens qui la composent semblent s'opposer à cette idée; on la prépare avec le cinabre, qui est à-peu-près sans vertu à l'intérieur, avec le tartre vitriolé, qui n'est point tempérant, et le nitre qui l'est. Cette poudre se donne à la dose de dix, douze ou quinze grains au plus.

Le camphre entre souvent aussi dans les potions tempérantes. Ainsi,

℞. *Emulsion*,................ 6 onces.

Camphre,...... ⎫

Nitre,......... ⎬ ãã 8 ou 10 grains.

et les sirops ci-dessus.

Avant d'employer le camphre, on le réduit en poudre en le triturant avec un peu d'esprit-de-vin : c'est une très-bonne potion calmante.

Il est très-rare de donner les rafraîchissans et les calmans en bols. Si on vouloit les prescrire sous cette forme, on les prépareroit avec le camphre, un peu de nitre, ou de poudre tempérante de Stahl et quelque sirop convenable, ou le beurre de cacao, le blanc de baleine ou le miel.

FORMULES ASTRINGENTES.

Les astringens sont employés pour resserrer les mailles du tissu cellulaire et donner plus de consistance aux humeurs. Le règne minéral offre de très-forts astringens, l'alun et les acides minéraux. Le règne végétal fournit toutes les substances mucilagineuses très-rapprochées, ensuite la tormentille, la bistorte, le plantain, l'ortie, la salicaire, le sang-dragon, le cachou, le suc d'acacia et d'hypociste.

Le règne animal fournit toutes les substances lymphatiques très-rapprochées, qui sont d'excellens astringens.

Les astringens peuvent se donner en tisanes, en apozèmes, en potions et en bols.

Tisanes astringentes.

℥. *Racines de bistorte,* ⎫
   Tormentille, ... ⎬ ãã une once.
                          ⎭

Faites bouillir dans trois pintes d'eau et réduire à une; au tiers de la décoction, mettez feuilles d'ortie ou de plantain une poignée; passez et ajoutez :

Sirop de grande consoude, une once,

ou un sirop agréable, comme le sirop de grenade, qui est un assez bon astringent. Quelquefois, mais rarement, on fait entrer dans ces tisanes l'alun, à la dose de vingt grains, et mieux, les acides minéraux à la dose de 20, 30 gouttes ou un gros et demi, et sur-tout l'eau de rabel, qui est la digestion de l'esprit de vitriol dans l'esprit-de-vin , la dose est la même ; ou l'élixir de vitriol , qui est la digestion de l'esprit de vitriol avec la teinture de substances aromatiques ; la dose est encore la même.

Autre.

℞. *Racine de grande consoude* , une once et demie ou 2 onces.

Faites bouillir avec les feuilles de plantain et de salicaire dans deux pintes et demie d'eau , et réduire à une pinte. Ajoutez :

Râpure de corne-de-cerf , ... 2 gros.

Passez et édulcorez avec quelque sirop agréable , sur-tout celui de grenade , ou avec l'eau de rabel, ou l'élixir vitriolique.

Quelquefois ces tisanes astringentes se préparent avec les sucs gommeux :

℞. *Gomme arabique* , ... deux gros, *Adragant* , ... un gros ;

faites bouillir dans deux pintes d'eau et réduire à une. Cette simple tisane est très-bonne astringente. En général , on ne met point d'esprit acide dans ces tisanes, parce qu'il coaguleroit les substances mucilagineuses et gommeuses, qui tomberoient au fond du vase.

Les eaux rendues ferrugineuses , sont aussi d'excellens astringens. Ainsi on fait éteindre un fer rouge dans de l'eau , ou on met une livre ou deux de clous, long-temps digérer à froid dans trois ou quatre pintes d'eau. Ces eaux sont toniques et astringentes. Mais un des excellens astringens très-propre à donner de la consistance aux humeurs, c'est la décoction blanche, préparée avec la mie de pain, la gomme arabique, la râpure de corne-de-cerf, et aromatisée avec un sirop agréable; cette préparation nourrit très-bien, resserre les mailles du tissu cellulaire, et donne plus de consistance aux humeurs. Les fortes décoctions muqueuses sont aussi astringentes.

Potions astringentes.

Les astringens se donnent souvent en potions, car en général il ne veulent pas être étendus. Ainsi :

℞. *Racines de bistorte,*
tormentille, } ãã demi-once.

Faites bouillir dans une pinte et demie d'eau, et réduire à chopine; alors :

℞. *De cette décoction,* .... 6 onces.
Alun, ... 20 grains.

Ajoutez le sirop de grande consoude, et un peu d'élixir vitriolique.

Mais dans la plupart de ces potions on fait entrer quelques anti-spasmodiques et narcotiques, qui sont de bons astringens; ainsi on ajoute à la potion ci-dessus :

Liqueur d'Hoffmann, ... 20 gouttes.
Laudanum liquide, 24 où 30 gouttes.
Ou sirop diacode, ... une once.

L'opium acéteux est aussi un excellent astringent : c'est l'opium dissous dans le vinaigre; la
dose

dose de cette dissolution est d'un demi-gros;
il est peu d'usage, cependant c'est un moyen
précieux. Les balostes réduits en poudre, et à
la dose d'un demi-gros, deux scrupules ou un
gros, entrent souvent dans les potions astringentes ci-dessus, ou bien :

♃, *Balaustes*, ... 2 ou 3 gros.

Faites bouillir dans une pinte d'eau et réduire
à un demi-setier, pour servir d'excipient à l'a-
lun, à l'esprit de vitriol, à quelque sirop astringent, comme celui de grande consoude, de
grenade ou de myrrhe.

Bols astringens.

Les astringens se donnent principalement en
bols, qui sont presque toujours composés avec
l'alun, les poudres végétales astringentes, le
sang-dragon, dont la teinture peut entrer dans
les potions ci-dessus.

♃. *Alun de roche pulvérisé*, .. 24 grains.
Ethiops martial, ... 20 grains.
Poudre de racine de bistorte, ⎱ ãã 12
Et de tormentille, ... ⎰ grains.
Sang-dragon, ... 24 grains.

Ajoutez un excipient astringent ou tonique,
sur-tout l'extrait de genièvre, et un sirop astringent agréable pour faire vingt bols, dont on
prend deux de trois heures en trois heures, le
tout pour deux jours.

On donne aussi les pilules teintes d'Helvétius, qui arrêtent comme spécifiquement les

Tome II. B b

hémorrhagies, sur-tout du poumon, de la matrice et du vagin. Elles sont composées d'alun et de sang-dragon.

Sucs astringens.

Très-souvent on donne les sucs astringens, comme le suc de plantain dans le cas d'hémoptisie, à la dose de six ou huit onces par jour, et sur-tout le suc d'ortie à la même dose, dans lequel on pourroit mettre de l'alun ou de l'eau de rabel, ou de l'élixir de vitriol.

FORMULES ANTI-SPASMODIQUES.

LE règne minéral fournit des anti-spasmodiques, comme les fleurs de zinc, l'alkali volatil fluor ou concret. Le règne végétal en fournit beaucoup: les racines de pivoine, de valériane, le gui, les feuilles d'oranger, les fleurs d'orange, de tilleul, de muguet, le benjoin, l'assa-fœtida, l'ambre, le succin. Le règne animal offre le castoreum, la civette et le musc. Ils se donnent en tisanes, potions, bols, etc.

Tisane anti - spasmodique et anti-épileptique.

℞. *Racine de valériane,* 3 gros ou une
. . . . demi-once.

Pivoine, ... autant.

Faites bouillir à vaisseau fermé dans une pinte et demie d'eau et réduire à moitié; retirez du feu, et faites infuser une pincée de fleurs de

tilleul et de fleurs d'orange. On boit le matin,
à jeun, trois verres de cette tisane, à une heure
de distance l'un de l'autre, et sur chaque verre
on met huit ou dix gouttes d'alkali volatil, ou
autant de teinture fétide, qui est un bon anti-
spasmodique. On doit fermer le vaisseau pour
la décoction de la valériane, dont la dose doit
être forte, parce qu'il faut conserver l'odeur de
cette racine.

Autre.

℞. *Feuilles d'oranger*, 20, 30 ou une
poignée.

Faites bouillir fortement dans deux pintes d'eau
réduites à une. Cette seule décoction est regardée comme bon anti-spasmodique ; on pourroit y ajouter, pour ôter l'odeur désagréable,
les fleurs anti-spasmodiques, la teinture fétide,
l'alkali volatil. On prend le matin, à jeun, trois
verres de cette boisson, de sorte qu'on en a
pour deux jours ; car il y a six verres dans la
pinte.

En général, on fait peu d'usage des anti-spasmodiques en tisanes ; seulement pour les vapeurs,
on donne les légères infusions de tilleul, de
muguet, de fleurs d'orange, etc. Mais quand
on veut un anti-spasmodique prompt et puissant, les tisanes ci-dessus sont trop répugnantes,
il faut le donner en poudre, en potion, en
bol.

Potion anti-spasmodique.

℞. *Eau de tilleul*, ... 6 onces.
Poudre de racine de valériane, 3 gros.

Sirop de nénuphar, ... une once.

diacode, ... une demi-once.

Teinture d'assa-fœtida, 20 ou 24 goutt.

Aromatisez avec huile essentielle de fleurs d'o-
range, 8 ou 10 gouttes.

Au lieu de la racine de valériane, on peut
prendre celle de pivoine; au lieu de la teinture
d'assa-fœtida, celle de castoreum ou de musc;
et au lieu de ces teintures, 20 grains de sel
volatil concret, et un demi-gros ou deux scrupules d'alkali volatil fluor; au lieu d'huile essentielle de fleurs d'orange, on peut prendre
simplement une demi-once d'eau de fleurs d'o-
range. Cette potion se prend par cuillerée de
deux heures en deux heures. Le benjoin, le
succin et l'ambre entrent souvent en teinture dans ces potions à la dose de trente
gouttes ou un demi-gros. On pourroit mettre
dans la potion ci-dessus, les fleurs de benjoin,
qui sont le sel essentiel acide de ce suc, à la
dose de 20 ou 24 grains. On y fait entrer
aussi souvent le sirop de karabé, à la dose d'une
once : il est fait avec le sirop diacode et le
succin.

Poudre anti-spasmodique.

Souvent les anti-spasmodiques se donnent
en poudre; alors on donne la poudre de guttète, qui est très-employée : elle se donne à
la dose d'un demi-gros ou un gros par jour,
étendue dans un véhicule ou un excipient approprié.

Bols anti-spasmodiques.

♃. *Fleurs de zinc*, ... un demi-gros.
Sel volatil concret, ... 12 grains.
Poudre de racine de valé-) ãã un demi-
riane, de feuil. d'oranger,) gros.
Camphre pulvérisé, ... un scrupule.
Fleurs de benjoin, ... 12 grains.
Teinture fétide, ... 20 gouttes.
Pour excipient, assa-fœtida, un gros.
Sirop de fleurs d'orange, ... q. s.

pour faire vingt-quatre bols, dont on prend
trois de quatre heures en quatre heures. Au
lieu du sirop de cette formule, on peut employer celui de nénuphar, de pivoine, d'armoise
composé.

FORMULES APÉRITIVES.

NOUS avons distingué les apéritifs en trois
classes; 1°. en doux; 2°. en moyens ou incisifs;
3°. en forts, désobstruans ou atténuans.

1°. Apéritifs doux.

Quand on veut un apéritif qui agisse sans
irriter, ou peu, on donne le petit lait ai-
guisé avec le nitre, la crême de tartre, ou
avec les sucs des plantes très-étendus.

♃. *Petit lait*, ... une pinte.
Nitre, ... 24 grains.
Terre foliée, ... ⁊ demi-gros.
Suc de bourrache, ... 2 onces.

Cette boisson s'emploie dans les jaunisses aiguës, après que l'inflammation est tombée, chez
les gens qui sont attaqués de la jaunisse, et
qui sont en même temps sensibles et irritables,
et chez lesquels la bile est prompte à s'exalter.

On donne aussi les sucs des plantes seuls,
comme ceux de bourrache, de buglosse, sur-
tout des chicoracées, comme de jeûne chicorée, de laitue, de pissenlit, de bette, d'o-
seille, etc.; ce sont d'excellens apéritifs doux.
On prend par jour 8, 12 ou 16 onces de ces
sucs, 3 ou 4 de trois heures en trois heures.
Quand on veut diminuer leur effet incisif, on
les étend dans quelque véhicule, sur-tout le petit lait. On donne aussi à la même dose, le
suc de fumeterre, de cerfeuil, qui sont des
apéritifs plus forts, que l'on anime quelquefois avec la terre foliée et crême de tartre, de
chacune un gros.

Souvent aussi on écrâse quarante, soixante,
cent cloportes, ou on les y met en poudre à
la dose d'un gros; mais ils ne sont pas si bons
de cette manière. Souvent enfin on y fait entrer
le tartre martial soluble, à la dose d'un demi-
gros ou un gros.

2°. Apéritifs moyens.

Les tisanes apéritives, diurétiques que nous
avons examinées ci-dessus, sont rangées dans
cette classe. Cependant les apéritifs moyens se
donnent presque toujours en bols : tels sont les
pilules savonneuses faites avec le savon blanc
réduit sous forme pilulaire : on les donne d'a-

bord à la dose de douze grains par jour; on monte ensuite jusqu'à un demi-gros ou un gros; et pour rendre leur passage plus facile, on y joint l'aloès à la dose d'un grain, sur six grains de savon. On peut lui substituer tout autre suc férulacé à la même dose; mais il est meilleur.

3°. Apéritifs forts.

Le règne minéral fournit les préparations mercurielles et martiales. Le règne végétal fournit la racine de scille, de raifort, la résine de jalap, de scammonée, sur-tout l'ellébore noir, la racine et les feuilles de ciguë, les sucs purgatifs, les sucs gommo-résineux ou férulacés.

Bols apéritifs forts.

℞. *Soufre doré d'antimoine*, . . 3 grains.
Mercure doux, ... 6 grains.
Pilules savonneuses, ... 4 grains.
Racines d'ellébore noir pulvérisée, 4 grains.
Gomme ammoniaque, . . . 12 grains.

Sirop apéritif majeur, quantité suffisante pour faire douze bols, dont on prend deux dans la première matinée, deux à dix ou onze heures du matin, et deux en se couchant.

Autre.

℞. *Ethiops martial*, ... un demi-gros.
Mercure doux, ... 12 grains.
Résine de jalap, ... 8 grains.

> *Ellébore,* .... 4 grains.
> *Scille en poudre,* .... 12 grains.
> *Extrait de ciguë,* .... 1 gros.

Pour faire trente bols, dont on prend huit par jour, deux à six heures du matin, deux à neuf heures, deux à midi et deux en se couchant.

Souvent on fait entrer dans les bols atténuans les alkalis fixes végétaux ou minéraux :

♃. *Sel d'absynthe,* ...... un demi-gros.
    Safran de mars apéritif, 2 scrupules.
    Résine de jalap en poudre, 20 grains.
    Ciguë en poudre, ... 12 grains.
    Extrait de coloquinte, ou trochisque alhandal, ... un demi-gros.
    Myrrhe, ... un gros.

Pour faire trente-six bols, dont on prend six par jour. On peut substituer à la myrrhe tout autre suc gommo-résineux.

DES FORMULES SPÉCIFIQUES.

FORMULES ANTI-SCORBUTIQUES.

Le règne minéral n'offre point d'anti-scorbutiques, excepté les acides minéraux, utiles seulement quand le scorbut est à un haut degré... Le règne végétal fournit les crucifères, les acides, les amers, les toniques; on emploie aussi comme anti-scorbutiques les liqueurs fermentées et les bourgeons de sapin.... Le règne animal n'a pas d'anti-scorbutiques.

Les anti-scorbutiques peuvent se donner en tisanes, en apozèmes, en potions, mais non en bols.

Tisanes anti - scorbutiques.

Les tisanes anti-scorbutiques sont préparées sur-tout avec les racines de parelle ou de rai-fort, l'une et l'autre à la dose d'une once en décoction dans un vaisseau fermé, pour deux pintes d'eau réduites à une ; ou bien,

℞. *Cochléaria*,............ une poignée.

Faites infuser dans trois chopines d'eau bouillante réduites à deux.

Apozème anti-scorbutique.

℞. *Racines de Raifort*, ⎫
         Parelle, ⎬ ãã demi-once.

Faites bouillir dans deux pintes d'eau, et réduire à trois demi-setiers; sur la fin mettez:

    Bécabunga, ... ⎫
    Cochléaria, ... ⎬ ãã une poignée.
    Cresson, ... ⎭

On peut y mettre de sirop anti-scorbutique une once ou une once et demie, et sur la fin, esprit ardent de cochléaria, un gros.

Bouillon anti-scorbutique.

On prépare aussi des bouillons anti-scorbu-tiques. (Le bouillon est une décoction faite avec des substances animales); ainsi,

℞. *Ro████e de Veau*, ... demi-livre.

Faites bouillir dans deux pintes d'eau et réduire à une ; sur la fin ajoutez cresson et cochléaria, de chaque une poignée.

Sucs anti-scorbutiques.

On emploie aussi les sucs exprimés des
feuilles anti-scorbutiques, soit crucifères, soit
acides.

♃. *Feuilles d'Oseille*, . . ⎫
    Cochléaria,   ⎬ ãã une poignée.
    Cresson, . . ⎪
    Bécabunga, ⎭
    Racine de Raifort, ... 3 gros.

Pilez et exprimez ; on prend ce suc en trois fois.
On peut y ajouter l'esprit ardent de cochléaria, ou le vin et le sirop anti-scorbutiques.

Vin anti-scorbutique.

♃. *Vin*, ... 2 livres.

Faites-y infuser les racines d'aunée et de raifort, et une poignée de bourgeons de sapin et
de feuilles de cresson. On y fait souvent entrer
le sel ammoniac, qui est anti-scorbutique.

Potion anti-scorbutique.

L'excipient est l'eau distillée de quelques crucifères, comme le cresson, le cochléaria, la
roquette et l'erysimum :

♃. *De cette eau*, ... 6 onces.
    Esprit ardent de Cochléaria, 1 gros.
    Sirop anti-scorbutique,   une once.

Ces potions se donnent à ceux qui ne peuvent supporter de grandes boissons.

Il n'y a ni bols ni tablettes anti-scorbutiques, mais il y a des conserves.

Conserve anti-scorbutique.

♃. *Extrait d'Aunée, . . .* ⎫
        de Bardane , . . ⎬ ãã 1 gros.

    Racine de Raifort , ... 10 grains.

et quelque sirop approprié pour donner au tout une consistance molle.

(Les conserves sont des médicamens faits avec la pulpe ou la poudre de quelque substance, le miel ou le sucre, l'eau, etc. Il y en a de molles, et il y en a aussi de solides, que l'on nomme tablettes, pastilles, rotules, morsuli...... Les électuaires, les confections, les opiats, sont encore des espèces de conserves, mais composées).

FORMULES CARMINATIVES.

Le règne minéral offre peu de carminatifs; cependant les acides minéraux dulcifiés, les terres et la liqueur d'Hoffmann entrent dans cette classe, ainsi que les préparations martiales. Dans le règne végétal les toniques, les amers, et encore plus particulièrement les fleurs de camomille, de matricaire, de safran, les semences des ombellifères, qui sont rangées parmi les meilleurs carminatifs, comme celles de persil, d'anis, d'aneth, de carvi, de fenouil, etc.... Le règne animal n'offre point de carminatifs, si ce n'est les anti-spasmodiques.

Tisane carminative.

C'est en général l'infusion des fleurs de camomille. On y ajoute une pincée d'une des semences carminatives. Quelquefois on y met plusieurs de ces semences ; alors ce sont des apozèmes carminatifs. Ainsi ,

℞. *Racine de Gentiane* , ... demi-once.
　　　　　 Zédoaire , ... 2 gros.

Pilez et jetez de l'eau bouillante, qui se charge
des principes actifs de ces racines ; faites ensuite
ajouter ,

　　　　 Fleurs de Matricaire , .. une pincée.
　　　　　　 Camomille , ... 2 pincées.
　　 Semences d'Anis , ... 1 gros.

Potion carminative.

L'excipient est une eau aromatique comme
celle de mélisse , d'aunée , de zédoaire, etc. ,
ou l'eau distillée de fleurs de camomille romaine ; on y met la poudre de racine de gentiane, ou autre aromatique , comme le curcuma , le galanga , les semences carminatives ,
quelque sirop et quelques anti-spasmodiques.
Ainsi ,

℞. *Eau de Mélisse* , ... 4 onces.
Racine de Gentiane en
　　poudre , ...
Serpentaire de Virginie　} ãã demi-gros.
　en poudre , ...
Semences d'Anis en poudre, 1 scrupule.

*Liqueur d'*Hoffmann, ... 24 gouttes.
Huile essentielle d'Anis, 10 ou 12 gout.
Sirop de Menthe poivrée, ... une once.

On y ajoute quelquefois la teinture des gommes résines, comme de mirrhe, de gomme ammoniaque, sur-tout d'assa-fœtida.

Vins carminatifs.

On donne aussi des vins carminatifs : il y en a un, sur-tout, employé quand les vents reconnoissent pour cause la foiblesse du canal intestinal, et des matières glaireuses très-épaisses.

♃. *Racines d'Aunée,*
   de Gentiane, } ãã demi-once.

Concassez et faites infuser dans de vin une livre; mettez en même tems,

Racine d'Angélique, ... 3 gros.
Limaille d'Acier ou *Ethiops martial,*
. . . . 2 gros.

Laissez digérer le tout pendant vingt-quatre ou trente-six heures. Ce vin est tonique, très-incisif, et excellent pour les circonstances dont nous avons parlé. On le rend plus carminatif encore, si on y ajoute de l'huile essentielle d'anis ou de l'eau des trois noix, qui passe pour un excellent carminatif: cette eau se fait avec le brou, l'écorce ligneuse et le parenchyme des noix non encore mûres. On prend le brou qui est très-tendre, on le fait infuser pendant un certain temps dans l'eau, ensuite on la dis·

tille; on met infuser dans cette eau, qui a déjà
servi, l'écorce ligneuse future, on distille de
nouveau, et, dans cette même eau, on met
encore infuser le parenchyme mou et visqueux;
enfin on distille pour la dernière fois, et l'on a
l'eau des trois noix. Sur une chopine de vin
carminatif, on peut mettre une demi-once de
cette eau, et deux gros sur six onces de potion..... On fait avec le brou de noix digéré
dans une eau-de-vie assez forte, une liqueur de
table nommée *respero*, qui est un très-bon
carminatif.

Bols carminatifs.

On donne aussi des bols carminatifs : on les
prépare avec des toniques, de forts apéritifs, des
anti-spasmodiques, comme l'extrait d'aunée, la
gentiane, le chardon-bénit, la petite centaurée,
la gomme ammoniaque, l'opopanax ou l'assa-
fœtida, etc., pour excipient. On y met des poudres appropriées, comme celles de gentiane, de
zédoaire, de camomille, de safran; des anti-
spasmodiques, comme le musc, le castoreum,
quelque huile essentielle carminative; enfin on
lie le tout par le moyen d'un sirop carminatif.
Ainsi,

℞. *Extrait de petite centaurée*, ... 1 gros.
Racine de Gentiane, } ãã 12 grains.
d'Angélique, }
Anis en poudre, ... 15 ou 18 grains.
Castoreum, ... 4 ou 6 grains.
Huile essentielle d'Anis, 10 ou 12 goutt.

Sirop de Menthe, quantité suffisante
pour faire trente bols, dont on prend
trois de 4 heures en 4 heures.

On peut substituer au sirop de menthe celui
de pivoine, de diacode, etc., et à l'excipient,
quelque électuaire, comme la thériaque, la
confection hyacinthe, le diascordium, etc.

Il y a une préparation pharmaceutique très-
estimée dans les maladies flatueuses, c'est l'esprit carminatif de Sylvius : il se fait par la digestion de plantes aromatiques, carminatives et
anti-spasmodiques dans l'esprit-de-vin, qu'on
distille ensuite, et on donne le produit dans
des potions à la dose de vingt ou trente gouttes
ou un demi-gros.

FORMULES ANTI-VÉNÉRIENNES.

On sait que les préparations mercurielles sont
très-employées contre les maladies vénériennes.
La meilleure manière de les y employer est en
général par les frictions ; cependant il y a des
circonstances dans lesquelles on est obligé de
les employer à l'intérieur, alors on les donne
ou sous forme sèche ou sous forme dissoute.

Préparations mercurielles dissoutes.

C'est sur-tout l'eau mercurielle que quelques-
uns ont osé employer à l'intérieur : on prend
nitre mercuriel, un gros, qu'on fait digérer
pendant long-temps dans l'esprit-de-vin ; après
huit jours de digestion à froid, on étend dans
une pinte d'eau, qu'on aromatise avec quelque

sirop aromatique ou émollient, comme celui
de guimauve, sur-tout celui de Fernel. Pour
commencer on prend une cuillerée à café de
cette liqueur, on l'étend dans un verre de boisson
mucilagineuse, et on prend ce verre le soir
en se couchant. Il faut garder un régime assez
sévère et émollient; au bout d'un certain tems
on augmente la dose en changeant la cuillerée
à café en cuillerée à bouche; enfin, on vient
à en prendre une le matin et une le soir; c'est
ce qui a été connu sous le nom d'eau du ca-
valier, remède du capucin, du duc d'Antin,
et, de nos jours, sous celuide sirop de Belet...

Du sublimé corrosif.

On en prend huit, dix ou douze grains, qu'on
triture avec douze ou dix-huit grains de sel
ammoniac, pour que le premier soit moins disposé à se décomposer; ensuite on étend le tout
dans une pinte d'eau distillée. Cette solution
s'emploie de la même manière et avec les mêmes
précautions que le nitre mercuriel ou l'eau mercurielle. Mais la dissolution du sublimé est plus
à craindre que celle du nitre mercuriel. En
Russie, en Allemagne et dans les pays du nord,
on donne le sublimé corrosif dissous dans l'eau-
de-vie de grain, parce que dans ces contrées
on a une grande habitude des liqueurs spiritueuses: on a remarqué que le sublimé corrosif ainsi dissous fatiguoit moins l'estomac, donnoit
moins de pesanteur, et devenoit moins répugnant
par sa continuité; car dissous dans l'eau simple, il a un goût métallique et nauséabond.
                                        Cependant,

Cependant, en France, l'expérience a montré qu'il ne réussissoit pas aussi bien dissous dans l'eau-de-vie que dans l'eau.

On emploie de même, mais plus rarement, la solution de mercure acéteux et de mercure tartareux.

Préparations mercurielles sèches.

Les préparations mercurielles en poudre doivent être exclues de la médecine, parce qu'elles sont presque toujours dangereuses et suivies de grands accidens ; aussi les emploie t-on peu chez nous. Celles qu'on met le plus en usage sont, 1°. le remède de Godernaux, fait avec le précipité blanc ; 2°. les dragées de Keyser, qui sont le mercure acéteux réduit en poudre et incorporé dans la manne ; mais ces préparations ne sont usitées que par les charlatans...... Celles que la médecine emploie, sont, 3°. le turbith minéral ; 4°. le cinabre, tous les deux peu d'usage aujourd'hui dans les maladies vénériennes ; 5°. quelquefois le précipité blanc, qui tient le milieu entre le mercure doux et le sublimé corrosif : c'est avec lui que sont faites les pilules de Dibbon, de stibié de Marseille ; en voici la formule :

℞. *Précipité blanc*, ... 4 grains.
   Soufre, ... 6 ou 8 grains.
   Extrait de Gayac, ... 1 gros.

Pour faire douze bols, dont on prend deux le matin et deux le soir. Mais on emploie plus souvent à l'intérieur, 6°. le mercure doux, et

Tome II.   C c

sur-tout, 7°. la panacée mercurielle. Ces moyens ont quelquefois guéri des maladies vénériennes anciennes et invétérées. Ainsi,

Bols anti-vénériens.

℞. *Mercure doux*, ... 24 grains.
Fleurs de Soufre, ... 12 grains.
Antimoine diaphorétique, . 12 grains.
Conserve d'Aunée, ... 1 gros.

Pour faire vingt-quatre bols, dont on prend deux le matin et deux le soir. Il faut commencer par une dose plus légère, crainte de la salivation, qui forceroit d'interrompre le traitement. Au lieu de la conserve d'aunée, on peut employer l'extrait de petite centaurée, ou le rob de sureau, etc. . . . . . On joint le soufre dans cette formule, parce qu'outre qu'il porte à la peau, il paroît avoir la propriété de s'opposer à la salivation. On avoit attribué la même vertu au camphre; mais l'expérience ne l'a pas confirmée. La panacée mercurielle s'emploie de la même manière que le mercure doux.

Tisane sudorifique anti-vénérienne.

Outre les anti-vénériens, on a encore recommandé les sudorifiques, qui manquent souvent quand on les a donnés seuls, mais qui sont bons quand on les donne comme accessoires.
Voici une tisane sudorifique.

℞. *Des quatre bois sudorifiques*, ãã 1 once.
Souvent autant de racine de Bardane.

Faites bouillir dans trois ou quatre pintes d'eau et réduire au quart ; sur la fin de la décoction, ajoutez quelques feuilles de pariétaire, une demi-poignée de celles de cerfeuil, et un gros de quelques semences carminatives ; passez, et ajoutez sirop de mercuriale ou de longue-vie un gros et demi. Ces tisanes sudorifiques ont été souvent employées avec succès.

Wals, Allemand, qui prétendoit avoir un moyen végétal spécifique contre la vérole, donnoit comme tel une tisane sudorifique, dans laquelle il mettoit un grain de sublimé corrosif par pinte ; on emploie encore aujourd'hui cette tisane, mais les malades aiment mieux celle ci-dessus.

Rob sudorifique anti-vénérien.

Il y a encore une manière très-bonne de donner les sudorifiques comme anti-vénériens, la voici :

℞. *Des quatre bois sudorifiques*, ãã une once.

Faites bouillir dans trois ou quatre pintes d'eau et réduire à trois poissons. Sur la fin de la décoction, ajoutez,

> *Feuilles de séné*, ... 2 ou 3 gros.
> *D'une des semences carminatives*, 1 gros.
> *Miel*, une once et demie ou deux onces.

Faites du tout une conserve liquide, dont on prendra de trois heures en trois heures, c'est-à-dire, un poisson le matin, un autre à dix heures, et le troisième à cinq ou six heures du soir, ou encore, si l'on veut, une cuillerée de trois heures en trois heures.

C'est le remède du Cuisinier et le rob de l'Affecteur, qui est bon contre quelques accidens vénériens, sur-tout dans les ophthalmies vénériennes, dans les ulcères vénériens de la gorge, dans les anciennes douleurs ostéocopes, et les anciens rhumatismes vénériens....

On emploie encore les amers comme anti-vénériens; c'est sur-tout M. Mittié, ennemi déclaré du mercure et de ses préparations, qui a prétendu que tous les végétaux, depuis l'hysope jusqu'au cèdre, pouvoient guérir la vérole, et sur-tout les amers. Il emploie les feuilles de séné avec la racine de gentiane et un peu d'aloès. Les épreuves faites n'ont point du tout répondu aux promesses de M. Mittié. D'ailleurs, il y a long-temps qu'on a commencé à regarder les feuilles de séné comme anti-vénériennes, ainsi que le sirop mercurial ou de longue-vie.

FORMULES ANTHELMINTIQUES, OU VERMIFUGES.

Les vermifuges peuvent se donner en tisane, en apozème, potion, poudre, etc.

Le règne minéral fournit des vermifuges; nous avons vu que l'étain avoit été regardé comme tel, mais sur-tout les préparations mercurielles et quelques préparations martiales.

Le règne végétal en fournit beaucoup plus, tels sont la racine de fougère mâle, l'écorce de la racine de mûrier blanc, l'écorce de frêne, de semen-contrà, etc.; de plus, tous les forts purgatifs, les amers, comme la gentiane, l'absinthe, l'aloès, etc. Les acides végétaux, comme le suc de limon, différentes espèces d'huile, surtout celle de ricin, etc. Dans le règne animal, il n'y a que la coralline de Corse.

Tisane vermifuge.

On peut prendre l'eau de mercure, *aqua vermifuga*, de beaucoup d'auteurs.

℞. *Mercure crud*, ... demi-livre.

Faites bouillir dans une pinte ou deux d'eau.

Cette eau est regardée comme excellente pour chasser les vers ; cependant le mercure n'a pas perdu de son poids : cette eau n'altère pas les couleurs métalliques, ne cause pas la salivation, etc.; malgré cela l'expérience montre qu'elle tue et chasse les vers par une *aura mercurialis*, une vapeur mercurielle, ennemie de ces insectes.

Autre.

℞. *Coralline de Corse*, 1 ou 2 gros au plus.

Faites bouillir dans une pinte d'eau. Cette boisson est un excellent vermifuge, sur-tout pour les strongles.

Autre.

℞. *Semen-contra*, ... 1 gros.

Faites infuser dans une chopine d'eau. Cette boisson est très-amère et très-désagréable.

Autre.

℞. *Racine de fougère*, 1 once et dem. ou 2 onc

Faites bouillir dans deux pintes d'eau et réduire
à une.

Apozème vermifuge.

℞. *Racine de fougère*, ... demi - gros.
                d'aunée, ... 2 gros.

Faites bouillir à vaisseau fermé dans deux pintes
d'eau et réduire à une ; à la fin de la décoction faites infuser,

            Feuilles d'absynthe, . . . une poignée.
            Semen-contra, ... 1 gros.

Passez et ajoutez :

        Sirop anthelmintique, . . . une once.

Potion vermifuge.

Leur excipient est une décoction amère, ou
de racine de fougère.

℞. *Feuilles d'absynthe*, . ⎫
            d'aurone, . . . ⎭ ãã 1 poignée.

Faites légèrement bouillir dans une chopine
d'eau et réduire à trois poissons ; ensuite :

℞. *De cette décoction*, ... 6 onces.
    Semen-contra en poudre, 2 scrupules.
    Elixir de propriété, 20 ou 30 gouttes.
    Sirop anthelmintique, ... une once.

On fait souvent entrer dans les potions vermifuges l'huile essentielle de rhue ou de sabine,
à la dose de dix ou douze gouttes.

Elle est excellente contre les vers. On donne
aussi comme vermifuges les potions huileuses.

♃. *Huile d'amandes douces ou d'olives*
et mieux de noix, ... 5 onces.
Suc de citron, . . 6 gros ou demi-once.

Cette potion a souvent réussi contre des vers
que d'autres moyens convenables n'avoient pu
expulser, sur-tout dans le cas de fièvre putride
vermineuse. Souvent on y fait entrer, dans ce
cas, le camphre et le suc de pourpier, qui est
regardé comme un excellent vermifuge à la
dose d'une once ou une once et demie, et son
eau distillée sert souvent d'excipient aux potions
anthelmintiques.

Poudre vermifuge.

Les vermifuges ne s'avalent point en poudre,
car elle s'arrêteroit au gosier, et seroit désagréable;
mais on les donne dans quelque véhicule :

♃. *Mercure doux en poudre*,) ãã douze
Ethiops martial, ...) grains.
Semen-contra en poudre, . . . 24 grains.
Racine de gentiane, ... 10 grains
Coralline de Corse en poudre, demi-gr.

On fait du tout trois prises, dont on prend une
chaque matin d'assez bonne heure, après l'avoir
délayée dans du vin, ou un léger bouillon, ou
une décoction quelconque.

Bols vermifuges.

Ces bols se préparent avec le mercure doux,
le semen-contra en poudre, la poudre de gen-

tiane, de fougère ; souvent il y entre de très-
forts purgatifs, etc.

℞. *Mercure doux*, ...⎫ ãã 12 gra.
    Racine de jalap en poudre, ⎭
    Semen-contrà en poudre, .. 24 grains.
    Gomme gutte, ... 8 grains.
    Huile essentielle de sabine, 10 gouttes.
    Sirop d'absynthe, quantité suffisante
        pour faire 20 bols, dont on prend 3
        chaque matin et autant le soir.

Sirop anthelmintique.

Ce sirop se prépare comme on veut. Ordinairement il est très-chargé.

Voici une bonne manière de le faire :

℞. *Racine d'aunée*, ...⎫
        de gentiane, ⎭ demi-once.

Faites bouillir dans trois demi-setiers d'eau et
réduire à trois poissons. Sur la fin de la décoction
ajoutez,

Feuilles d'absynthe, ...⎫
        aurone, ...⎬ ãã 1 poignée.
        santoline, ...⎭
Coralline de Corse, ... un gros.
Sabine, ...⎫
Rhue, ...⎭ deux pincées.

Passez, et ajoutez élixir de propriété trente
gouttes ; donnez au tout une consistance sirupeuse, par le moyen du sucre, et mieux, avec
une once et demie de sirop d'absynthe. Ce

sirop vermifuge entre à la dose d'une once ou une once et demie dans chaque pinte de tisane ou d'apozème anthelmintique, et il sert aussi souvent d'excipient aux bols anthelmintiques.

Vin vermifuge.

Il y a aussi des vins anthelmintiques, dont la préparation est très-facile, d'après ce que nous avons dit jusqu'ici.

Les purgatifs forts sont aussi regardés, et avec raison, comme vermifuges; c'est ainsi que M. de Haller employoit l'extrait d'ésule à petite dose, d'autres la gratiole.

Vermifuges contre les vers strongles, ou les lombricaux.

Outre ces formules anthelmintiques générales, il y en a de particulières pour chaque espèce de vers. Pour les strongles ou lombrics, on fait sur-tout usage de la coralline de Corse en décoction, en poudre, en conserve ou gelée, ou on la réduit par une forte décoction. Cette dernière manière de l'employer est très-bonne pour l'enfance, parce qu'elle n'a rien de répugnant, et qu'elle se mange comme des confitures.

♃. *Coralline de Corse*, ... 2 gros

Faites bouillir dans trois poissons d'eau, pour réduire en gelée; sur la fin de la décoction, ajoutez quelques zestes de citron, qui, par leur amertume, sont bons vermifuges. On donne aux enfans une cuillerée à café de cette gelée le matin, et autant le soir.

On se sert , contre la même espèce de vers, de l'huile de palma-Christi , à la dose de 2 , 3 ou 4 onces par jour, une cuillerée à bouche de demi-heure en demi-heure , et de l'eau de mercure ci-dessus.

Vermifuge contre le tænia.

Il y a contre ce vers le remède de M. de Nouffer, qui réussit très-souvent. La veille du jour où on doit le prendre, on mange le soir une panade ; le lendemain, à six heures du matin, on prend un bouillon où on a étendu trois onces de racine de fougère mâle ; deux heures après , on prend le bol purgatif suivant :

℞. *Mercure doux,* ...... ⎫
Résine de jalap , ... ⎬ āā 12 grains.
Gomme gutte , ... 8 grains.
Diagrède , ... 12 grains.
Confection hamec , ... un gros.
Sirop d'absynthe , ... q. s.

pour faire dix ou douze bols, qu'on prend dans l'espace d'une heure. Ce bol purgatif excite des coliques, sollicite avec beaucoup d'activité de fortes évacuations, et favorise l'action de la fougère. La dose de ce remède n'est pas tellement déterminée , qu'il faille l'employer constamment dans toutes les circonstances ; il faut au contraire la ménager à raison du sexe, du tempérament, de l'âge, etc.

FORMULES ANTI - ARTHRITIQUES , OU ANTI-GOUTTEUSES , ANTI-RHUMATISANTES.

On regarde comme d'excellens anti-goutteux les tisanes sudorifiques, sur-tout préparées avec les bois exotiques ; et en effet, elles réussissent, quand elles sont très-rapprochées, contre les gouttes lentes et les rhumatismes froids. Si elles manquent souvent, c'est qu'on les alonge trop.

On emploie principalement la résine de gayac : j'ai deux observations récentes de réussite par son moyen. Une dame encore jeune, avoit depuis neuf ans, d'une suite de couche, des douleurs rhumatisantes - goutteuses considérables ; il y avoit peu de jours où elle ne les ressentît, et elles étoient assez fortes pour ne laisser aucun mouvement : elle étoit comme paralytique ; les articulations étoient gonflées et douloureuses ; on avoit employé inutilement différens traitemens. Je lui ai donné la résine de gayac, et depuis un mois qu'elle en fait usage, elle marche assez librement, les articulations sont dégonflées, les douleurs sont beaucoup diminuées, elle peut fermer la main, ce qui lui étoit impossible auparavant. La résine de gayac a été précédée du traitement préliminaire, savoir, les vomitifs, les bains, etc. Voici la manière d'en faire usage :

℞. *résine de gayac,* .... une demi-once.

Faites digérer dans une chopine d'excellente eau-de-vie, jusqu'à dissolution parfaite, c'està-dire, pendant huit à dix jours (cette teinture

est rouge) ; on aide la dissolution en exposant
le vase à l'ardeur du soleil. On donne le soir
de cette teinture, une cuillerée à bouche étendue dans un verre d'infusion de camomille,
ou de petite centaurée ; on en prend autant
le matin.

Il y a encore une autre manière d'employer
ce remède.

℞. *Résine de gayac ,* .... un gros.
Faites dissoudre dans un jaune d'œuf : on étend
ensuite le tout dans un verre d'infusion amère,
comme d'ivette, de camomille, de centaurée :
on prend cette dose le soir. Il arrive assez souvent que , de cette manière, la résine de gayac
purge , au lieu que de l'autre manière elle
purge beaucoup moins.

On vante encore comme anti-goutteux l'eau
médicinale d'Usson. On n'est pas sûr , mais on
soupçonne que c'est une teinture de féves de
Saint-Ignace, que leur grande amertume fait
distinguer assez : la dose est une cuillerée à
bouche dans un verre de véhicule quelconque.
Mais ce remède demande beaucoup de circonspection, car un grand nombre de malades s'en
sont mal trouvés.

FORMULES ANTI-DARTREUSES.

ON a récemment beaucoup vanté comme
anti-dartreux, l'écorce d'orme pyramidal, elle
n'a point soutenu sa réputation ; ce qu'il y a
d'étonnant, c'est qu'elle en ait eu. On la donnoit
ainsi :

℞. *Écorce d'orme pyramidal,* . une once.

Faites bouillir dans deux pintes d'eau et réduire
à une. Cette décoction est horriblement mucilagineuse et dégoûtante. La douce-amère est
plus efficace :

℥. *Tige de douce-amère concassée*, un ou
2 gros au plus.

Faites-en une infusion théiforme, c'est-à-dire,
jetez dessus une pinte d'eau bouillante, et laissez
infuser pendant une heure et demie ; passez et
coupez avec un tiers de lait. De nouvelles observations assurent que ce remède réussit contre les dartres, ainsi on peut le mettre en usage.
Pour ceux qui ne peuvent supporter le lait, on
coupe l'infusion avec une décoction de mauve, etc.
La scabieuse a été renommée contre les dartres, mais elle n'a point soutenu sa réputation :
ce sont les feuilles dont on prend une poignée,
qu'on fait légèrement bouillir dans une pinte
d'eau. Les sucs chicoracés, etc., sont excellens
contre les dartres, ainsi que le petit lait nitré.

On a employé aussi des substances minérales contre cette maladie, comme l'antimoine
diaphorétique, des préparations mercurielles,
même le sublimé corrosif, qui est regardé
comme excellent dans celles même qui ne
dépendent pas du virus vénérien ; c'est la même
manière de l'administrer que pour la vérole.

Bols anti-dartreux.

Voici des bols anti dartreux très-accrédités:

℥. *Mercure doux,* ......⎫
   Soufre doré d'antimoine, ⎬ ãã 1 scrupule.
   ou *antimoine diapho-*⎭
   rétique non lavé, ..

Extrait de fumeterre, ... un gros.
Sirop des cinq racines, ... q. s.

pour faire vingt-quatre bols, dont on prend
deux le matin et deux le soir. M. Turnet, ha-
bile médecin et chirurgien anglois, les vante
contre les dartres lentes et anciennes. Le mercure, rendu purgatif ou sudorifique, réussit
bien aussi dans le même cas.

FORMULES ANTI-PSORIQUES.

ON donne, contre la gale, les mêmes
moyens que contre les dartres, et sur-tout le
soufre :

℞. *Fleurs de soufre,* ....⎱
  Antimoine diaphoréti-⎰ ãã 18 grains.
  que non lavé, ...
  Mercure doux, ...
  Résine de gayac en poudre, 24 grains.
  Poudre de sabine, ... 8 grains.
  Confection hamec, ... un demi-gros.
  Sirop de fumeterre, ... q. s.

pour faire vingt-quatre bols, dont on prend
trois le matin et trois le soir, le tout pour
quatre jours.

FORMULES ANTI-LAITEUSES.

ON recommande comme anti-laiteux les sudorifiques rapprochés, dont nous avons parlé
ci-dessus. De plus, on recommande quelques
bols assez fortement purgatifs, et, de nos jours,
la canne de Provence; voici la manière dont
on en fait usage :

℞. *Canne de Provence,* 2 gros ou une demi-once.

Faites bouillir à vaisseau fermé dans une pinte
et demie d'eau et réduire à une pinte ; à la
fin de la décoction , mettez infuser quelques
fleurs sudorifiques, comme celles de sureau, de
tilleul, etc. On a vanté différens secrets anti-
laiteux; celui de Velz, dont un apothicaire s'est
emparé , est fait avec des purgatifs forts, et des
poudres en partie composées avec l'antimoine
diaphorétique non lavé, le soufre et la semence de souci. M. Dantik, médecin du roi,
prétendoit avoir un secret anti-laiteux. Je l'ai
vu souvent éprouvé, mais sans succès; c'étoit
le phosphore, qui aujourd'hui est banni de la
médecine : on le donnoit à la dose de 10 ou 12
grains, dans des potions ou des bols.

DES FORMULES CHIRURGICALES.

LA matière médicale chirurgicale comprend, 1°. les lotions ; 2°. les embrocations ;
3°. les linimens ; 4°. les onguens; 5°. les cérats ;
6°. les emplâtres ; 7°. les eaux vulnéraires ;
8°. les anti-septiques chirurgicaux ; 9°. les cataplasmes ; 10°. les collyres ; 11°. les gargarismes ; 12°. les dentifrices , etc.

DES LOTIONS.

Une lotion est un véhicule aqueux souvent imprégné de substances aromatiques ,
destiné à laver une partie, et à remplir par-là
les différentes indications. Ainsi , il y a des lotions résolutives, émollientes , toniques et astringentes. La douche ne diffère de la lotion , que parce qu'on fait tomber la liqueur

d'une certaine hauteur sur la partie malade :
elle se fait goutte-à-goutte ou au filet, c'est-à-
dire, d'un seul trait.

Lotions résolutives.

Ces lotions se font avec les infusions des
fleurs de sureau, de camomille, de safran, etc.
On aide leur effet par l'extrait de saturne, à
très-petite dose. On fait encore de très-bonnes
lotions résolutives avec de l'eau-de-vie, dans
laquelle on a fait dissoudre du savon, ou du
sel ammoniac et du camphre; les huiles de camomille, de vers, de laurier, de romarin,
l'oxycrat, et sur-tout les lessives de cendres
de sarment remplissent aussi très-bien ces indications.

Lotions émollientes.

On peut faire ces lotions avec les racines,
feuilles et fleurs de guimauve, de mauve, de
bouillon - blanc , etc. Les huiles d'amandes
douces, d'olives, etc., sont aussi très-bonnes,
quand on veut les rendre un peu résolutives,
en les combinant avec les moyens ci-dessus.

Lotions toniques.

Ces lotions peuvent se faire avec les différentes parties des plantes aromatiques, comme
la sauge , la lavande , l'hysope, le romarin, le
thym, le serpolet, etc. et les huiles de ces
plantes.

Lotions

Lotions astringentes.

Ces lotions se font avec les décoctions des plantes astringentes, comme la tormentille, la bistorte, la bugle, la sanicle, le sumac, le sang-dragon, etc.; on y joint quelques plantes toniques et aromatiques, et souvent on y dissout un peu d'alun.

DES EMBROCATIONS.

L'embrocation est un médicament liquide, dont on frotte une partie malade, que l'on enveloppe aussi d'un linge qui en est imbibé; elle diffère par conséquent de la lotion, qui n'est qu'une espèce d'arrosement. L'embrocation se fait ordinairement avec l'huile, qui est son principal ingrédient, et à laquelle on joint différentes substances, selon les circonstances.

Il y a des embrocations émollientes dont on fait usage dans les inflammations du bas-ventre, sur le côté, dans les pleurésies inflammatoires, sur les parties attaquées de rhumatisme aigu, d'inflammation. Aujourd'hui on les emploie peu dans ces circonstances, parce que l'huile appliquée sur les parties enflammées augmente l'inflammation.

℞. Huile d'olives, ... 3 ou 4 onces.

Sirop de guimauve, une once ou une once et demie.

On y ajoute du sirop diacode ou du baume tranquille, qui se prépare par la décoction des plantes somnifères, comme la jusquiame, la belladone, etc.

Tome II.   D d

Il y a des embrocations toniques ; quoique l'huile en soit toujours l'excipient, on y mêle quelques substances toniques, comme des baumes, de fortes décoctions aromatiques, ou des vins médicinaux aromatiques.

Il y a des embrocations anti-spasmodiques faites avec l'huile, le sirop diacode, le baume tranquille, souvent l'opium même en substance. On les emploie pour arrêter les convulsions, les spasmes et calmer l'irritation.

N. B. On doit remarquer ici, qu'on peut composer des embrocations pour diverses autres indications, si on ajoute à l'huile, à la graisse, au vinaigre, aux liqueurs spiritueuses, etc. les ingrédiens qui y sont relatifs.

DES LINIMENS.

Le liniment ressemble à l'embrocation, excepté qu'il a un peu plus de consistance.

Il y a des linimens émolliens, résolutifs, toniques, anti-spasmodiques, bons contre les paralysies, les rhumatismes froids, les gouttes lentes, les engorgemens des glandes ou du tissu cellulaire. En voici un très-recommandé contre les engorgemens laiteux, les rhumatismes lents, les sciatiques anciennes et opiniâtres.

Linimens résolutif et discussifs.

℞. *Huile d'olives*, ... 4 ou 5 onces.
Alkali volatil, ... } ãã 1 gros.
Eau thériacale, ... }
Baume tranquille, ... 2 ou 3 gros.

Ce liniment est très-résolutif et discussif; il résout les engorgemens laiteux. Fuller le recommande dans ces engorgemens, quand ils ne
sont poins anciens, etc. On pourroit le rendre
plus actif, en y ajoutant quarante ou soixante
gouttes de teinture de cantharides.

Voici un liniment contre la paralysie; l'huile
en est l'excipient; on y met,

> *Teinture de cantharides,* .... un gros.
> *Thériaque,* .... un gros.
> *Un sirop aromatique, comme celui
> d'hysope,* .... 6 onces.
> *Alkali volatil,* 1 gros ou 1 gros et demi.

Ce liniment est très-bon dans des paralysies,
des engorgemens écrouelleux, quand ils ne sont
pas très-anciens, dans les maux de gorge ca-
tarrheux : il est pénétrant, discussif, résout la
matière catarrhale qui causoit le mal de gorge.
Il est utile aussi à la fin des angines inflammatoires, dans l'esquinancie gangréneuse ; et
quand les parties intérieures de la bouche sont
foibles et infiltrées.

Voici un bon liniment anti-spasmodique,

> ℞. *Huile,* .... 4 ou 5 onces.
> *Baume tranquille,* une once ou une
> once et demie.
> *Laudanum liquide de Sydenham,*
> 30 ou 40 gouttes.

DES CÉRATS.

Les cérats sont des préparations qui tiennent
le milieu, pour la consistance, entre les linimens et les onguens.

Il y a un cérat rafraîchissant ; c'est le cérat de Galien , préparé avec l'huile , la cire et l'eau.

Il y a un cérat dessicatif, ou cérat de saturne de Goulard , préparé de cette manière :

℞. *Huile d'olives* , ... une livre.

Cire blanche , ..., 4 onces.

Eau , ... 12 onces.

Extrait de saturne , .. une demi-once.

Il est très-employé dans le cas de sinuosités ulcérées des lèvres, des mamelles, du nez, où les onguens et les emplâtres seroient nuisibles , et où il suffit du cérat simple ou dessicatif.

Il y a encore le cérat de diapalme, que l'on peut faire en faisant dissoudre l'onguent de diapalme dans de l'huile : ce cérat dessèche, ramollit, résout, déterge et cicatrise.

DES ONGUENS.

Les onguens ne diffèrent des cérats, que parce qu'ils ont plus de consistance. Il y a des onguens relâchans , suppuratifs , fondans, toniques, anti-spasmodiques , etc.

Les onguens relâchans et adoucissans sont, 1°. celui d'*althœa*, fait par une sorte de décoction de racine de guimauve , et autres parties mucilagineuses et l'huile. 2°. Un autre encore plus relâchant et très-calmant ; c'est l'onguent populeum , qui est préparé avec les bourgeons de peuplier, qui lui donnent sa couleur. Sa propriété calmante lui vient des feuilles de jusquiame, de mandragore , de stramonium. On l'emploie dans les grandes douleurs des hémor-

rhoïdes, dans les ulcères très-calleux et très-
douloureux, pour déterger les cicatrices, dans
quelques légères ulcérations des lèvres, du sein
et du mamelon; car dans les parties très-ner-
veuses, les onguens un peu stimulans sont nuisibles : il en faut alors d'émolliens, de relâchans
et de calmans.

Parmi les onguens suppuratifs, le plus estimé
est l'onguent *de la mère*, ainsi nommé parce
que ce fut une mère de l'Hôtel-dieu qui l'in-
venta. Il est fait avec des huiles, des graisses
et une chaux de plomb, la litharge. La rancidité des graisses est la cause de la propriété
de cet onguent, et ces graisses rancissent, parce
qu'on les brûle en faisant l'onguent,

Un autre onguent suppuratif est l'onguent
basilicum, ou tétrapharmacum, à cause qu'il
est composé de quatre substances.

Comme ces onguens sont âcres, irritans, et
stimulant un peu trop pour quelques circonstances, c'est pourquoi on les mélange avec
des onguens plus émolliens, par exemple, avec
parties égales d'althéa, et encore mieux d'onguent populeum.

Il y a des onguens beaucoup plus stimulans
que ceux dont nous venons de parler, parce
qu'outre les huiles et les graisses, ils contiennent encore des substances gommo-résineuses,
des parties de plantes âcres et irritantes : tel
est l'onguent de arthanità, préparé en partie
avec les poudres de racines et de feuilles très-
âcres, comme le cyclamen, la coloquinte, l'ellébore, les feuilles de mézéréum, l'euphorbe, etc.
Cet onguent a été recommandé dans quelques

D d iij

cas de paralysie, pour exciter des évacuations
intestinales considérables, et il est regardé
comme un excellent vermifuge, à cause du
fiel de taureau, de l'aloès et des forts purgatifs qui y entrent. Il étoit autrefois très-employé ; mais il l'est peu aujourd'hui, parce qu'il
excite sur les parties où on l'applique, de l'inflammation, de l'érysipèle, souvent des superpurgations, et souvent aussi des coliques très-
vives et très-douloureuses sans évacuation.

Parmi les onguens apéritifs, incisifs, désobstruans, fondans, on recommande sur-tout
l'onguent d'Agrippa ou de brione. Il est préparé avec les racines de brione, de glaïeul,
d'arum, etc. C'est un des grands résolutifs que
la médecine connoisse, très-utile dans les engorgemens laiteux très-anciens, dans les tumeurs écrouelleuses, sur les engorgemens du
foie, de la rate et du mésentère.

Parmi les onguens toniques, on compte
l'onguent martiatum, ainsi appelé, parce qu'il
contient des préparations ferrugineuses qui lui
donnent une couleur noire. Il se fait avec les
pulpes de plantes aromatiques, etc., et est très-
employé contre les relâchemens, dans le cas
de paralysie, dans les suites d'œdématie, quand
des parties très-gonflées se trouvent affaissées
par l'évacuation séreuse. Cependant aujour-
d'hui il est peu employé, et on lui substitue
des vins aromatiques, ect.

Onguens mercuriels.

Il y a beaucoup d'onguens mercuriels propres à différentes circonstances, comme pour

la gale , pour la vermine, enfin pour les frictions dans les maladies vénériennes. Ainsi il y
a, 1°. l'onguent citrin, ou contre la gale, *ad*
scabiem. Il est fait avec le mercure dissous
dans l'esprit de nitre; ensuite on étend ce nitre
mercuriel dans la graisse de porc. Cet onguent
est très-employé contre la gale, et c'est le plus
accrédité des moyens extérieurs contre cette
maladie. La dose est d'un demi-gros ou un
gros, pour des frictions qu'on fait de deux jours
l'un. On peut augmenter la dose jusqu'à trois
gros; mais son usage demande de la circonspection, de crainte qu'il n'occasionne des dé-
mangeaisons, des érysipèles, et la salivation
qu'il est très-disposé à exciter.

2°. L'onguent gris, qui est très-usité contre
la vermine. Il est fait avec deux onces de mercure éteint dans une livre de graisse de porc.
On s'en sert contre les insectes , contre la
gale, et sur-tout la gale de la tête.

On emploie aussi , 3°. l'onguent brun fait
avec le précipité rouge et la graisse de porc.
Il faut que le mélange soit bien parfait, encore son usage demande-t-il beaucoup de circonspection; car le précipité rouge, appliqué à
l'extérieur, a été souvent dangereux.

Enfin , on emploie pour les frictions mercurielles, 4°. l'onguent napolitain, qui fut d'a-
bord d'usage en Italie, et accrédité ensuite
dans tous les pays. Il est fait avec parties égales de graisse de porc et de mercure. Quand
on frictionne sans précaution, la salivation survient en abondance, et des accidens graves. On
avoit proposé le camphre et le soufre pour

D d iv

parer à cet inconvénient ; aujourd'hui l'on sait
que le camphre n'a pas cette propriété; le soufre, pris à l'intérieur, paroît l'avoir un peu. On
avoit proposé une autre manière de préparer
l'onguent pour les frictions, c'étoit avec l'huile
de noix, de ben, le beurre de cacao et le
mercure; mais celui-ci ne s'y éteint pas aussi
bien que dans la graisse de porc.

L'onguent napolitain ancien a plus de vertu,
et réussit mieux que le nouveau, parce que
la graisse, devenue rance, dissout le mercure plus complétement ; mais comme alors
il excite de la démangeaison, des fluxions érysipélateuses et la salivation promptement, si
l'on n'y prend garde, il faut se servir d'un onguent qui ne soit ni trop vieux, ni trop nouvellement fait.

DES EMPLATRES.

Les emplâtres sont des espèces d'onguens,
excepté qu'ils ont beaucoup plus de consistance. Ils diffèrent selon les différentes indications à remplir. Il y en a de dessicatifs, de toniques, de fondans, de suppuratifs, d'anti-spasmodiques, etc.

Emplâtres dessicatifs.

On peut compter parmi eux celui de Nuremberg, fait avec l'huile, le minium, le camphre, etc. Cet emplâtre, outre sa vertu dessi-
cative, est encore calmant, rafraîchissant, résolutif, parce que le plomb, appliqué à l'extérieur, est un des meilleurs calmans, rafraîchis-

sans et résolutifs de la médecine, comme nous l'avons vu, en parlant de l'extrait de saturne et de l'eau végéto-minérale. L'emplâtre de Nuremberg est un excellent dessicatif, quand, les ulcères se cicatrisant, il faut donner plus de consistance au bourgeon charnu, dans les plaies et les ulcères supperficiels, qui arrivent à certaines parties du corps de ceux qui ont resté trop long-temps au lit, comme aux reins, etc. On l'emploie alors pour empêcher les ulcères de devenir plus profonds, et de se changer en une maladie chirurgicale grave. On emploie, dans les mêmes circonstances, le baume de térébenthine, et dans les ulcères sanieux et profonds, celui de la Mecque, du Pérou, etc., et sur-tout la térébenthine ; celle-ci s'emploie encore dans les suppurations sanieuses et abondantes, lorsqu'il faut déterger avec des moyens anti-septiques ; alors on fait usage de térébenthine broyée avec un jaune d'œuf et un peu d'aloès, ce qui forme un bon digestif.

Il y a des emplâtres encore plus dessicatifs que celui de Nuremberg, qui, outre l'huile et le plomb, contiennent encore du camphre, un peu de myrrhe, d'aloès, de vert-de gris, etc.

Emplâtres fondans.

Les emplâtres fondans sont celui de Vigo, de diabotanum, de diachylum simple, et sur-tout le diachylum composé, qui se fait avec l'huile, quelques préparations de plomb, la décoction de plantes résolutives, de substances gomo-résineuses, comme la gomme ammonia-

que, le sagapenum, le bdellium, le galbanum, etc.

L'emplâtre diabotanum est à-peu-près composé des mêmes substances que le diachylum,
et l'un et l'autre se remplacent mutuellement.

L'emplâtre de Vigo est très-employé, mais
il n'est point aussi fondant que les précédens;
il est plus émollient, plus rafraîchissant, il résout en relâchant le tissu cellulaire, qui étoit
trop ferme, comme dans le cas d'ulcères calleux. On le rend plus désobstruant en le ma-
laxant avec un autre emplâtre plus fondant,
comme le diabotanum, le diachylum composé; il en résulte un mixte relâchant, émollient, résolutif et très-fondant. Il devient encore plus désobstruant, en le joignant avec le
mercure : on l'emploie alors sur les engorgemens écrouelleux, vénériens, sur les tumeurs
galeuses, etc., ou bien on peut le malaxer
avec l'onguent mercuriel à parties égales, ou
seulement avec un tiers du dernier.

Il y a encore l'emplâtre des quatre fondans,
qui a les mêmes propriétés que le diabotanum
et le diachylum composé. Il est préparé avec
des racines désobstruantes, comme celles de
brione, de glaïeul, d'aunée, de feuilles apéritives, de substances balsamiques et de gommes
résines.

On compte aussi parmi les emplâtres fondans,
celui de ciguë, qui est préparé avec le plomb,
les huiles, et a pour base la poudre de racine
de ciguë, les feuilles et l'huile de ciguë, faite
par une longue digestion des feuilles dans l'huile,
la gomme ammoniaque et le savon; c'est un

excellent fondant, employé sur les tumeurs écrouelleuses, sur les anciens engorgemens intérieurs et extérieurs, comme ceux du foie, de la rate et des autres viscères abdominaux. On emploie souvent dans les mêmes cas l'emplâtre de savon, fait avec le savon, le plomb, des substances gommo-résineuses, et souvent la poudre de racine de ciguë.

Parmi les emplâtres toniques, il y a l'emplâtre oxycroceum, fait avec des substances toniques, comme la térébenthine, la myrrhe, la résine élémi, l'oliban ou l'encens, etc. On l'emploie à la suite des entorses, quand les douleurs étant dissipées, il reste empâtement et difficulté de mouvement : il donne du ton et dégorge les parties légèrement œdématiées.

DES EAUX VULNÉRAIRES.

Les eaux vulnéraires sont très-estimées dans la chirurgie, et très-employées dans les plaies récentes. Elles varient selon l'opinion de chaque praticien ; cependant quand elles sont faites avec des substances aromatiques, elles se ressemblent beaucoup.

On distingue les eaux vulnéraires en simples et en spiritueuses. On fait infuser pendant long-temps à froid des plantes aromatiques dans l'eau, on distille ensuite et on a l'eau vulnéraire simple. Si l'infusion se fait dans l'eau-de-vie ou dans l'esprit-de-vin, on a les eaux vulnéraires spiritueuses.

Quand il y a inflammation, chaleur, et qu'on craint que les eaux spiritueuses n'irritent trop, on, emploie les simples. Quand il y a mollesse et sérosité du tissu cellulaire naissantes, ces eaux peuvent être mises en usage pour donner du ton, s'opposer à l'abondance de serosité. Ces eaux sont aussi anti-septiques ; on les emploie à la suite des chutes et des coups violens, sur-tout de la tête, pour exciter la résolution du sang et l'empêcher de se coaguler. Il est vrai que, dès le commencement, elles s'opposent à l'épanchement et à la coagulation du sang ; mais après un certain temps elles deviendroient nuisibles. Dans ces cas de coups ou de chutes, il faut préférer l'infusion d'arnica, qui est un des meilleurs résolutifs du sang.

Les eaux vulnéraires spiritueuses sont regardées comme d'excellens détersifs, et elles sont bonnes dans les plaies anciennes qui deviennent ulcérées; cependant il y a d'autres détersifs meilleurs : telles sont les décoctions amères de gentiane, d'aunée, d'absynthe, d'aigremoine, très-employées dans les ulcères anciens avec une sérosité abondante et sanieuse. Il y a encore des détersifs plus animés, tels sont les résines, l'aloès, la myrrhe, etc. Les teintures contiennent de ces substances. On emploie aussi comme détersives les eaux imprégnées de substances salines, comme l'eau de sel marin ou l'eau de mer, qui est très-bonne dans les plaies, les ulcères, et dans beaucoup d'ulcères putrides. Il en est de même de l'eau alumineuse, qui est un excellent cicatrisant et détersif. On emploie comme cathérétique dans les mêmes cas l'eau phagédénique, qui est une dissolution de sublimé-corrosif dans l'eau de chaux qui le décompose un peu. Un médecin

prétendoit qu'avec cette eau on pouvoit se
préserver de la contagion de la vérole ; pour cela
il conseilloit d'en faire des injections dans l'u-
rèthre, avant et après le coït, et de s'en laver
aussi de même. Mais de malheureuses expériences ont prouvé que ce prétendu préservatif
ne préservoit point des maladies vénériennes.

On peut aussi préparer des eaux détersives
légèrement cathérétiques avec d'autres moyens,
comme le vert-de-gris, etc.

DES ANTI-SEPTIQUES CHIRURGICAUX.

Il y a beaucoup d'anti-septiques chirurgicaux :
telles sont les substances balsamiques, comme
le baume de la Mecque, de Copahu, et sur-tout
la térébenthine, qui est très-employée dans
le cas d'ulcères ; elle aide la détersion, donne
du ton au tissu cellulaire abreuvé de sanie,
corrige cette sanie par sa propriété anti-septique.

Les amers sont aussi anti-septiques, comme
la poudre de racine de gentiane, les feuilles d'absynthe, etc., et sur-tout le kina en forte décoction dans l'eau, le vin, ou en teinture, et sur-
tout en poudre étendue sur les ulcères.

Le camphre est aussi un excellent anti-septique extérieur ; il est, de plus, résolutif, de sorte
que son effet est plus prompt.

L'eau-de-vie camphrée s'emploie dans le cas
de putridité extérieure et sur les vieux ulcères.

On emploie de même les acides minéraux,
comme l'esprit de vitriol, sur-tout l'esprit de
nitre, pour aider l'exfoliation osseuse, dans le

cas de carie; on emploie alors sur-tout l'huile de camphre, qui est une dissolution du camphre dans l'esprit de nitre, très-utile dans le cas de carie et même de gangrène.

On emploie souvent la pierre à cautère et la pierre infernale pour déterger les ulcères et aider la séparation des parties gangrenées, et exciter l'exfoliation osseuse.

Mais un excellent anti-septique fondant, résolutif, cicatrisant, très-employé aujourd'hui, c'est l'eau de sarment : pour la faire, on prend les cendres de sarment, et on les lessive avec de l'eau qui s'imprègne des parties alkalines qu'elles contiennent. Tous les végétaux brûlés peuvent servir au même usage ; cependant les cendres de sarment sont préférées, parce qu'elles contiennent toujours un peu d'huile, de sorte que l'eau en est moins âcre et moins irritante.

On emploie cette eau dans les ulcères scorbutiques, et sur-tout dans les ulcères écrouelleux et vénériens. L'alkali fixe pur, végétal ou minéral, ne seroit pas aussi bon parce qu'il irrite beaucoup, excite de la démangeaison, de l'inflammation, et qu'il augmente la callosité des ulcères.

On emploie aussi l'eau de chaux dans les mêmes circonstances, ainsi que les eaux sulfureuses, sur-tout contre les dartres, les érysipèles, les ulcères dartreux, érysipélateux, scorbutiques, écrouelleux, et tous les anciens ulcères quelconques; ces eaux sulfureuses sont celles de Saint-Amand, de Barèges, de Luchon, etc. On fait artificiellement de ces eaux, sur-tout hépatiques, sulfureuses, qui sont meilleures que les eaux sulfureuses naturelles. On en fait des injections, des douches, etc. Une forte décoction de camomille est aussi un excellent anti-septique contre les anciens ulcères, sur-tout quand il y a gangrène.

DES CATAPLASMES.

LES cataplames sont des médicamens mous, ayant à-peu-près la consistance de la bouillie. Il y en a d'émolliens, d'anodyns, de résolutifs, de fondans, d'anti-septiques, etc.

Les *cataplasmes émolliens* sont faits avec la pulpe des plantes émollientes, la décoction de ces plantes, très-souvent le lait. Par la décoction, les plantes émollientes se réduisent en pulpe, le mucilage est alors en fonte, et c'est un excellent émollient; c'est ainsi qu'on fait des cataplasmes émolliens avec la racine de guimauve, de grande consoude, sur-tout de bulbe de lis, qui est émollient et anodyn. On en fait aussi avec la pomme pourrie, la pomme cuite, sur-tout pour servir de collyre. Le cataplasme émollient ordinaire est fait avec la mie de pain, le lait et le safran, qui est anodyn et résolutif. On incorpore souvent dans ces cataplasmes des huiles, comme l'huile rosat, l'huile de lis, la farine de graine de lin, l'onguent d'althéa, et dans quelques circonstances, le baume tranquille, ou l'opium,

Les *cataplasmes résolutifs* se font avec les racines résolutives, sur-tout celles de brione, d'arum, quelques feuilles, sur-tout celles qui sont

usitées, comme la bourrache, la buglosse, la
pariétaire, la vipérine, le safran, le mélilot,
la camomille ; les farines d'orobe, de lupin,
d'orge, de féves y entrent souvent aussi, ainsi
que le camphre. Quand les organes sont mous,
indolens, qu'il faut dissiper les engorgemens des
glandes, on emploie des cataplasmes plus résolutifs et atténuans faits avec le savon, les feuilles
de rhue, de sabine, d'absynthe, quelques sels
neutres, le sel de saturne, etc. les roses de Provins, cuites dans du vin, et l'oxycrat, sont aussi
de bons résolutifs....

Les *cataplasmes antiseptiques* se font avec
les racines, les feuilles amères, quelques substances balsamiques ou résineuses, comme la térébenthine, le baume de Copahu, de la Mecque,
le baume Fioraventi qui est souvent employé en
médecine : il est composé avec la térébenthine,
beaucoup de racines, écorces, feuilles, fleurs,
semences aromatiques, etc. digérées pendant
long-temps dans l'eau-de-vie; ensuite on distille.
Ce baume est un excellent anti-septique tonique
assez fort résolutif. On peut même l'employer
à l'intérieur à la dose de huit ou dix gouttes sur
un verre de potion. Il porte à la peau, est détersif, utile dans les maladies des reins, sur-
tout les ulcères des voies urinaires, des instestins,
du poumon.

A l'extérieur on l'emploie contre les maladies
des yeux, pour donner à cet organe plus de
ton et de force, comme au commencement
des gouttes sereines, dans les taies récentes, les
légères cataractes. On prend une ou deux cuillerées de ce baume, on s'en frotte les mains, qu'on
approche

approche ensuite des yeux; il s'en exhale une vapeur fortement résolutive et tonique, propre à dissiper les petites densités de la cornée et à fortifier l'organe de la vue. Si on y ajoute quelques gouttes d'alkali volatil, le remède devient plus pénétrant et plus résolutif.

Souvent, dans les maux de gorge, on emploie des cataplasmes pour détendre, diminuer l'irritation et l'inflammation, résoudre l'humeur engouante, donner plus de ton aux parties de la bouche, s'opposer aux effets de la gangrène, qui a lieu assez souvent à cet organe. C'est pourquoi on met des cataplasmes émolliens autour du col, des cataplasmes résolutifs faits avec l'alkali volatil, le sel ammoniac, la suie de cheminée, et sur-tout l'herbe à robert, que l'on emploie pilée et appliquée à nu sur le col, dans le cas d'empâtement d'humeurs de la gorge, j'en ai vu alors de bons effets. On fait entrer aussi dans ces cataplasmes, comme excellent résolutif, le nid d'hirondelles, et le *litus contra rhumatismum* dont nous avons parlé ci-dessus.

DES COLLYRES.

Les collyres sont des médicamens employés pour les maladies des yeux. On les distingue en secs et en liquides.

Les collyres secs sont employés sur-tout pour les taies, pour détruire peu-à-peu cette matière visqueuse gluante, lymphatique, épaissie sur les membranes de l'œil : tels sont l'alkali volatil, le sel ammoniac, le sucre candi, le vitriol ; et plusieurs oculistes m'ont dit qu'ils

Tome II. E e

avoient employé avec avantage le tartre stibié :
on souffle ces substances dans les yeux par le
moyen d'un cure-dent. Ces moyens agissent
mécaniquement par leurs parties âcres et dures ;
aussi presque toutes les substances terreuses sont
bonnes dans ce cas , comme les terres argileuses, sur-tout la craie , les coraux , etc. Il y
a un collyre sec que l'on emploie très-souvent,
c'est l'onguent de tuthie , qui sert dans les maladies des yeux et des parties environnantes ,
dans les ulcères des paupières , des cils, quand
la cornée offre quelques légers ulcères : un peu
de cet onguent est un excellent dessicatif. On
emploie très-souvent la pierre divine ou ophthalmique, qui est faite avec le camphre, l'a-
lun, le vitriol et le nitre; on s'en sert dans les
ulcères des paupières, les taies de la cornée, et
les dragons. On l'emploie aussi dissoute (dans
les mêmes circonstances) à la dose d'un gros
pour un demi-setier d'eau , et cela forme le
collyre d'Helvétius. Parmi les collyres fluides,
celui de Lanfranc a eu le plus de réputation ;
non-seulement pour les maladies des yeux, mais
encore pour beaucoup d'autres maladies externes , dans le cas d'ulcères anciens ; c'est un
excellent détersif et cicatrisant : il est fait avec
le vin blanc , les eaux de plantain et de rose,
l'orpin préparé , le verd-de-gris , l'aloès et la
myrrhe.

On se sert encore, pour collyres fluides, de
la dissolution de la pierre ophthalmique, comme
nous venons de le dire; on emploie aussi des
eaux particulières, comme celles d'euphraise,
de bleuet ou casse-lunettes , de rose , de plan-

tain, de fenouil, etc.; mais ces eaux n'ont pas de propriétés particulières. Si on veut en faire usage, il faut y ajouter quelques légers détersifs et résolutifs, comme l'alun à très-petite dose, le sel de saturne, le vitriol blanc, etc. Il y a un collyre fluide très-bon dans les petites véroles, quand une partie de l'humeur, portée sur l'œil, y occasionne des ulcérations pendant ou après la maladie.

℞. *Eau de rose*, ... une livre.
Sel de saturne, ... 12 grains.

On fait, avec, de légères lotions, trois ou quatre fois par jour. On s'oppose ainsi à l'ulcération en éloignant l'inflammation variolique, et on détruit les légers ulcères de la cornée déja formés.

Mais outre ces collyres rongeans, il y en a d'anodins, d'émolliens et de résolutifs.

Les collyres émolliens se font avec la décoction des plantes émollientes, comme la racine de guimauve, les feuilles de bouillon blanc, de mauve, etc., quelques semen cesfarineuses, surtout celles de coing. Ces collyres sont utiles dans les ophthalmies qui ont déja fait quelques progrès, et où les résolutifs ne conviennent plus; alors ils invisquent les parties âcres, diminuent l'acrimonie des larmes, qui est considérable dans cette maladie.

Quand l'inflammation est récente ou quand elle est un peu tombée, on emploie les légers résolutifs, comme les décoctions émollientes aiguisées avec les fleurs de camomille, de mélilot, de sureau, le safran, ou quelques gouttes d'eau végéto-minérale qui, en collyre, est un des meilleurs résolutifs de la chirurgie.

On emploie aussi les pulpes émollientes, comme la pomme pourrie ou cuite sous la cendre, qu'on saupoudre avec le safran, le camphre, qui, par sa volatilité et par sa pénétrabilité, est un des meilleurs résolutifs doux : on peut y mettre aussi quelques gouttes d'eau végéto-minérale. .

DES GARGARISMES.

Les gargarismes sont des médicamens liquides, appliqués sur les parties de la bouche et de la gorge affectées de quelques maladies; c'est se laver, s'arroser ces parties, par le moyen des mouvemens de la bouche et du gosier; car on ne doit rien avaler.

Il y a des gargarismes émolliens, que l'on prépare avec le lait. Cependant, dans les angines inflammatoires, le lait s'aigrit, la lymphe s'accumule dans la gorge, et devient âcre et irritante; c'est pourquoi on préfère alors les gargarismes faits avec la décoction de racine de guimauve, de feuilles de bouillon blanc, de figues grasses, etc.

Quelquefois on rend ces gargarismes un peu résolutifs, quand l'inflammation commence à tomber, qu'il faut donner du ton aux parties infiltrées; alors on fait entrer dans les gargarismes émolliens l'aigremoine, la tormentille, la quinte-feuille, les légers astringens, la verge d'or, etc. Quelquefois ces moyens ne suffisent pas, il en faut de plus résolutifs et astringens; alors on se sert des esprits minéraux à la dose de huit ou dix gouttes, comme l'esprit de vitriol, ou l'esprit de sel, qui rend le gargarisme rafraîchissant, tonique, et utile dans beaucoup de circonstances. On peut rendre ces gargarismes encore plus toniques et résolutifs par le moyen du collyre de Lanfranc; mais comme celui-ci est rongeant, il faut éviter d'en avaler : car il en résulteroit des accidens.

Souvent à la suite des esquinancies, les amygdales, la luette, le voile du palais, etc. s'ulcèrent, alors il faut des gargarismes détersifs ; si l'ulcère est peu profond, qu'il y ait encore un peu d'inflammation, on emploie la décoction d'aigremoine, de quinte-feuille, etc., avec un peu d'esprit de vitriol et de miel rosat. Quand l'ulcère est profond, qu'il fait des progrès rapides, que la gangrène l'accompagne, ainsi que dans les angines gangréneuses, alors on se sert du collyre de Lanfranc, du sucre de saturne, de l'alkali volatil en fumigation, et de très-fortes décoctions de kina, animées par l'esprit de vitriol et le camphre.

DES DENTIFRICES.

Les dentifrices sont des médicamens propres à nettoyer, blanchir et conserver les dents, et raffermir les gencives. Il y a des poudres dentifrices composées en général avec des substances terreuses, un peu âcres et dures. Ainsi pour ôter le tartre, on se sert du corail pulvérisé, des terres bolaires pulvérisées, des poudres aromatiques, comme celles de gentiane, de zédoaire, du curcuma, etc. On fait aussi des opiats dentifrices avec ces poudres et le miel, ou un sirop approprié. Pour nettoyer les dents, on prend encore quelques racines, comme celles de réglisse, de guimauve, de luzerne ; on les effile par le bout en forme de petites brosses, et on les teint avec la cochenille et une dissolution d'alun.

Pour donner aux gencives plus de force, on se sert de la teinture de laque, des eaux alumineuses.

Voici, pour les mêmes circonstances, une décoction fortement anti-septique :

℞. *Racine de raifort*, ... 4 onces.
　　Feuilles de cochléaria,⎱ ãã 2 poignées.
　　　　　cresson, ..⎰

Faites une forte décoction, puis ajoutez :

　　Alun, ... 1 gros.

et sur chaque demi-setier, mettez :

　　Esprit ardent de cochléaria, ᴊ 1 gros.

FIN.

APPROBATION.

J'ai lu par ordre de Monseigneur le Garde des Sceaux, un Manuscrit intitulé : *Cours élémentaire de Matière médicale*, ouvrage posthume de M. DESBOIS DE ROCHEFORT, docteur-régent de la Faculté de médecine de Paris. Cet Ouvrage est rempli d'observations intéressantes, qui ne peuvent qu'en rendre l'impression très-utile au Public. A Paris, ce 26 Septembre 1787.

Signé, BOSQUILLON.

PRIVILÉGE DU ROI.

LOUIS, PAR LA GRACE DE DIEU, Roi de France et de Navarre : A nos amés et féaux Conseillers, les Gens tenans nos Cours de Parlement, Maîtres des Requêtes ordinaires de notre Hôtel, Grand-Conseil, Prévôt de Paris, Baillifs, Sénéchaux, leurs Lieutenans civils et autres nos Justiciers qu'il appartiendra : SALUT. Notre amé le Sieur MÈQUIGNON l'aîné, Libraire à Paris, Nous a fait exposer qu'il désireroit faire imprimer et donner au public un Ouvrage intitulé : *Cours élémentaire de matière médicale, ouvrage posthume de* M. Desbois de Rochefort, *Docteur-régent de la Faculté de médecine de Paris*, s'il Nous plaisoit lui accorder nos Lettres de Privilége pour ce nécessaires. A CES CAUSES, voulant favorablement traiter l'Exposant, nous lui avons permis et permettons par ces présentes, de faire imprimer ledit Ouvrage autant de fois que bon lui semblera, et de le vendre, faire vendre et débiter partout notre Royaume, pendant le temps de dix années consécutives, à compter de la date des présentes. Faisons défenses à tous Imprimeurs, Libraires et autres personnes de quelque qualité et condition qu'elles soient, d'en introduire d'impression étrangère dans aucun lieu de notre obéissance ; comme aussi d'imprimer ou faire imprimer, vendre, faire vendre, débiter ni contrefaire ledit ouvrage, sous quelque prétexte que ce puisse être, sans la permission expresse et par écrit dudit Exposant, ses hoirs ou ayans-cause, à peine de saisie et de confiscation des exemplaires contrefaits, de six mille livres d'amende qui ne pourra être modérée pour la première fois, de pareille amende et de déchéance d'état en cas de récidive, et de tous dépens, dommages et intérêts, conformément à l'Arrêt du Conseil du 30 Août 1777, concernant les contrefaçons :

'A LA CHARGE que ces Présentes seront enregistrées tout au long sur le Registre de la Communauté des Imprimeurs et Libraires de Paris, dans trois mois de la date d'icelles ; que l'impression dudit ouvrage sera faite dans notre Royaume et non ailleurs, en beau papier et beaux caractères, conformément aux Reglemens de la Librairie, à peine de déchéance du présent Privilége; qu'avant de l'exposer en vente, le manuscrit qui aura servi de copie à l'impression dudit ouvrage, sera remis dans le même état où l'Approbation y aura été donnée, és mains de notre très-cher et féal Chevalier Garde des Sceaux de France, le Sieur B A R E N T I N, qu'il en sera ensuite remis deux exemplaires dans notre Bibliothéque publique, un dans celle de notre Château du Louvre, un dans celle de notre très-cher et féal Chevalier Chancelier de France, le sieur DE. MAUPEOU, e un dans celle dudit sieur BARENTIN; le tout à peine de nullité des présentes: DU CONTENU desquelles vous MANDONS et enjoignons de faire jouir ledit Exposant et ses ayans-cause pleinement et paisiblement, sans souffrir qu'il leur soit fait aucun trouble ou empêchement. VOULONS que la copie des Présentes, qui sera imprimée tout au long, au commencement ou à la fin dudit ouvrage, soit tenue pour duement signifiée, et qu'aux copies collationnées par l'un de nos amés et féaux Conseillers Secrétaires, foi soit ajoutée comme à l'original. COMMANDONS au premier notre Huissier ou Sergent sur ce requis, de faire pour l'exécution d'icelles, tous actes requis et nécessaires, sans demander autre permission, et nonobstant clameur de Haro, Charte Normande, et Lettres à ce contraires: Car tel est notre plaisir. Donné à Paris, le dix-septième jour du mois de décembre l'an de grace mil sept cent quatre-vingt-huit, et de notre Régne le quinzième. Par le Roi en son Conseil.

LE BEGUE.

Registré sur le Registre XXIV de la Chambre Royale et Syndicale des Libraires et Imprimeurs de Paris, nº 1298, folio 97; conformément aux dispositions énoncées dans le présent Privilége, et à la charge de remettre à ladite Chambre les neuf exemplaires prescrits par l'Arrêt du Conseil du 16 avril 1785. A Paris, le 2 Janvier 1789

K N A P E N, Syndic.

Imprimé en France
FROC011458010720
24395FR00012B/189

9 782329 415710